Wills 临床眼科彩色图谱及精要

Wills Eye Hospital

COLOR ATLAS & SYNOPSIS OF CLINICAL OPHTHALMOLOGY

小儿眼科

第 3 版

PEDIATRIC OPHTHALMOLOGY

THIRD EDITION

〔美〕伦纳德·B. 尼尔森 主 编
杨积文 主 译

著作权合同登记号:图字:02-2019-194

图书在版编目(CIP)数据

小儿眼科 / (美)伦纳德 ·B. 尼尔森
(Leonard B. Nelson)主编;杨积文主译. —天津:
天津科技翻译出版有限公司, 2022.9
(Wills 临床眼科彩色图谱及精要)
书名原文:Color Atlas and Synopsis of Clinical
Ophthalmology—Pediatric Ophthalmology
ISBN 978-7-5433-4250-7

Ⅰ. ①小… Ⅱ. ①伦… ②杨… Ⅲ. ①儿科学-眼科
学-诊疗-图谱 Ⅳ. ①R779.7-64

中国版本图书馆 CIP 数据核字(2022)第 114185 号

Leonard B. Nelson: Color Atlas and Synopsis of Clinical Ophthalmology—Pediatric Ophthalmology, 3rd ed. ISBN: 978-1-4963-6304-6

授权单位:Wolters Kluwer Health, Inc.
出　　版:天津科技翻译出版有限公司
出 版 人:刘子媛
地　　址:天津市南开区白堤路 244 号
邮政编码:300192
电　　话:(022)87894896
传　　真:(022)87893237
网　　址:www.tsttpc.com
印　　刷:天津新华印务有限公司
发　　行:全国新华书店
版本记录:635mm×940mm　32 开本　8.75 印张　250 千字
2022 年 9 月第 1 版　2022 年 9 月第 1 次印刷
定价:95.00 元

(如发现印装问题,可与出版社调换)

译者名单

主　译　杨积文　沈阳爱尔眼视光医院

译　者　(按姓氏汉语拼音排序)

卜立敏　沈阳爱尔眼视光医院

高　倩　沈阳爱尔眼视光医院

李晓柠　爱尔眼视光学院

林子丹　长春爱尔眼科医院

刘利敬　沈阳爱尔眼视光医院

王艳华　山西爱尔眼科医院

武浩然　湖南爱尔眼视光研究所

徐青林　湖南爱尔眼视光研究所

翻译组秘书　卜立敏　沈阳爱尔眼视光医院

赵　耀　爱尔眼科医院集团

编者名单

丛书主编

Christopher J. Rapuano, MD
Director and Attending Surgeon
Cornea Service
Co-Director
Refractive Surgery Department
Wills Eye Hospital
Professor of Ophthalmology
Sidney Kimmel Medical College at Thomas Jefferson University
Philadelphia, Pennsylvania

本书主编

Leonard B. Nelson, MD, MBA
Director, Strabismus Center
Co-Director, Pediatric Ophthalmology and Ocular Genetics
Wills Eye Hospital
Associate Professor of Ophthalmology and Pediatrics
Jefferson Medical College of Thomas Jefferson University
Philadelphia, Pennsylvania

副 主 编

Michael J. Bartiss, OD, MD
Private Practice
Family Eye Care of the Carolinas
Aberdeen, North Carolina
Director of NICU Eye Services
FirstHealth of the Carolinas
Pinehurst, North Carolina

Caroline DeBenedictis, MD
Attending
Department of Pediatric Ophthalmology
Wills Eye Hospital
Clinical Instructor
Department of Ophthalmology
Thomas Jefferson University Hospital
Philadelphia, Pennsylvania

Kammi B. Gunton, MD
Assistant Professor
Department of Pediatric Ophthalmology
Wills Eye Hospital
Associate Professor
Department of Ophthalmology
Sidney Kimmel Medical College at Thomas Jefferson University
Philadelphia, Pennsylvania

Kara C. LaMattina, MD
Assistant Professor
Department of Ophthalmology
Boston University School of Medicine
Boston Medical Centre
Boston, Massachusetts

Judith B. Lavrich, MD
Associate Surgeon
Department of Pediatric Ophthalmology and Ocular Genetics
Wills Eye Hospital
Clinical Instructor
Sidney Kimmel Medical College at Thomas Jefferson University
Philadelphia, Pennsylvania

Alex V. Levin, MD, MHSc, FRCSC
Chief
Pediatric Ophthalmology and Ocular Genetics
Wills Eye Hospital
Professor
Ophthalmology and Pediatrics
Sidney Kimmel Medical College at Thomas Jefferson University
Philadelphia, Pennsylvania

Scott E. Olitsky, MD
Professor
Department of Ophthalmology
University of Missouri—Kansas City School of Medicine
Chief
Section of Ophthalmology
Children's Mercy Hospitals and Clinics
Kansas City, Missouri

Bruce M. Schnall, MD
Associate Surgeon
Department of Pediatric Ophthalmology
Wills Eye Hospital
Philadelphia, Pennsylvania

Aldo Vagge, MD, PhD Student
Attending Physician
Faculty Member
University Eye Clinic–Pediatric Ophthalmology and Strabismus Service
Department of Neuroscience, Rehabilitation, Ophthalmology, Genetics, Maternal and Child Health (DiNOGMI)
University of Genoa
IRCCS Policlinic Hospital San Martino
Genoa, Italy

Barry N. Wasserman, MD
Associate Professor
Department of Ophthalmology
Sidney Kimmel Medical College at Thomas Jefferson University
Clinical Instructor
Department of Pediatric Ophthalmology, Strabismus and Ocular Genetics
Wills Eye Hospital
Philadelphia, Pennsylvania

编　者

Alok S. Bansal, MD
Fellow
Vitreoretinal Surgery
Retina Service
Wills Eye Hospital
Philadelphia, Pennsylvania
UCSF VA Medical Center
San Francisco, California

Michael J. Bartiss, OD, MD
Private Practice
Family Eye Care of the Carolinas
Aberdeen, North Carolina
Director of NICU Eye Services
FirstHealth of the Carolinas
Pinehurst, North Carolina

Caroline DeBenedictis, MD
Attending
Department of Pediatric Ophthalmology
Wills Eye Hospital
Clinical Instructor
Department of Ophthalmology
Thomas Jefferson University Hospital
Philadelphia, Pennsylvania

Anuradha Ganesh, MD
Fellow
Pediatric Ophthalmology and Ocular Genetics
Wills Eye Hospital
Philadelphia, Pennsylvania
Department of Ophthalmology
Sultan Qaboos University Hospital
Sultanate of Oman

Debra A. Goldstein, MD
Magerstadt Professor of Ophthalmology
Department of Ophthalmology
Northwestern University Feinberg School of Medicine
Director, Uveitis Service
Department of Ophthalmology
Northwestern Memorial Hospital
Chicago, Illinois

Kammi B. Gunton, MD
Assistant Professor
Department of Pediatric Ophthalmology
Wills Eye Hospital
Associate Professor
Department of Ophthalmology
Sidney Kimmel Medical College at Thomas Jefferson University
Philadelphia, Pennsylvania

Kara C. LaMattina, MD
Assistant Professor
Department of Ophthalmology
Boston University School of Medicine
Boston Medical Centre
Boston, Massachusetts

Judith B. Lavrich, MD
Associate Surgeon
Department of Pediatric Ophthalmology and Ocular Genetics
Wills Eye Hospital
Clinical Instructor
Department of Ophthalmology
Sidney Kimmel Medical College at Thomas Jefferson University
Philadelphia, Pennsylvania

Alex V. Levin, MD, MHSc, FRCSC
Chief
Pediatric Ophthalmology and Ocular Genetics
Wills Eye Hospital
Professor
Ophthalmology and Pediatrics
Sidney Kimmel Medical College at Thomas Jefferson University
Philadelphia, Pennsylvania

Leonard B. Nelson, MD, MBA
Director, Strabismus Center
Co-Director, Pediatric Ophthalmology and Ocular Genetics
Wills Eye Hospital
Associate Professor of Ophthalmology and Pediatrics
Jefferson Medical College of Thomas Jefferson University
Philadelphia, Pennsylvania

Scott E. Olitsky, MD
Professor
Department of Ophthalmology
University of Missouri—Kansas City School of Medicine
Chief
Section of Ophthalmology
Children's Mercy Hospitals and Clinics
Kansas City, Missouri

Bruce M. Schnall, MD
Associate Surgeon
Department of Pediatric Ophthalmology
Wills Eye Hospital
Philadelphia, Pennsylvania

Emily Schnall, BFA
Independent freelance artist

Carol L. Shields, MD
Professor of Ophthalmology
Thomas Jefferson University Hospital
Co-Director
Oncology Service
Wills Eye Hospital
Philadelphia, Pennsylvania

Anya A. Trumler, MD
Fellow in Pediatric Ophthalmology and Ocular Genetics
Wills Eye Hospital
Philadelphia, Pennsylvania

Aldo Vagge, MD, PhD Student
Attending Physician
Faculty Member
University Eye Clinic–Pediatric Ophthalmology and Strabismus Service
Department of Neuroscience, Rehabilitation, Ophthalmology, Genetics, Maternal and Child Health (DiNOGMI)
University of Genoa
IRCCS Policlinic Hospital San Martino
Genoa, Italy

Barry N. Wasserman, MD
Associate Professor
Department of Ophthalmology
Sidney Kimmel Medical College at Thomas Jefferson University
Clinical Instructor
Department of Pediatric Ophthalmology, Strabismus and Ocular Genetics
Wills Eye Hospital
Philadelphia, Pennsylvania

丛书中文版序

这几年我与年轻的眼科医生、我的研究生们在一起时，他们常常和我谈到现在的专业书很多，不知道如何选择。确实，随着包括眼科在内的医学科学发展日新月异，新的知识、新的技术层出不穷，让人应接不暇；随之而来的出版物，如教科书、学术著作等不断涌现，加之电子书刊、线上读物等确实让人眼花缭乱、无所适从，这就是典型的知识爆炸时代。如何在有限和宝贵的时间内选择好书并读到好书也是大家必须思考的问题。我认为符合好书的条件有三项：首先是作者，眼科临床方面的专著或教科书必须由高水平的眼科医生来编写；其次是这些高水平的医生应当在国际著名和顶级的医院工作和实践过；最后是这些书应当由顶级出版社出版发行。此外，如果是专业译著，译者除了需要具有一定的外语水准外，还必须是临床工作的亲历者和实践者，只有这样才能最真实地表达原作者的原意，才能在翻译时做到“信、达、雅”！

今天我给大家推荐一套优秀的眼科教科书，即中文版“Wills临床眼科彩色图谱及精要”丛书。我谓之优秀，是指这套书符合我前述的条件与标准。该丛书各分册均由欧美著名眼科权威专家编写，这也就符合了第一项标准——高水平编写者。再者，编者们来自著名的Wills眼科医院(Wills Eye Hospital)，它是全美顶级的眼科临床诊疗机构，近年来位居全美U.S.News眼科医院排行榜最前列。凭借Wills眼科医院的精湛医疗技术和高水平学术地位，这套图书有针对性地覆盖并解决了最常遇到的眼病临床问题，包括流行病学和病因学、病史、体格检查、鉴别诊断、实验室及特殊检查、诊断、预后和处理等，涵盖了眼科学的主要领域，实用性和图谱性结合。每个分册病种齐全、图片精美，展示了Wills眼科医院的学术资源与雄厚实力。同时，该丛书由国际著名出版公司Wolters Kluwer出版，该丛书的中译本包括《视网膜》(主译沈丽君，主审徐格致)、《神经眼科》(主译李志清，主审魏世辉)、《眼整形》(主译喻长泰、涂惠芳)、

《小儿眼科》(主译杨积文)、《角膜病》(主译陈蔚,主审史伟云)、《青光眼》(主译梁亮,主审王宁利)、《葡萄膜炎》(主译杨培增)7 个分册,主译均为我国著名的眼科专家。因此,我认为这套手册性图书是值得推荐给有志于眼科事业的学生、医生及医护从业者的优秀图书。

这里值得一提的是,这套丛书久经考验,历久弥新。本次出版的是第 3 版中译本,与前一版相比,一方面增加了大量清晰的 MRI 成像,便于更精确地定位病变位置;另一方面更专注于新近的治疗进展,有助于医生开阔眼界,提高诊治能力。

最后,诚挚期盼本书之付梓能为眼科事业的发展助力添彩。

瞿佳

2021 年 11 月

中译本前言

小儿眼科作为眼科学的分支,具有重要地位。小儿眼病如尽早进行积极、有效治疗,对儿童一生具有重要意义。一旦延误诊治,可能引起严重后果,造成不可逆损伤,延误终身。近年,国内小儿眼科诊治取得了长足的进步,为满足小儿眼科专业人员对小儿眼病知识不断更新的需求,迫切需要有一部供小儿眼科专业人员学习的专著,以了解有关小儿眼科诊治的新进展。

《Wills 临床眼科彩色图谱及精要:小儿眼科》第 3 版由世界盛名的 Wills 眼科医院组织编著,全书共 11 章,每章均介绍多种眼部疾病的病因学、症状、体征、鉴别诊断和治疗等内容。在第 2 版基础上,新版一方面在内容上增加了两个新的章节——小儿葡萄膜炎和先天性视神经异常,使本书覆盖内容更广;另一方面更专注于最新的治疗进展,有助于给患者提供更多的可选治疗方案。本书的特点是以图谱形式概述小儿眼病,文字简洁、图片清晰,特别适用于各级别小儿眼科专业医生及研究生,有助于他们掌握有关小儿眼病的诊治概要。相信本书的引进出版,可促使小儿眼科从业者的自身理论和临床实践水平有一个质的提高。

由于译者的经验及水平有限,难免有疏漏及不妥之处,敬请各位专家、同行及读者批评指正!

杨积文

爱尔眼科医院集团辽宁省区副总院长

爱尔眼科医院集团小儿眼科学组组长

辽宁省生命科学学会眼科学小儿眼病与斜视专业委员会副主任委员

全国角膜塑形镜安全监控委员会副主任委员

国际角膜接触镜学会亚洲分会中国区技术委员会委员

关于丛书

本套丛书的魅力在于说明性图片和总结性文字超强有机的结合。眼科学是一门非常视觉化的学科,适于以临床图片的形式表达。本套丛书涵盖7个眼科学专科——《视网膜》《神经眼科》《眼整形》《小儿眼科》《角膜病》《青光眼》及《葡萄膜炎》,每本书的体例稍有不同,但都采用相对一致的格式。

出版本套丛书的目的是向所有从事健康保健工作的学生、住院医生和执业医生提供眼科主要领域的最新临床总结,大量质量卓越的图片和简明概括性的文字说明将有助于实现这一目标。

丛书主编 Christopher J. Rapuano, MD

前 言

我在Wills眼科医院从医已逾30年。在这漫长的岁月中,我见证了小儿眼科的巨变,从它建立之初到成为迅猛发展的一个亚专业。时光荏苒,虽然Wills历经沧桑变迁,但是某些事情依然如故,这包括杰出的在职医师、进修医师、住院医师和工作人员队伍,同样也包括为患者提供的高质量医疗服务和学术努力。Wills是儿童病患的资源宝库,这为本书提供了大部分背景资料。特别需要提到的是Wills的小儿眼科和眼遗传病科,他们每年接诊数以千计的患儿,为我们提供了难能可贵的学习各种小儿眼病的机会。纵览本图谱的成书于我是一种乐趣,因为每一位参与者都是Wills大家庭中的一员。

理解小儿眼病的新进展和新的治疗模式需要持续不断更新知识结构。本书旨在为眼科临床实践者、小儿眼科医师和住院医师提供最新的临床发现和治疗方法,内容涵盖全系列儿童眼病。本书阐述之眼病按照所累及眼结构划分章节。图谱的形式可以为读者提供清晰且简明的眼病概述,并可激发对于特定疾患更深入的探索。

Leonard B. Nelson

致 谢

感谢帮助本书顺利出版的工作人员。感谢 Wills 眼科医院视听部的 Roger Barone 和 Jack Scully，感谢他们帮助准备了大量图片；感谢 Katurrah Hayman 杰出的秘书工作；感谢责任编辑 Louise Biekig 从始至终帮助本书成书并提供建议。最后，感谢所有作者，他们无私地付出时间撰写本书。

目 录

第1章

眼的整体畸形

Judith B. Lavrich

无眼畸形

无眼畸形也称为无眼畸胎，为先天性眼眶内眼组织的完全缺失。原发性或真性无眼畸形非常罕见，可累及单眼或双眼。重度小眼畸形更为常见，易被误诊为无眼畸形。无眼畸形的发生率为每10 000名新生儿中有0.18人患病，无种族和性别特异性。

病因学

- 在胚胎发育时期，初级视泡的神经外胚层发育停滞导致无眼畸形，该神经外胚层起源于神经管的前神经板。
- 无眼畸形通常是先天的且散发的，具有显性、隐性或性连锁遗传的特点。它与母体在妊娠期间感染了弓形体病或风疹病毒以及伴有颅面畸形的综合征（例如，Goldenhar综合征、Hallerman-Streiff综合征、Waardenburg综合征）有关。可伴有多种遗传缺陷，如13~15号三条染色体畸形，14q22-23的常染色体缺陷伴有多指畸形，以及累及SOX2、RBP4和OTX2的缺陷。

体征

- 眼球的生长会促进眼眶的正常发育，因此无眼畸形的婴儿有如下特征：
  - 眼眶表现。
    - 眶缘和入口狭小。
    - 骨性眶腔体积减小。
    - 眼球完全缺失。
    - 眼外肌通常缺失。
    - 泪腺和泪道缺失。
    - 视神经孔窄小或发育不良。
  - 眼睑表现。
    - 睑裂狭小。
    - 眼睑缩短。
    - 结膜穹隆缩小。
    - 无眼睑皱襞，提上睑肌功能降低或缺失。

- 眼轮匝肌挛缩。

症状

- 因眼球缺失,单眼或双眼盲。

鉴别诊断

- 小眼畸形,包括:
  - 继发性无眼畸形:眼球的发育启动了,但随后被终止,结果仅剩残留的眼组织或重度小眼球。
  - 退变性无眼畸形:视泡形成,但是随后由于血供不足或其他原因而退化。
- 隐眼畸形:睫毛缺失,全部眼睑缘异常融合。
- 囊状眼:无正常眼结构,只是含有神经胶质的囊性组织。

诊断

- 眼睑异常和眼眶特征(图 1-1)。
- 超声影像:眼眶 B 超显示眼球完全缺失。妊娠 22 周后,经阴道超声可检测出眼部畸形,但是该方法检测无眼畸形的敏感性尚不确切。
- 头颅和眼眶的磁共振成像(MRI):MRI 检查可以显示眼眶内的软组织(图 1-2),也可评估相关的颅内异常。双侧无眼畸胎可能伴有视交叉的发育不全或缺如,以及胼胝体的发育不全或不发育。
- 头颅和眼眶的计算机断层扫描(CT):CT 扫描可以显示无眼畸形伴随的骨性改变以及头颅内和颅面畸形。

治疗

- 医疗处理。
  - 眼眶内置入内置假体可以刺激骨性眼眶的发育(图 1-3)。随着眼眶的发育,内置假体要随时更换,增加尺寸以便进一步扩大眶腔。连续性地增加眼眶容积耗费时间长,需要患儿和家属的配合。
  - 应告知家属,如果内置假体长期不置于眼眶内,将会导致眶腔收缩,增加效果不佳,单侧无眼畸形的患儿患侧与健侧不会完全对称。
  - 在内置假体之上可以置入义眼片,模拟眼球,改善外观。
- 手术方法。
  - 骨性眶腔狭小既是外观畸形,也可导致不能置入义眼片。因此,针对这些问题可能需要手术治疗。
  - 如果内置假体不能耐受或不能置入,则应用可膨胀的组织扩张器。手术将可膨胀硅胶扩张器植入眶深部,连接扩张器的硅胶管置于颞侧眶缘。每 1~2 周用盐水充满扩张器,使之逐渐再次膨胀。与固体内置假体相比,具有膨胀特性的扩张器可以较迅速和明显地扩大骨性眼眶。当达到满意容积时,需要取出扩充囊并置换成永久性植入物。
  - 水凝胶 (异丁烯酸盐和 N-乙

烯吡咯烷酮)扩张剂是自体膨胀亲水性扩张剂,经小切口植入干燥收缩状态的眼眶组织中。该植入物通过渗透压吸收周围组织间液并逐渐膨胀变大。这种方法的优点是可以控制自体膨胀,减少组织萎缩的风险,无须重复植入或手术操作。

■ 真皮脂肪移植物具有组织相容性,生长缓慢。该方法是增加发育不良眶区容积的较好选择。移植物要从第二手术区获得,臀部是典型部位。然而,移植物的相容性和生长状况各异,在部分病例中,脂肪会萎缩,而少数病例脂肪会肥大增生,必要时需做减积手术。

■ 注射羟基磷灰石(瑞德喜微晶瓷):羟基磷灰石是一种新型半永久性真皮填充剂,这种方法是一种新型的、简单的、成本效益高的技术,适用于成人无眼畸形眼眶容积不足。填充方式是通过连续注射直到充填容量充足为止,作用可维持一年或更长。

■ 眶颅改良手术是内置假体和扩张器应用失败的患者的一种扩大眼眶容积的方法。该方法要进行多部位骨切开术,分离眼周骨,借助移植骨和钢板使之向前和外侧推进。

■ 由于眼睑短小限制了内置假体的放置,需要通过外眦切开术或眦切开术来延长睑裂水平方向的长度。其他延长眼睑长度的方法包括皮肤、黏膜或软骨的移植。

预后

• 如果早期未经治疗,无眼畸形可导致严重的外观畸形。即使经过适当治疗,外观的结果往往也不理想,包括眶腔扩张不完全和畸形、眼睑发育不良和固定,以及义眼片完全固定。

• 单眼缺如和面部畸形会导致社会心理问题,应建议此类患儿进行心理咨询。

参考文献

Bardakiian T, Weiss A, Schneider AS. Anophthalmia/microphthalmia overview. In Pagon RA, Bird TC, Dolan CR, Stephens K, eds. *GeneReviews*. Seattle: University of Washington; 2007:1993–2004.

Bernardino R. Congenital anophthalmia: A review of dealing with volume. *Middle East Afr J Ophthalmol*. 2010;17:156–160.

http://www.geneclinics.org/profiles/anophthalmia-ov/index.html.

Verma AS, Fitzpatrick DR. Anophthalmia and microphthalmia. *Orphanet J Rare Dis*. 2007;2:47.

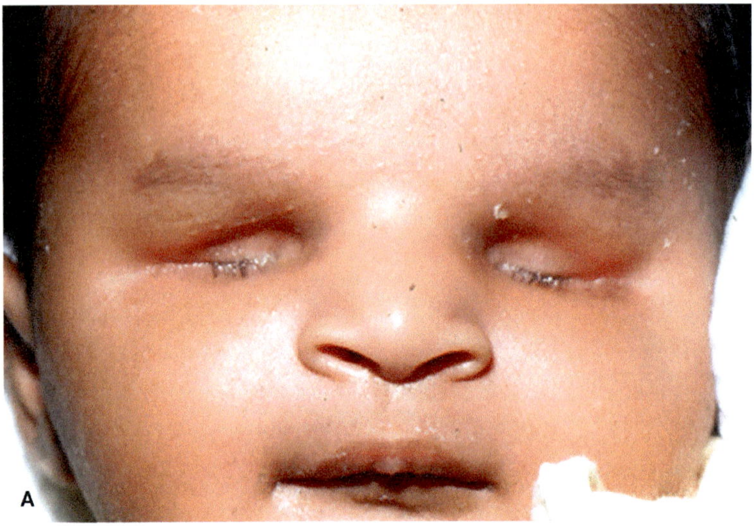

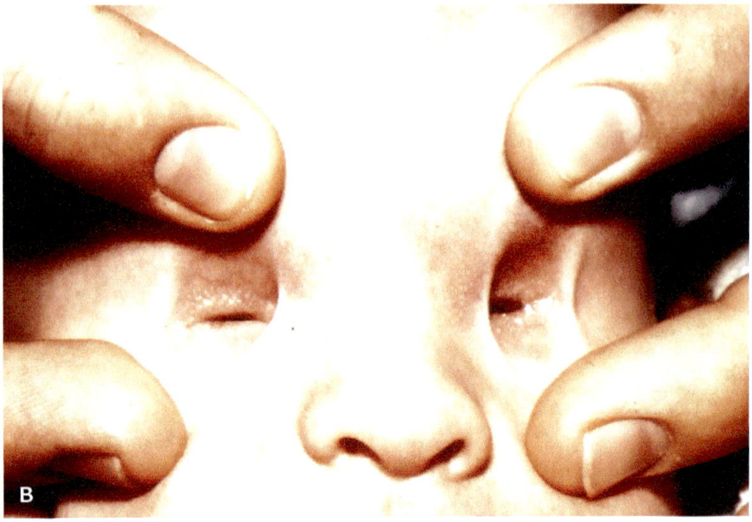

图1-1 无眼畸形。(A)双侧无眼畸形的外观。(B)双侧无眼畸形临床检查显示空眼眶。(Courtesy of Leonard B. Nelson, MD.)

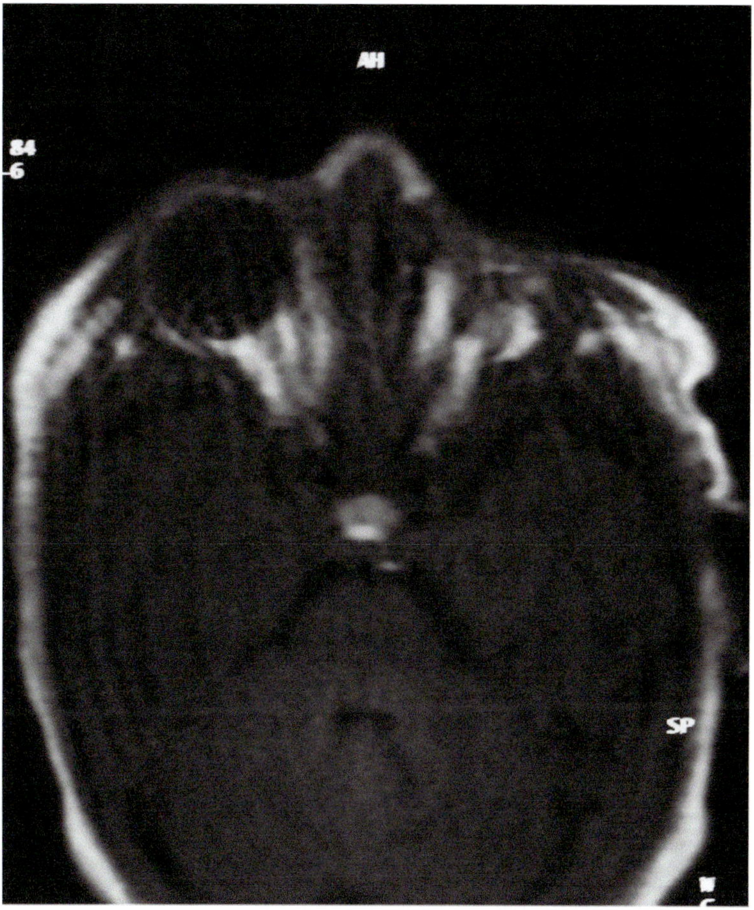

图1-2　无眼畸形。MRI显示单侧无眼畸形伴眼球缺失。(Courtesy of Carol Shields, MD.)

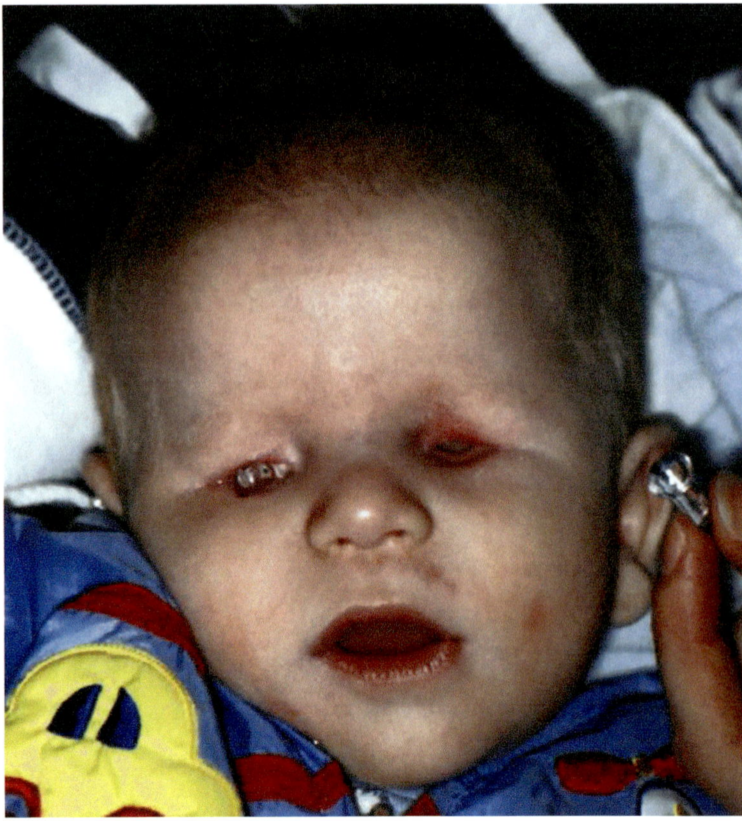

图1-3 无眼畸形。临床双侧无眼畸形(重度小眼畸形)患儿眼眶内放置内置假体。(Courtesy of Bruce Schnall, MD.)

小眼畸形

小眼畸形是眼轴长缩短，较平均年龄至少低于两个标准差的先天性异常，可单侧或双侧发病。依据眼球的外观和眼轴长缩短的严重程度可将小眼畸形进行分类。

- 简单或单纯小眼畸形：除眼轴长较短外，眼解剖结构完整。常为高度远视(≥8D)或小角膜。伴有眼后节异常的小眼畸形会出现视力丧失。
- 重度小眼畸形：眼球体积严重减小，出生时眼轴长小于 10mm，或 1 岁后小于 12mm，角膜直径小于 4mm(图 1–4)。临床检查很难发现眼球，但影像检查可以发现残余眼组织、视神经和眼外肌。
- 复合性小眼畸形：小眼球伴发眼前节或后节(或都有)发育异常。

小眼畸形分为两种类型：非眼缺损型和眼缺损型(小眼畸形伴眼眶囊肿)(图 1–5)。流行病学显示每 10 000 名新生儿中有 1.5 人患病，无种族、性别特异性。

病因学

- 小眼畸形是视泡发育过程中任何阶段的发育阻滞造成的。
  - 环境因素：母体在产前饮酒，服用沙利度胺镇静剂、视黄酸，或感染风疹病毒。
  - 遗传因素：可通过常染色体显性、隐性或 X 染色体连锁遗传。
    - 多种染色体异常。
    - 单基因遗传病引发的综合征性小眼畸形，如 CHARGE(眼组织缺损或中枢神经系统异常、心脏缺陷、鼻后孔闭锁、发育迟缓、泌尿器官或泌尿系统缺陷、耳畸形、耳聋)，Lenz 小眼畸形，Goltz、Aicardi、Walker–Warburg 和 Meckel–Gruber 综合征，Norrie 病及色素失调症。
    - 其他基因：SIX6、SHH、VSX2、RAX 和其他。
  - 不明原因：Goldenhar 综合征；部分病例伴有基底部脑膨出及其他中枢神经系统异常。

体征

- 因小眼畸形的严重程度而表现为不同体征。
  - 眼眶：
    - 眶缘和入口狭小。
    - 骨性眶腔体积减小。
    - 极小眼球的畸形外观。
    - 眼外肌存在，但常发育不良。
    - 泪腺和泪道存在，但常发育不良。
    - 视神经存在，但常发育不良。
    - 视神经孔窄小或发育不良。
  - 眼睑：
    - 睑裂狭小。
    - 眼睑缩短。

▸ 结膜穹隆缩小。

▸ 提上睑肌功能降低或缺失，无眼睑皱襞。

▸ 眼轮匝肌挛缩。

症状

- 视力丧失的程度取决于小眼畸形的严重程度及相关眼部异常。

鉴别诊断

- 小角膜但眼球大小正常。
- 高度远视。

诊断

- 眼睑和眼眶外形异常。
- 通过临床检查发现角膜或眼球的证据。
  - 触诊眼眶估计眼球大小。
  - 测量角膜直径(正常值范围，新生儿为9.0~10.5mm)。
- B型超声扫描评估眼球内部结构(图1-6A)。
- 颅内和眼眶CT扫描或MRI评估眼球大小和内部结构，以及视神经、眼外肌和颅脑解剖(图1-6B，C)。

治疗

- 重度小眼畸形的治疗同无眼畸形。
- 有视力的单纯小眼畸形或复合性小眼畸形的治疗如下。
  - 弱视治疗：遮盖健眼尽可能激发潜在视力。
  - 单眼患病的儿童注意保护健眼。
  - 视力减退的儿童患者使用助视器和其他助视方法。
  - 眼眶内置假体：小眼球之上置入内置假体以刺激骨性眶腔生长。内置假体可着色，或露出瞳孔区以保存视力。
  - 义眼片：如果需要，可以在小眼球上置入义眼片改善外观。

预后

- 重度小眼畸形预后同无眼畸形。
- 单纯小眼畸形预后取决于病情的严重程度及相关眼部异常。

参考文献

Bardakjian T, Weiss A, Schneider AS. Anophthalmia/microphthalmia overview. In Pagon RA, Bird TC, Dolan CR, Stephens K, eds. *GeneReviews*. Seattle: University of Washington; 2007:1993–2004.

Bernardino R. Congenital anophthalmia: A review of dealing with volume. *Middle East Afr J Ophthalmol*. 2010;17:156–160.

http://www.geneclinics.org/profiles/anophthalmia-ov/index.html.

Verma AS, Fitzpatrick DR. Anophthalmia and microphthalmia. *Orphanet J Rare Dis*. 2007;2:47.

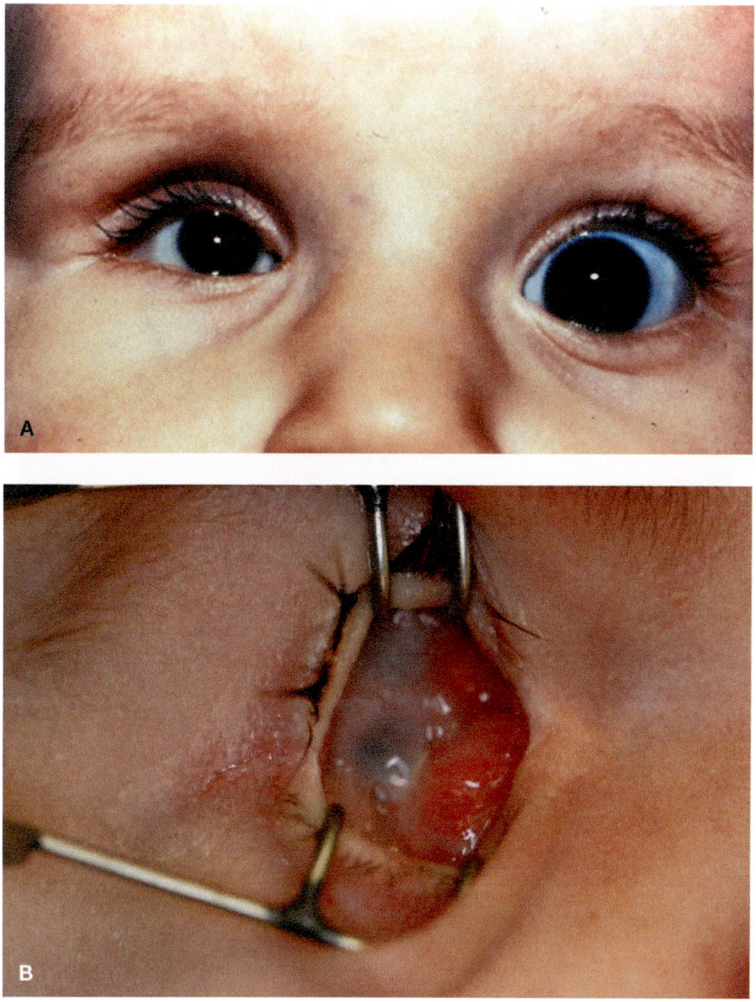

图1–4　小眼畸形。(A)单侧小眼畸形。(B)重度小眼畸形。

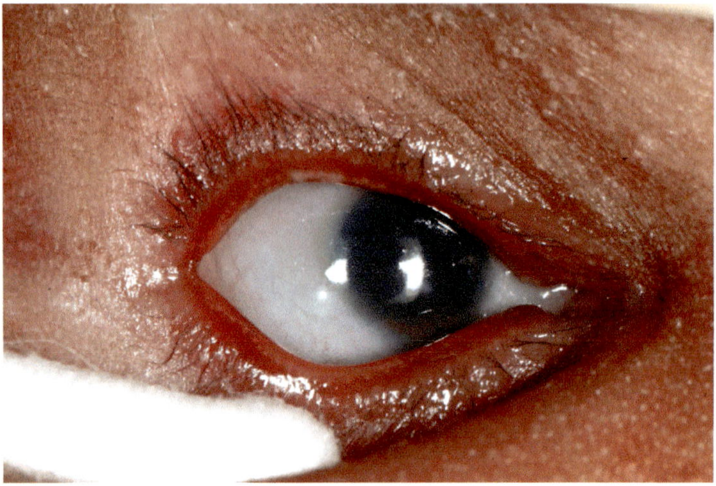

图1–5 小眼畸形。小眼畸形伴囊肿。(Courtesy of Carol Shields, MD.)

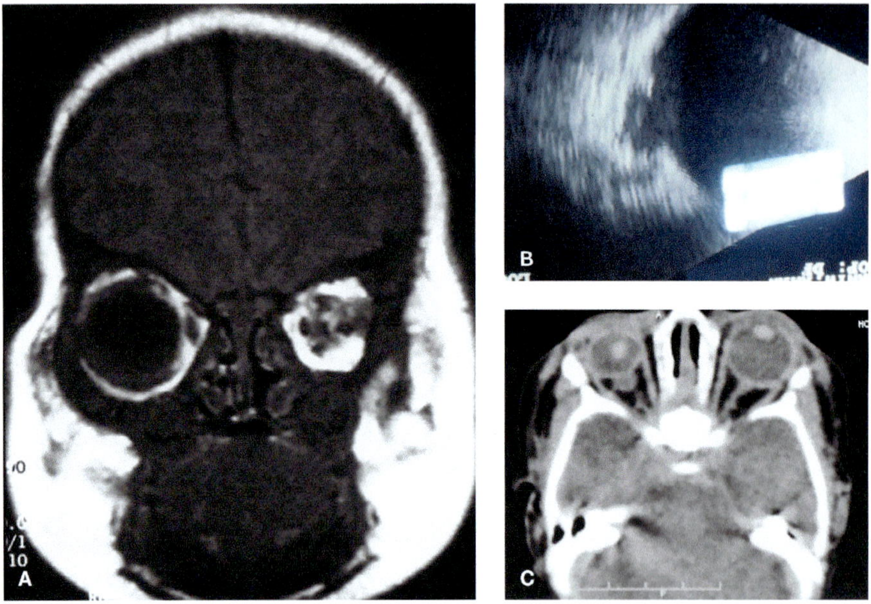

图1–6 小眼畸形。(A)MRI显示单侧小眼畸形。注意眼外肌和视神经的存在。(B)小眼畸形伴囊肿的B超显示后部葡萄肿。(C)小眼畸形伴囊肿的CT扫描显示结构混乱的眼部组织和后部囊肿。(Courtesy of Carol Shields, MD.)

小眼球

小眼球是单纯小眼畸形的亚型，其是一种先天性疾病，典型双侧发病（图 1–7），也可为单侧。眼球大致正常，但以眼球体积减小为特征。

病因学

• 小眼球因胚胎时期眼发育受阻所致，可能的原因是视泡原基过小。

• 大多数小眼球为散发性，但常染色体显性和隐性遗传也均有报道。

体征

• 眼轴长短小（<20mm）。

• 高度远视（>10D）。

• 角膜直径减小。

• 晶状体大小正常。

• 浅前房。

• 巩膜厚。

• 眼底表现：视盘拥挤，血管扭曲，黄斑发育不良。

• 因解剖原因，这些眼球发生闭角型青光眼的风险高。其耐受眼内手术较差，且并发症的发病率高，包括葡萄膜渗漏和视网膜脱离。

鉴别诊断

• 正常眼高度远视。

诊断

• 角膜直径。

• A 超测量眼轴长。

• 眼前节分析仪 Pentacam 和超声生物显微镜（UBM）显示前房并测量深度（图 1–8）。

治疗

• 首选药物治疗窄角或闭角型青光眼，但治疗效果通常较差，而且缩瞳剂因放松晶状体悬韧带甚至可能加重病情。激光虹膜周边切除术有一定的治疗作用。青光眼手术要慎重，术后易发生恶性青光眼的并发症。如果采用激光小梁成形术，必须在房水排出机制出现永久性损害之前进行。

• 要事先考虑到摘除晶状体可能伴有葡萄膜积液和非孔源性视网膜脱离。尽管这些眼部疾病治疗风险高，但小切口白内障手术还是安全的，也可避免进行预防性巩膜切开术。

预后

• 如果早期治疗青光眼成功，视力预后良好。

参考文献

Bardakiian T, Weiss A, Schneider AS. Anophthalmia/microphthalmia overview. In Pagon RA, Bird TC, Dolan CR, Stephens K, eds. *GeneReviews*. Seattle: University of Washington; 2007:1993–2004.

Bernardino R. Congenital anophthalmia: A review of dealing with volume. *Middle East Afr J Ophthalmol*. 2010;17:156–160.

http://www.geneclinics.org/profiles/anophthalmia-ov/index.html.

Sharan S, Grigg JR, Higgins RA. Nanophthalmos: Ultrasound biomicroscopy and Pentacam assessment of angle structures before and after cataract surgery. *J Cataract Refract Surg*. 2006;32:1052–1055.

Verma AS, Fitzpatrick DR. Anophthalmia and microphthalmia. *Orphanet J Rare Dis*. 2007;2:47.

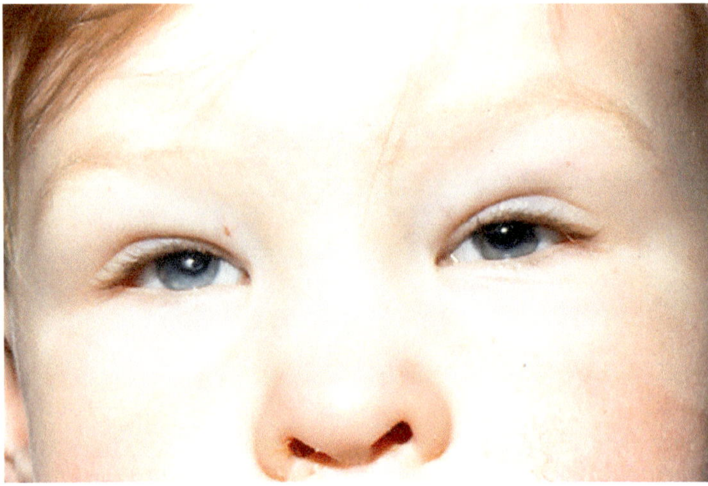

图1-7 双侧小眼球，注意角膜直径减小。

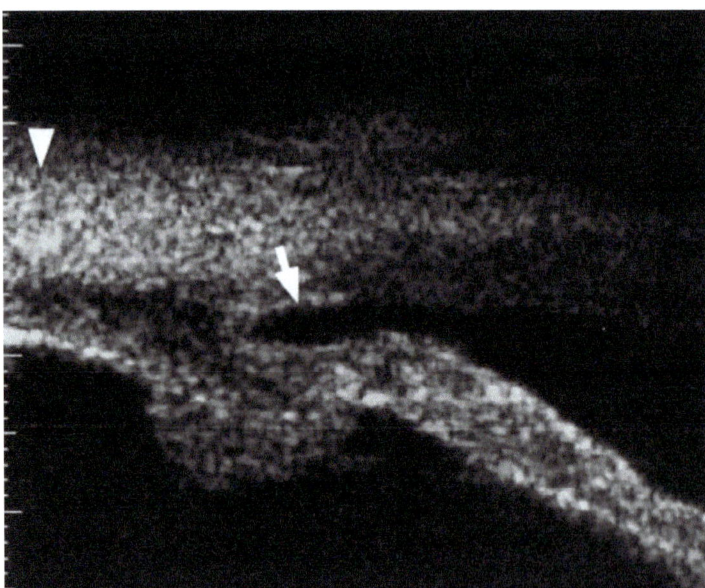

图1-8 UBM检查显示小眼球的前房，虹膜根部向前隆起，房角窄呈高坪状(箭头)，前巩膜层增厚(三角箭头)。(From Buys YM, Pavlin CJ. Retinitis pigmentosa, nanophthalmos, and optic disc drusen: a case report. *Ophthalmology*. 1999; 106: 619-622.)

典型眼组织缺损

Coloboma 一词来源于希腊词 koloboma，有“残缺、缩短”的意思。指眼部任一结构出现的类似切迹、缺口、裂隙的先天性畸形。典型的眼组织缺损通常双侧发病，且常与小眼畸形相关。

病因学

- “典型的”眼组织缺损，主要是由于在胚胎发育的第 5~7 周眼裂闭合不良，脉络裂位于眼部的鼻下象限所致。(“不典型的”眼组织缺损不常见，脉络裂位于眼部的颞下象限之外，具体病因不详。)
- 大多数病例是原发和散发的，但所有遗传类型(例如，常染色体显性、常染色体隐性和 X 连锁遗传)均有报道，并且可以伴发多种综合征，例如，CHARGE 综合征、Meckel–Gruber 综合征、Lenz 小眼畸形以及 Aicardi 综合征、Patau 综合征和 Edwards 综合征。流行病学显示每 10 000 名新生儿中有 0.7 人患有眼组织缺损。

体征

- 眼组织缺损可发生在眼部任何结构，或从虹膜到视神经的脉络裂横贯整个眼球。外观表现因眼组织缺损的范围和严重程度而异。
  - 虹膜：透照缺损，虹膜异色，“泪滴样”瞳孔(图 1–9A)。
  - 晶状体：晶状体缺损或扁平，晶状体下方悬韧带缺如。
  - 脉络膜视网膜：脉络膜血管层变薄，沿视神经眼裂隙闭合线可见色素团块；眼组织缺损常常会有清晰的边界及不规则的色素团块；若脉络膜视网膜全层缺损，眼底缺损处可透见白色巩膜；缺陷的底部有时可突出形成葡萄肿。
  - 白瞳症：色素层缺损较大。
  - 视神经：视盘扩大、深陷，呈竖椭圆形；视网膜血管自视盘呈放射状分布(图 1–9B，C)。
  - 眼球：一些病例伴有小眼畸形。
  - 视力：正常至无光感。
- 可能合并其他多种发育不良性疾病。

鉴别诊断

- 不典型眼组织缺损。
- 视网膜弓形体病。
- 视盘小凹。
- 牵牛花状综合征。
- 视神经发育不良。

诊断

- 眼部临床检查。

治疗

- 遮盖治疗弱视：如果单侧视神经

受累，尽可能刺激潜在视力发育。

- 治疗眼部并发症：白内障、视网膜下新生血管、视网膜裂孔或脱离。

预后

- 视力取决于视神经、黄斑和黄斑乳头束。但是视力不能依据眼组织缺损大小或视神经被累及进行判定，因为一些患者尽管有较大的眼组织缺损并且累及视神经，仍有几乎正常的视力。

参考文献

Chang L, Blain D, Bertuzzi S, et al. Uveal coloboma: clinical and basic science update. *Curr Opin Ophthalmol.* 2006;17:447–470.

Onwochei BC, Simon JW, Bateman JB, et al. Ocular colobomata. *Surv Ophthalmol.* 2000;45:175–194.

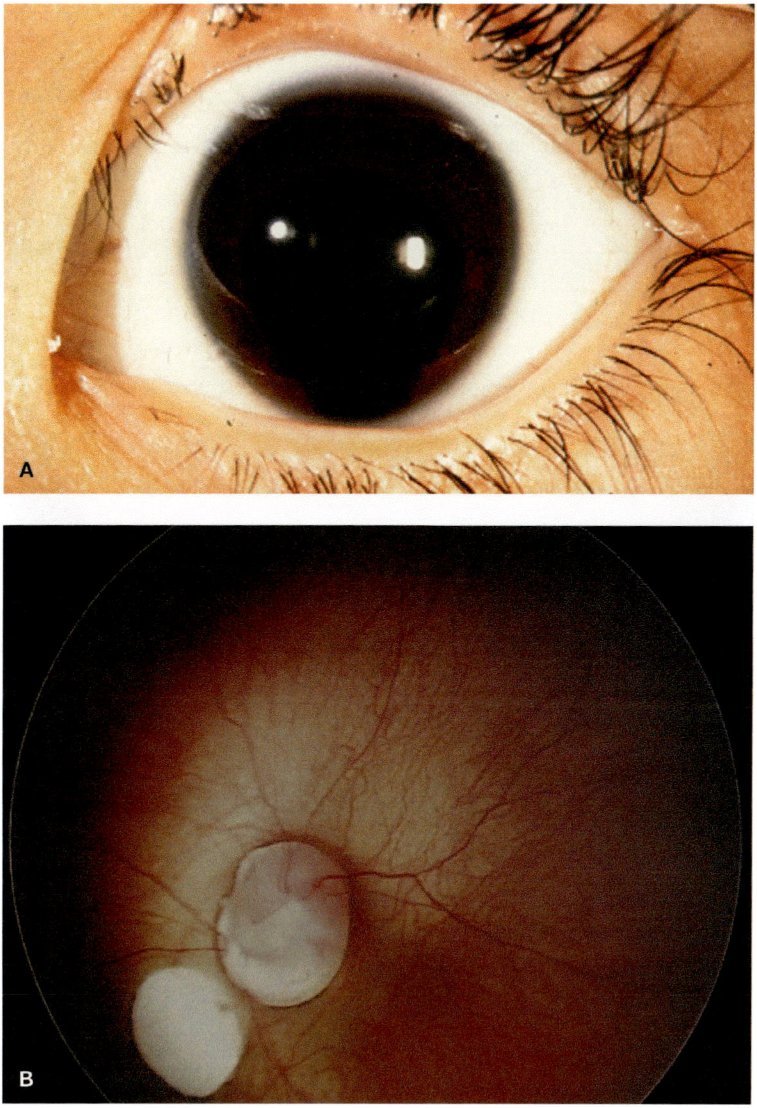

图1–9　眼组织缺损。(A)虹膜缺损。(B)视网膜和视神经缺损显示视神经扩大和视网膜血管呈放射状分布。(待续)

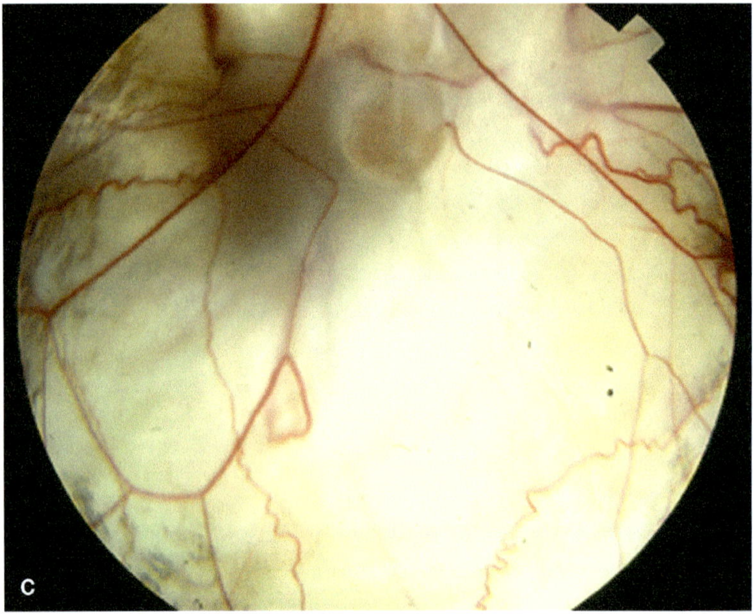

图1–9 (续)(C)大面积的脉络膜视网膜和视神经缺损。可见视神经呈现圆形的黄色外观以及明显错乱的眼组织结构。

(林子丹 译)

第2章

先天性角膜混浊

Bruce M. Schnall, Michael J. Bartiss

先天性角膜混浊的鉴别诊断可以使用STUMPED记忆法：

S：角膜巩膜化；

T：后弹力层破裂（或产伤）；

U：角膜溃疡或感染；

M：黏多糖增多症（MPS）；

P：Peters异常；

E：先天性遗传性角膜内皮营养不良（CHED）；

D：皮样瘤。

角膜巩膜化

病因学

- 角膜发育异常。
- 胚胎发育时期中胚层移行异常导致组织更像巩膜而不是透明的角膜基质。
- 可以为常染色体显性或隐性遗传，或散发。
- 伴有染色体22q11.2缺陷综合征。

症状

- 出生后角膜混浊。

体征

- 通常是双侧发病，也可以单侧发病。
- 角膜周边混浊较中央混浊明显（图2-1）。
- 可以有纤细血管。

鉴别诊断

- 后弹力层破裂或产伤。
- 角膜溃疡或感染。
- MPS。
- Peters异常。
- CHED。
- 皮样瘤。
- 先天性青光眼。

治疗

- 遗传病学专家评估检查以发现其他先天性异常。
- 如果中央角膜透明，则可同时伴有扁平角膜和高度屈光不正。
- 如果中央视轴受累并且后节相对正常，可以选择穿透角膜移植术。

预后

- 无论是否行角膜移植手术，视力预后取决于是否合并其他眼部和全身异常。

参考文献

Binenbaum G, McDonald-McGinn DM, Zackai EH, et al. Sclerocornea associated with the chromosome 22q11.2 deletion syndrome. *Am J Med Genet A*. 2008;146(7):904–909.

Doane JF, Sajjadi H, Richardson WP. Bilateral penetrating keratoplasty for sclerocornea in an infant with monosomy 21. Case report and review of the literature. *Cornea*. 1994;13(5):454–458.

Kim T, Cohen EJ, Schnall BM, et al. Ultrasound biomicroscopy and histopathology of sclerocornea. *Cornea*. 1998;17(4):443–445.

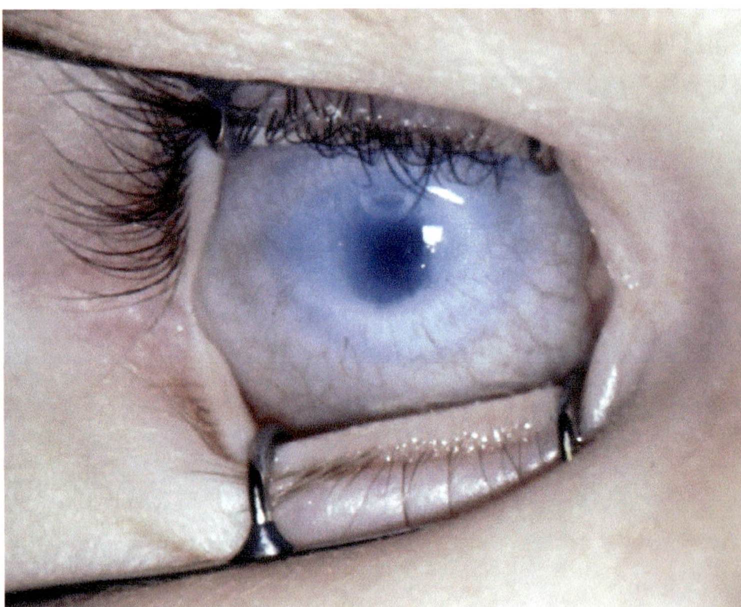

图2–1 角膜巩膜化。角膜周边混浊比中央混浊明显。

产伤：后弹力层破裂

病因学

- 阴道分娩时损伤角膜导致后弹力层破裂。
- 通常与使用产钳有关。

症状

- 出生时角膜水肿或混浊，通常出生后数天消失。

体征

- 出生时即有单侧角膜水肿或混浊（图 2-2A）。
- 通常有眼睑肿胀及出生时眼睑受伤迹象。
- 角膜水肿通常出生后数天消失，提示为后弹力层破裂，其通常为垂直线状裂开（图 2-2B，C）。先天性青光眼的弹力层破裂通常为水平方向或为曲线状（图 2-3）。
- 常见多重破裂。
- 伴有高度散光。

鉴别诊断

- 角膜巩膜化。
- 角膜溃疡或感染。
- MPS。
- Peters 异常。
- CHED。
- 皮样瘤。
- 先天性青光眼。

治疗

- 后弹力层破裂造成的高度散光可以导致弱视。弱视的治疗通常包括佩戴眼镜或接触镜矫正屈光不正和对侧眼部分时间遮盖治疗。
- 穿透角膜移植术可用于角膜水肿不消除者。

预后

- 视力结局取决于弱视治疗的成效。

参考文献

Lambert SR, Drack AV, Hutchinson AK. Longitudinal changes in the refractive errors of children with tears in Descemet's membrane following forceps injuries. *J AAPOS*. 2004;8(4):368–370.

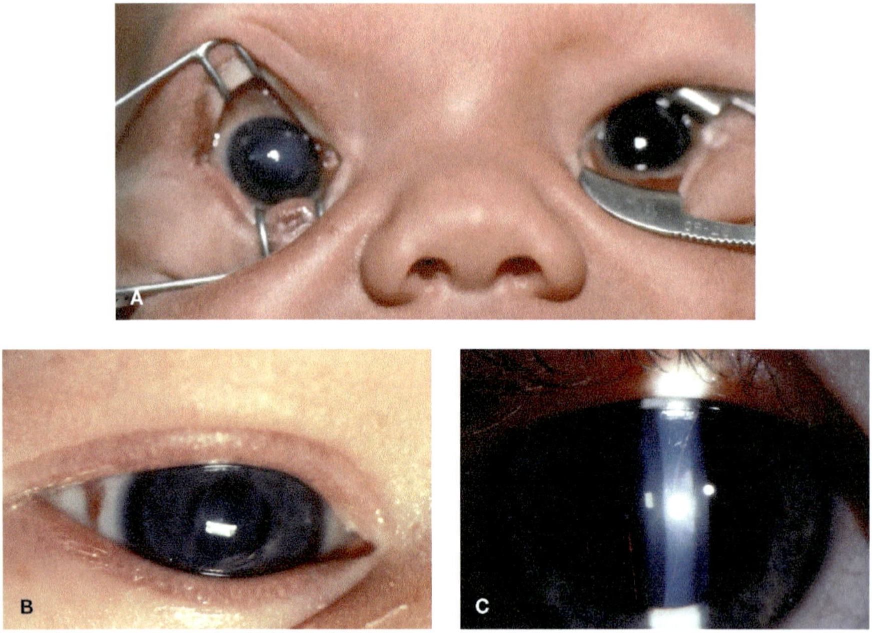

图2-2　产伤导致的后弹力层破裂。(A)新生儿出生时因后弹力层破裂造成角膜混浊。(B)这例患儿数日后角膜水肿消失,可见垂直方向的线性后弹力层破裂。(C)这是一名年龄较大的儿童,可以通过裂隙灯后照法看到产伤造成的垂直方向后弹力层破裂。

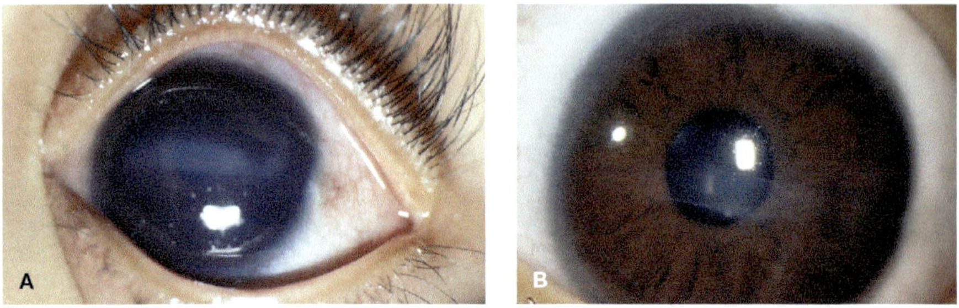

图2-3　先天性青光眼导致的后弹力层破裂。(A)新发生的青光眼相关的后弹力层破裂。注意破裂是沿水平方向的。因为是新近发生的,所以可见其上的角膜水肿。(B)青光眼造成的后弹力层破裂。水平方向的破裂在角膜水肿消失后更为清晰。

角膜溃疡或感染

病因学

- 获得性细菌或疱疹病毒感染所致。

症状

- 获得性角膜混浊通常伴有结膜充血和眼睑肿胀(图 2-4)。

体征

- 通常为单侧。
- 角膜混浊伴覆盖的角膜上皮缺损。
- 伴有结膜充血和其他炎症表现。
- 可能伴有其他全身性感染。
- 可能伴有眼睑病变或眼睑异常。

鉴别诊断

- 角膜巩膜化。
- 产伤导致的后弹力层破裂。
- MPS。
- Peters 异常。
- CHED。
- 皮样瘤。
- 先天性青光眼。

治疗

- 取决于潜在病因或病原微生物。
- 积极迅速的全身治疗是必要的。

预后

- 可导致明显的角膜瘢痕。

参考文献

Luchs JI, Laibson PR, Stefanyszyn MA, et al. Infantile ulcerative keratitis secondary to congenital entropion. *Cornea*. 1997;16:1:32–34.

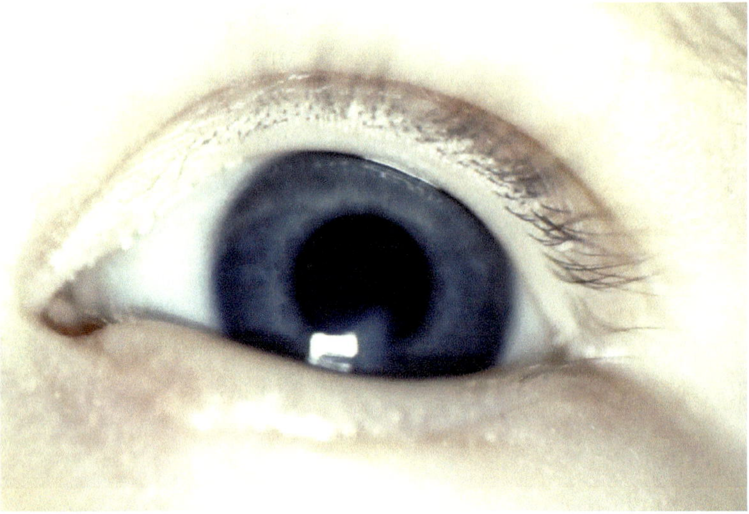

图2-4 角膜溃疡。一名新生儿因先天性下睑内翻导致角膜溃疡。

黏多糖增多症

病因学

- 先天性的代谢异常。
- 酶缺陷导致代谢通路阻断，造成角膜黏多糖物质的积累。

症状

- 获得性角膜混浊：
  - 6 个月大时出现 Hurler 综合征或 MPS 1H，伴有新生儿角膜云雾状混浊。
  - 12~24 个月大时出现Scheie 综合征或 MPS 1S，伴有新生儿角膜云雾状混浊。

体征

- 获得性角膜薄翳或角膜基质混浊(图 2–5)。
- 伴有全身体征(面部粗糙、智力发育障碍、生长发育迟缓、耳聋)。

鉴别诊断

- 角膜巩膜化。
- 后弹力层破裂或产伤。
- 角膜溃疡或感染。
- Peters 异常。
- CHED。
- 皮样瘤。
- 先天性青光眼。

诊断

- 遗传病学评估。
- 尿化验检查黏多糖增多症。
- 酶测定。
- 基因缺陷的基因检测。

治疗

- 酶替代治疗。
- 骨髓移植。

预后

- 取决于全身疾病严重程度及全身疾病治疗的疗效。

参考文献

Kenyon KR, Navon SE, Haritoglou C. In: Krachmer JH, Mannis MJ, Hollane EJ, eds. *Cornea*. 2nd ed. Vol 1. Philadelphia: Elsevier Mosby; 2005: 749–776.

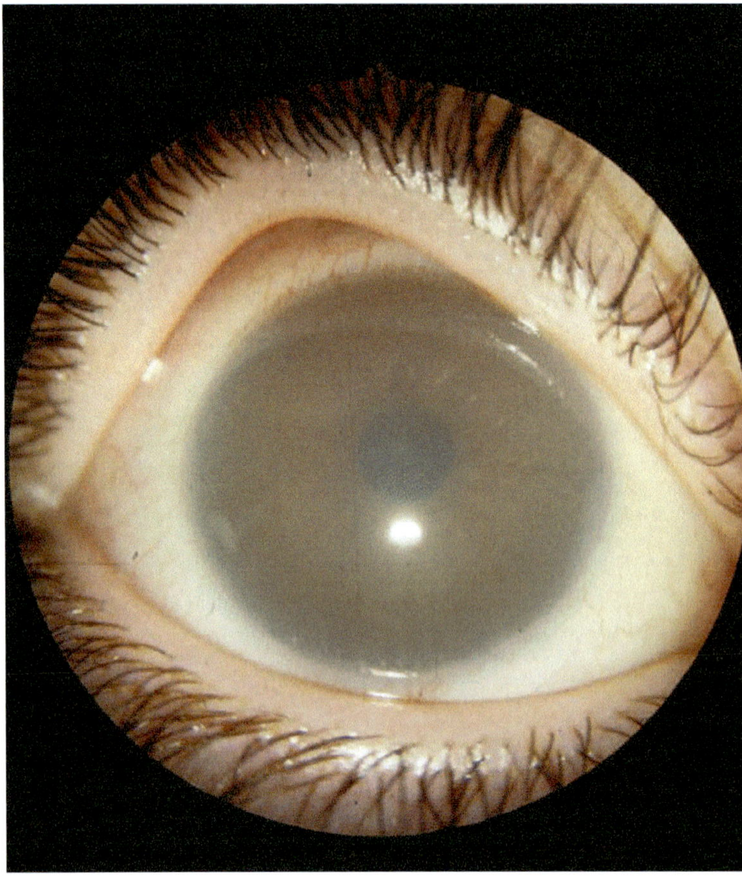

图2-5 Hurler 综合征。注意广泛的角膜基质混浊。(Courtesy of Alex Levin, MD.)

Peters 异常

病因学

- 先天性病变。
- 可以为常染色体显性或隐性遗传，或散发。
- 可能与 PAX6 基因变异有关。

症状

- 出生时即有中央角膜混浊（图 2-6）。
- 80%为双侧发病。

体征

- 中央角膜白斑并伴有虹膜带状粘连（图 2-7）。
- 虹膜带状粘连通常起自虹膜卷缩轮，粘连在角膜白斑的后表面。
- 可同时伴有白内障和青光眼。

鉴别诊断

- 角膜巩膜化。
- 后弹力层破裂或产伤。
- 角膜溃疡或感染。
- MPS。
- CHED。
- 皮样瘤。
- 先天性青光眼。

诊断

- 通常需要全身麻醉下检查，以确定诊断并排除青光眼。

治疗

- 需要遗传病学评估以寻找相关异常及排除 Peters 附加综合征。
- 治疗伴发的青光眼。
- 如果中央视轴受累并且后节相对正常，可以在出生后数月内考虑穿透角膜移植术。
- 如果白内障明显，可以做白内障摘除。

预后

- 预后取决于前节受累情况；如伴有白内障或青光眼，则预后较差。
- 视力恢复取决于弱视治疗效果。
- 早期行角膜移植可降低弱视的形成。

参考文献

Mailette De Buy Wenniger-Prick LJ, Hennekam RC. The Peters' plus syndrome: a review. *Ann Genet*. 2002;45(2):97–103.

Yang LL, Lambert SR, Drews-Botsch C, et al. Long-term visual outcome of penetrating keratoplasty in infants and children with Peters anomaly. *J AAPOS*. 2009;13(2):175–180.

Yang LL, Lambert SR, Lynn MJ, et al. Long-term results of corneal graft survival in infants and children with Peters anomaly. *Ophthalmology*. 1999;106(4):833–848.

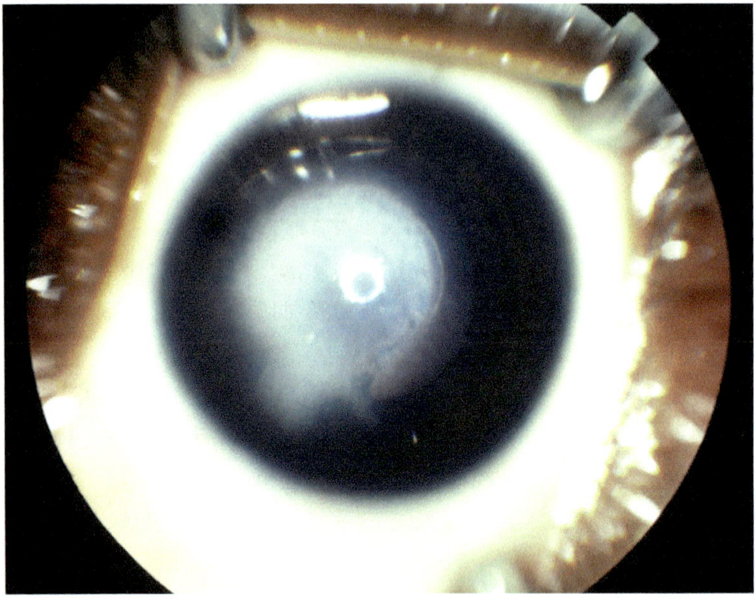

图2-6 Peters异常。注意角膜中央混浊而周边透明。

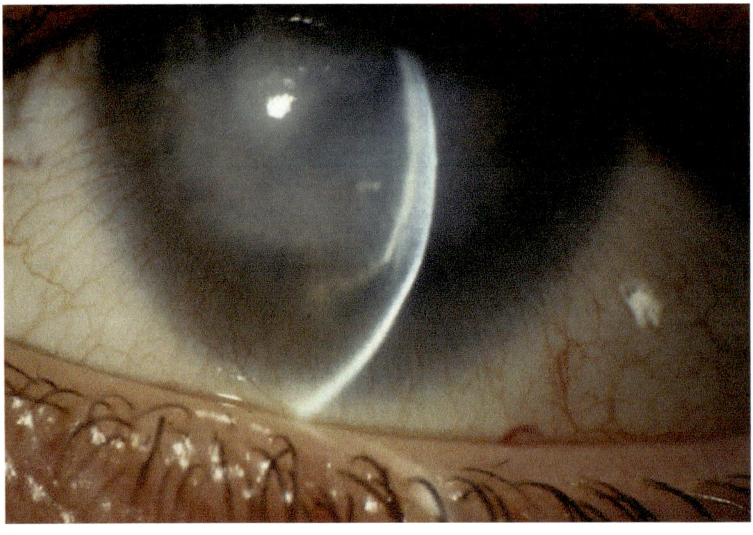

图2-7 Peters异常。裂隙灯检查Peters异常,注意虹膜与中央角膜白斑粘连。(Courtesy of Alex Levin, MD.)

先天性遗传性角膜内皮营养不良

病因学

- 先天性病变。
- 可以为常染色体显性或隐性遗传，或散发。

症状

- 出生时即有角膜混浊(图 2–8)。

体征

- 双侧对称性角膜水肿。
- 角膜肿胀、增厚，上皮水肿较轻。
- 很少伴有青光眼。

鉴别诊断

- 角膜巩膜化。
- 产伤导致的后弹力层破裂。
- 角膜溃疡或感染。
- MPS。
- Peters 异常。
- 皮样瘤。
- 先天性青光眼。

诊断

- 可与先天性青光眼混淆。
- 角膜厚度常为正常角膜的 2~3 倍。
- 通常需要全身麻醉下检查，以确定角膜厚度并排除青光眼。

治疗

- 轻度角膜水肿可以使用高张盐溶液。
- 穿透角膜移植术通常应用于角膜混浊明显的病例，也可以选择去除后弹力层的角膜内皮移植术。

预后

- 预后依赖于移植片的成活及术后弱视治疗效果。
- 早期行角膜移植可降低弱视的形成。

参考文献

Javadi MA, Baradaran-Rafii AR, Zamani M, et al. Penetrating keratoplasty in young children with congenital hereditary endothelial dystrophy. *Cornea*. 2003;22(5):420–423.

Mittal V, Mittal R, Sangwan VS. Successful Descemet stripping endothelial keratoplasty in congenital hereditary endothelial dystrophy. *Cornea*. 201;30(3):354–656.

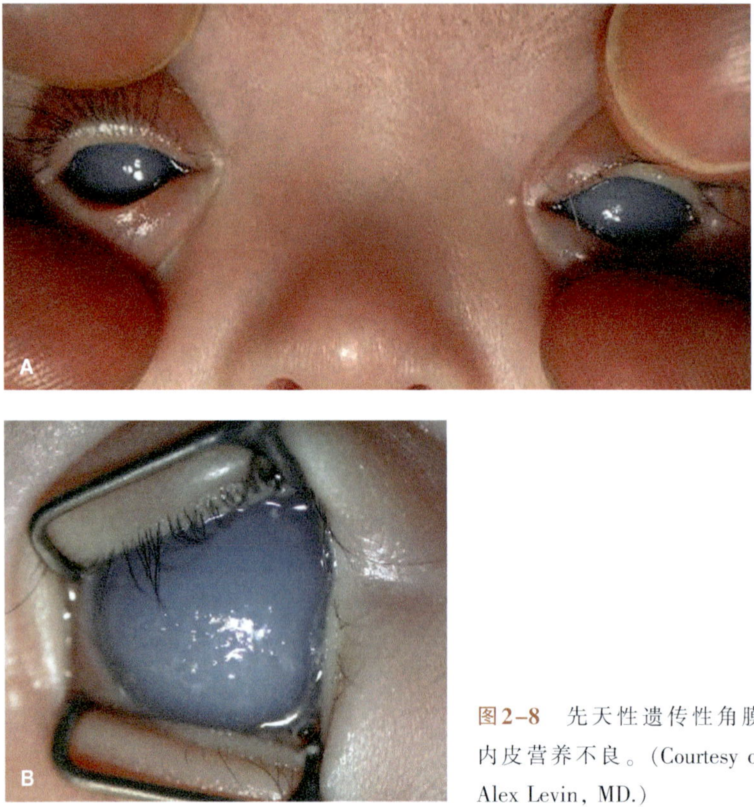

图2-8 先天性遗传性角膜内皮营养不良。(Courtesy of Alex Levin, MD.)

角膜皮样瘤

病因学

- 角膜发育异常。
- 角膜缘部的皮样瘤通常与Goldenhar综合征相关，该病常被认为是一种面–耳–脊柱综合征和眼–耳–脊柱发育异常。

症状

- 出生时即有角膜混浊。

体征

- 角膜的圆顶状肿物。
- 通常在角膜缘处(眼前部皮样瘤)发生，但也可以发生在中央(图 2–9)。
- 通常有毛发或脂肪组织（脂质皮样瘤)。
- 眼压及角膜直径正常。

鉴别诊断

- 角膜巩膜化。
- 产伤导致的后弹力层破裂。
- 角膜溃疡或感染。
- MPS。
- Peters 异常。
- CHED。
- 先天性青光眼。

治疗

- 通常伴有散光，并导致弱视。
- 遮盖及矫正散光治疗弱视。
- 一些角膜和角膜缘皮样瘤病例可以选择局部切除和板层角膜移植。
- 中央视轴受累病例可以选择穿透角膜移植术。

预后

- 视力恢复依赖于弱视治疗效果。

参考文献

Arora R, Jain V, Mehta D. Deep lamellar keratoplasty in corneal dermoid. *Eye (Lond)*. 2005;19(8):920–921.

Mansour AM, Barber JC, Reinecke RD, et al. Ocular choristomas. *Surv Ophthalmol*. 1989;33(5):339–358.

Watts P, Michaeli-Cohen A, Abdolell M, et al. Outcome of lamellar keratoplasty for limbal dermoids in children. *J AAPOS*. 2002;6(4):209–215.

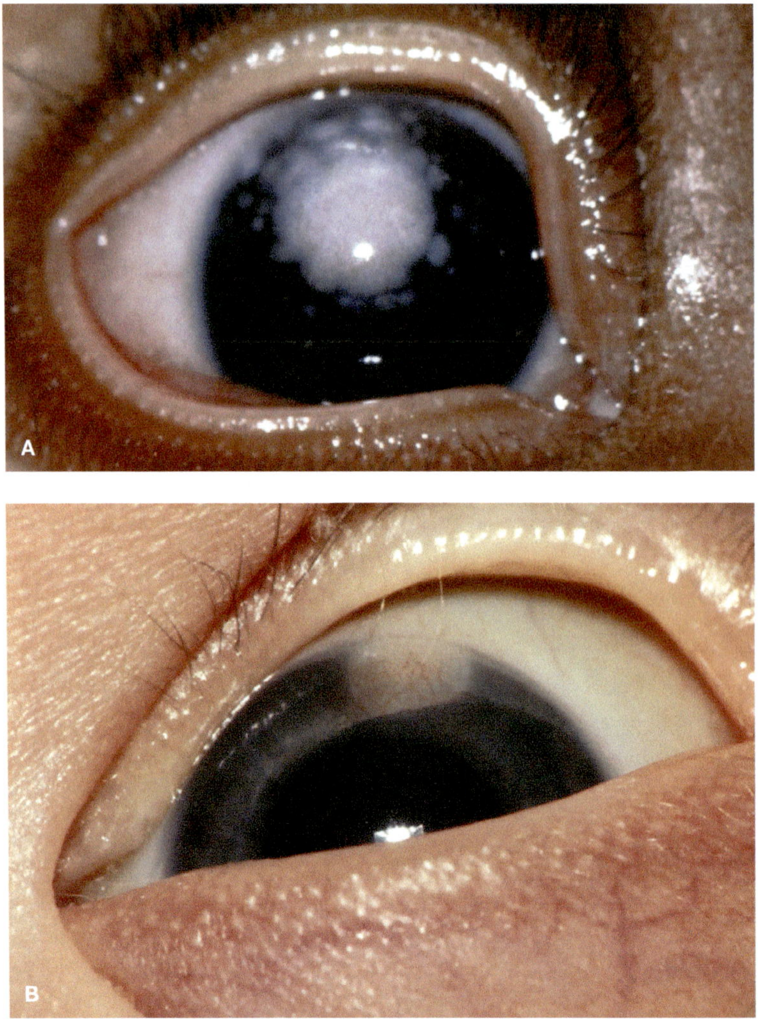

图2-9 角膜皮样瘤。(A)位于中央的角膜皮样瘤。注意周围的卫星样病灶。(B)位于上方角膜缘的表浅皮样瘤。

前葡萄肿

病因学

- 眼前节发育异常。

症状

- 角膜混浊膨出。

体征

- 先天的角膜混浊膨出或膨大常导致眼睑不能闭合。
- 可单侧或双侧发病(图 2-10)。
- 角膜通常变薄并变大。

鉴别诊断

- 角膜巩膜化。
- 产伤导致的后弹力层破裂。
- 角膜溃疡或感染。
- MPS。
- Peters 异常。
- CHED。
- 皮样瘤。

治疗

- 通常需要眼球摘除或眼内容剜除术(图 2-11)。
- 可以选择应用角巩膜移植术。

预后

- 视力预后差。

参考文献

Lunardelli P, Matayoshi S. Congenital anterior staphyloma. *J Pediatr Ophthalmol Strabismus.* 2009;25:1–2.

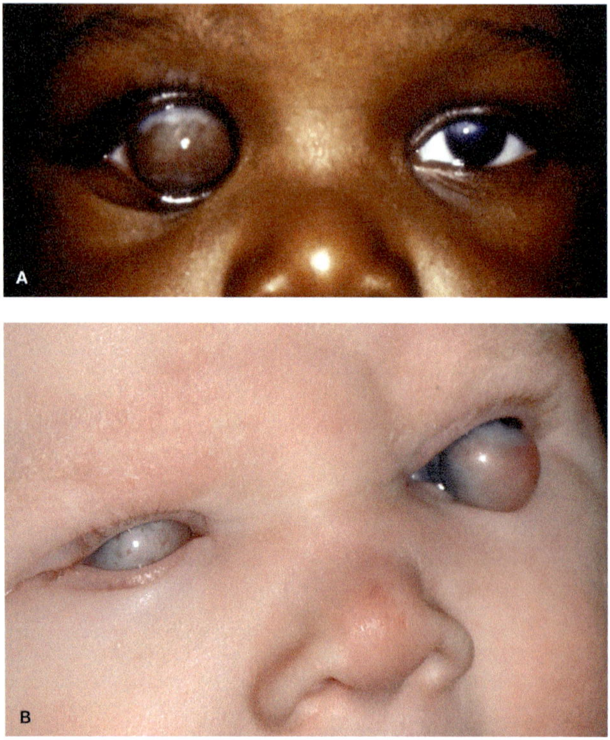

图2-10 前葡萄肿。(A)单侧角膜葡萄肿。(B)双侧角膜葡萄肿。

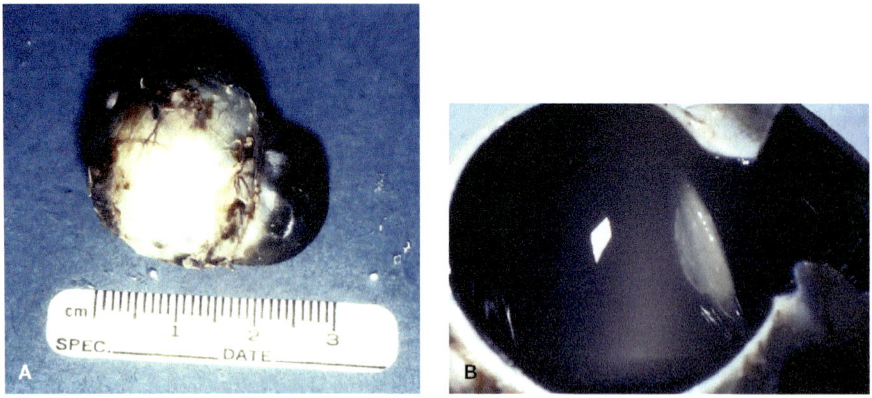

图2-11 前葡萄肿眼球摘除标本。(A)前葡萄肿眼球的大体标本,注意膨出的角膜。(B)标本显示球内的晶状体及其右侧的前葡萄肿。

Wilson 病（肝豆状核变性）

病因学

- 属于常染色体隐性遗传病，编码B-多肽、二价铜转运及 ATP 酶的 DNA 缺失或等位基因缺失或位移。
- 染色体 13q14.3~q21.1 缺陷。
- 血浆铜蓝蛋白水平下降导致铜转移能力下降。
- 铜沉积在肝脏和肾脏，然后是沉积在脑组织和后弹力层。

症状

- 肌肉僵硬、震颤及不自主运动（与 Parkinson 病类似）。
- 可能发生痴呆及语言障碍。

体征

- 后弹力层水平存在环形金黄色、红色或绿色色素沉积（Kayser-Fleischer 环）（图 2-12）。
- 通常起于角膜 12 点位及 6 点位，沿角膜环形扩散。
- 通常有数毫米厚。

鉴别诊断

- 儿童期肝内胆汁淤积。
- 胆汁性肝硬化。
- 慢性活动性肝炎。

治疗

- 通过有效的治疗，Kayser-Fleischer 环会逐渐消失。
- D-青霉胺（耦合二价铜离子）。
- 英国抗路易斯药剂（BAL）。
- 无铜饮食。
- 肝移植。

预后

- 研究显示，通过有效的治疗，异常的视网膜电生理功能可改善。

参考文献

Liu M, Cohen EJ, Brewer GJ, Laibson PR. Kayser-Fleischer ring as the presenting sign of Wilson disease. *Am J Ophthalmol*. 2002;133(6):832–834.

Slovis TL, Dubois RS, Rodgerson DO, Silverman A. The varied manifestations of Wilson's disease. *J Pediatr*. 1971;78(4):578–584.

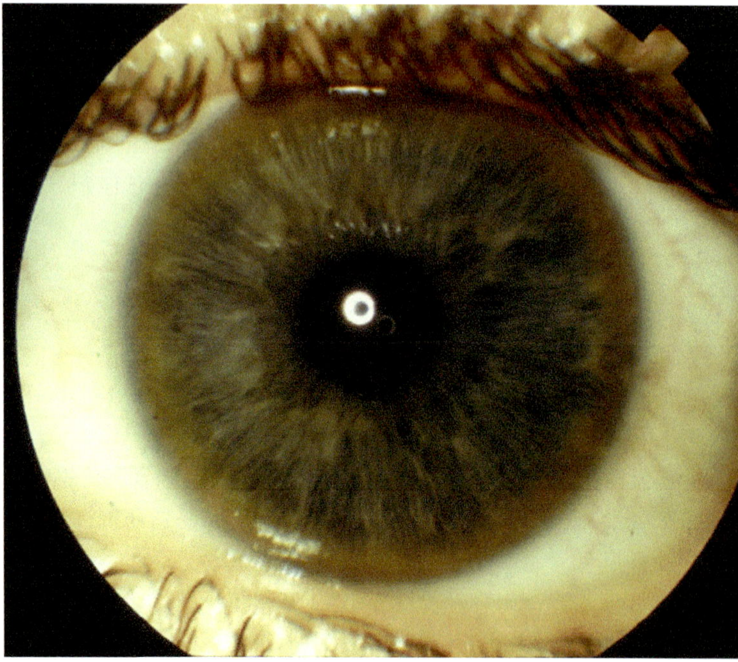

图2-12 Wilson病。一例Wilson病患者的Kayser-Fleischer环。注意角膜周边部的棕红色环。

单纯疱疹病毒感染

病因学

- 单纯疱疹病毒(HSV)1 型或 2 型感染。
- 常于幼年时感染,偶尔生产时感染。
- 眼部 HSV 感染可以累及眼睑、结膜、角膜。
- HSV 睑结膜炎。

症状

- 眼睑水疱或红肿。
- 水疱穿透皮肤形成硬结(图 2-13)。
- 通常单侧发病。
- 可以复发。

体征

- 透明水疱,基底为一红斑。
- 通常伴有同侧耳前淋巴结肿大。
- 结膜受累导致结膜充血及眼睑肿胀。
- 裂隙灯下荧光素染色可以发现结膜树突状改变。

鉴别诊断

- 眼带状疱疹:为皮疹,通常不超过面中线。

诊断

- 依据特征性临床表现。
- 在一些非典型病例,可以通过病毒培养、聚合酶链式反应(PCR)实验,或通过角膜刮片 Giemsa 染色发现多核巨细胞来确诊。

治疗

- 局部(曲氟尿苷滴眼液或更昔洛韦眼用凝胶)或全身(阿昔洛韦或伐昔洛韦)的抗病毒药物治疗(也可局部及全身联合用药)。
- 对于多次复发的患儿,可以长期口服抗病毒药物。

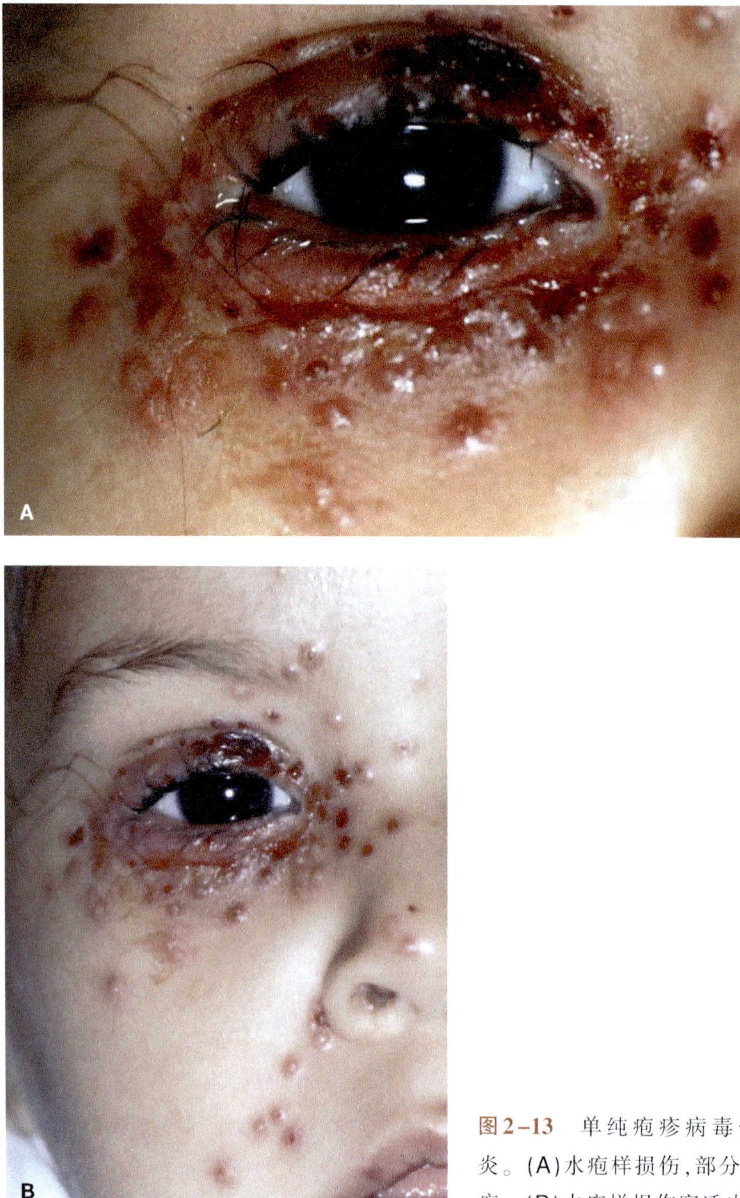

图2-13 单纯疱疹病毒性睑缘炎。(A)水疱样损伤,部分已经结痂。(B)水疱样损伤穿透皮肤。

单疱病毒性上皮树突状病变或溃疡

症状

- 眼红、疼痛。
- 流泪、畏光、视力下降。
- 有 HSV 感染病史。
- 通常单侧发病。

体征

- 树突状病变表现为树枝状上皮损害伴末端膨大(图 2-14A)。
- 可表现为地图样溃疡(图 2-14B)。
- 疱疹病变区边缘的上皮水肿明显,并且易于染色。

诊断

- 依据特征性临床改变。
- 在一些非典型病例,可以通过病毒培养、PCR 实验,或通过角膜刮片 Giemsa 染色发现多核巨细胞来确诊。

治疗

- 局部(曲氟尿苷滴眼液或更昔洛韦眼用凝胶)或全身(阿昔洛韦或伐昔洛韦)的抗病毒药物治疗(也可局部及全身联合用药)。
- 睫状肌麻痹剂可以用于畏光明显或并发虹膜炎的患儿。
- 感染损伤的上皮组织可以选择刮除。

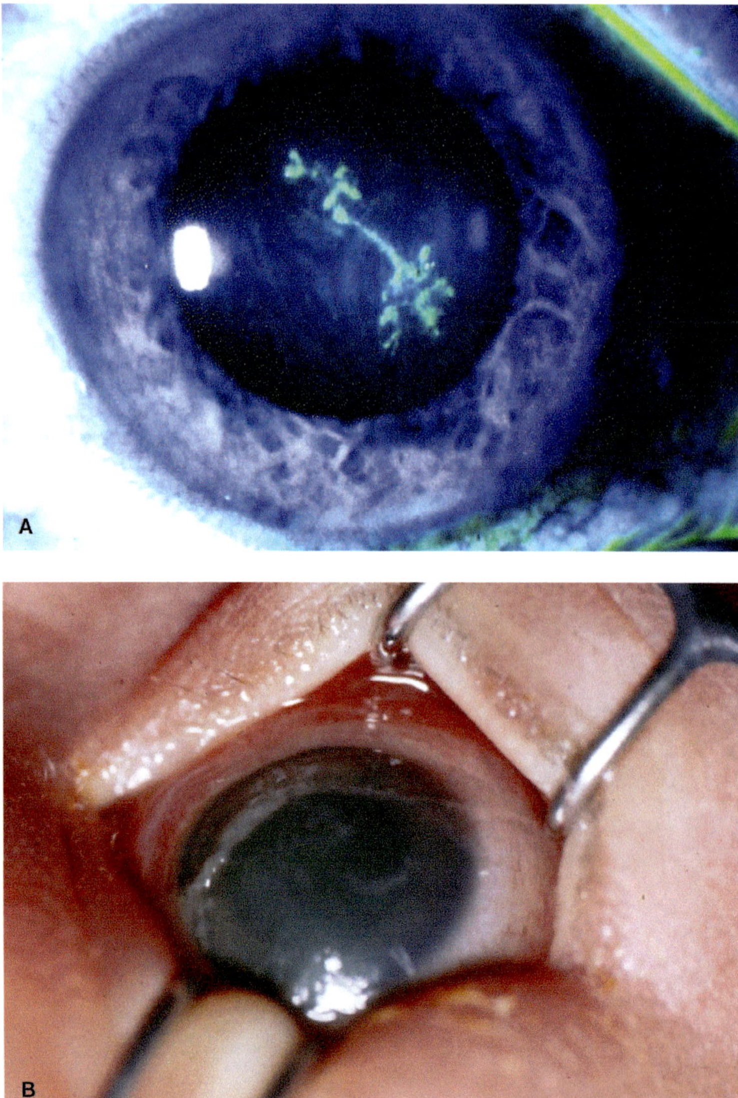

图2-14 单疱病毒性上皮病变。(A)单疱病毒感染所致角膜树突状改变。钴蓝光下可见经过染色的角膜树突状改变。(Courtesy of Alex Levin, MD.)(B)一名婴儿单疱病毒感染所致的角膜地图样溃疡。注意溃疡前缘的白色隆起。

单疱病毒性角膜基质病变

症状

- 单侧角膜混浊(图 2–15)。
- 眼红、疼痛。
- 流泪、畏光、视力下降。
- 有 HSV 感染病史。

体征

- 盘状角膜炎(图 2–16A)。
    - 盘状基质层混浊。
    - 上皮完整。
    - 前房反应轻。
    - 角膜 KP 常见。
- 间质性角膜炎(图 2–16B)。
    - 多发的或弥漫性白色基质浸润性炎症。
    - 可以伴有新生血管或角膜血管影。

诊断

- 依据特征性临床表现。
- 角膜知觉下降。

治疗

- 抗病毒药物和类固醇药物联合使用。

参考文献

Chong EM, Wilhelmus KR, Matoba AY, et al. Herpes simplex virus keratitis in children. *Am J Ophthalmol.* 2004;138(3):474–475.

Hsiao CH, Yeung L, Yeh LK, Kao LY, et al. Pediatric herpes simplex virus keratitis. *Cornea.* 2009;28(3):249–253.

Schwartz GS, Holland EJ. Oral acyclovir for the management of herpes simplex virus keratitis in children. *Ophthalmology.* 2000;107(2):278–282.

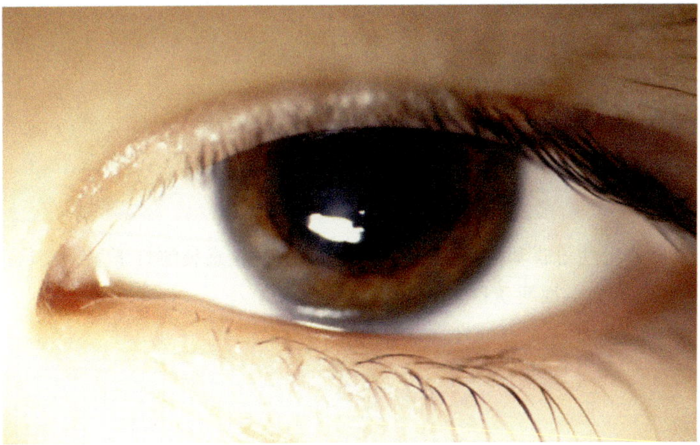

图2–15　单疱病毒性角膜基质病变。单疱病毒感染数月后炎症消退，角膜基质混浊。

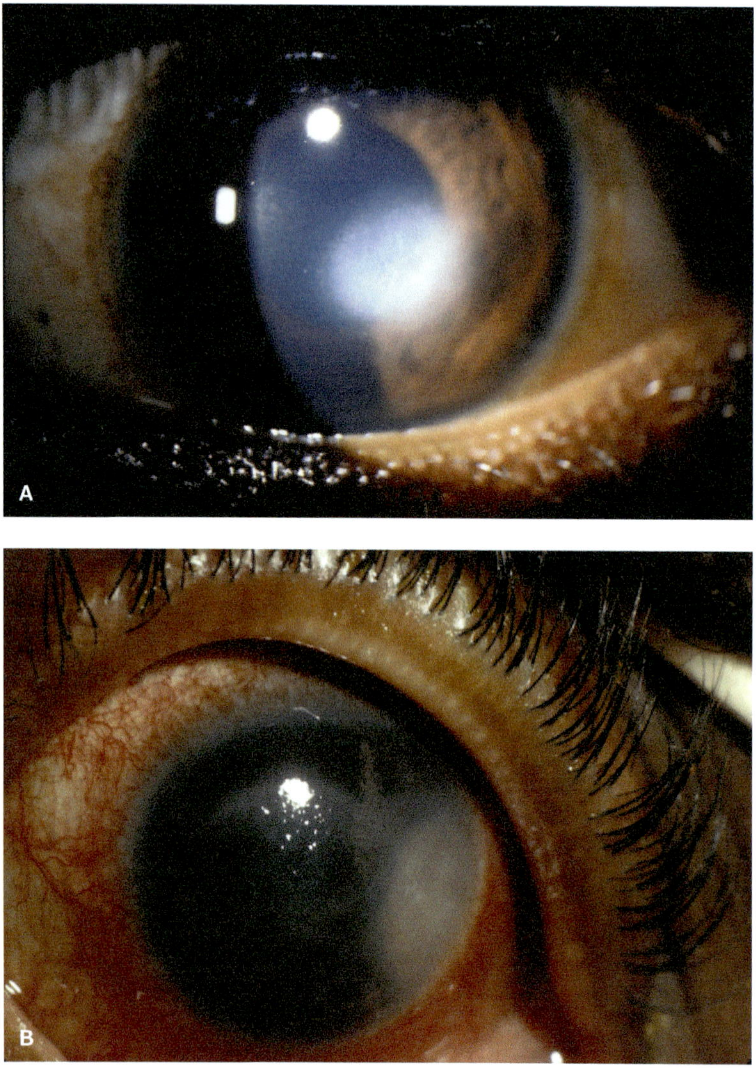

图2-16 单疱病毒性角膜基质病变。(A)盘状角膜炎。注意裂隙灯下显示盘状角膜混浊。(B)活动性的单疱病毒性间质性角膜炎。

眼带状疱疹

病因学

- 潜伏于脑神经节内的水痘病毒重新活化。
- 多发于老年人，如果在宫内或出生 6 个月内感染过水痘病毒，儿童也可发病。
- 可以发生于接种水痘病毒疫苗的儿童。
- 可发生于免疫力低下的患者。

症状

- 单侧的水疱样病变伴疼痛。
- 出疹之前可有头痛和受累皮肤区域的神经痛。

体征

- 疱疹沿三叉神经走行分布（图 2-17）。
- 疱疹不超过面中线。
- 有些病例可以发展为结膜炎、小的角膜上皮树突状改变（假性树突）、盘状角膜炎和虹膜炎。
- 角膜炎及虹膜炎直至皮疹爆发后数天至数周后才发生。

鉴别诊断

- 单纯疱疹：疱疹没有皮节分布的特点，并且可以超过面中线。

诊断

- 依据特征性临床表现和相关的皮肤水疱样病变。

治疗

- 皮肤疱疹爆发 4 天内即给予全身抗病毒药物治疗。
- 可以使用止痛剂止痛。
- 结膜炎和角膜假性树突状改变可以使用润滑眼球的眼液治疗。
- 盘状角膜炎和虹膜炎可以局部使用类固醇药物治疗。

参考文献

De Freitas D, Martins EN, Adan C, et al. Herpes zoster ophthalmicus in otherwise healthy children. *Am J Ophthalmol.* 2006;142(3):393-399.

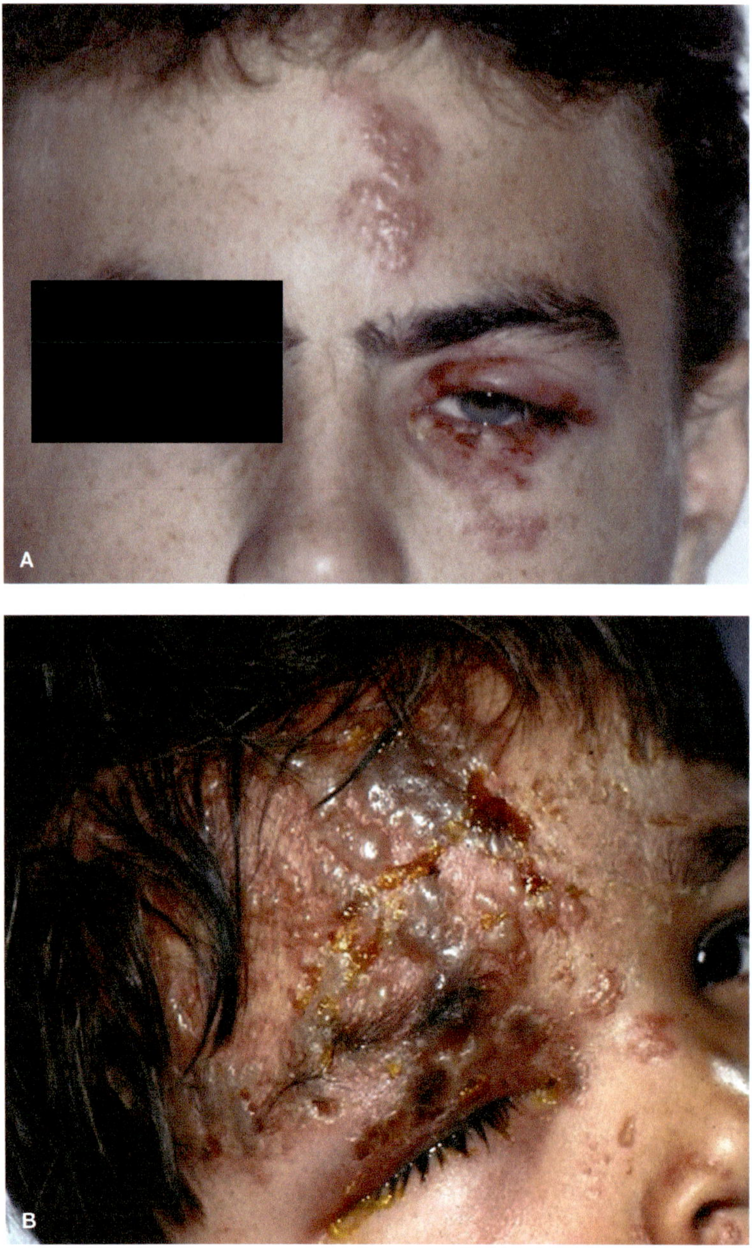

图2-17 眼带状疱疹。可见水疱呈皮节分布(A,B)和明显的眼睑水肿(B)。

水痘病毒感染

病因学

- 原发的水痘病毒感染。

症状

- 播散性皮肤或黏膜水疱病变。
- 红眼，结膜病变(图 2–18)。

体征

- 结膜水疱或溃疡。
- 少数可以发展为浅层点状角膜炎、无末端膨大的树突状病变或盘状角膜炎。
- 常伴有一过性轻度前葡萄膜炎，但可以引发持久性葡萄膜炎，后者需要治疗。

诊断

- 基于特征性临床表现和伴随的皮肤水疱。

治疗

- 结膜炎具有自限性。
- 局部使用抗生素眼药可能会预防继发性细菌感染。

预后

- 恢复后通常没有角膜或结膜瘢痕形成。

参考文献

Pavan-Langston D. In: Smolin G, Thoft RA, eds. *The Cornea*. Boston: Little, Brown and Company; 1983:189.

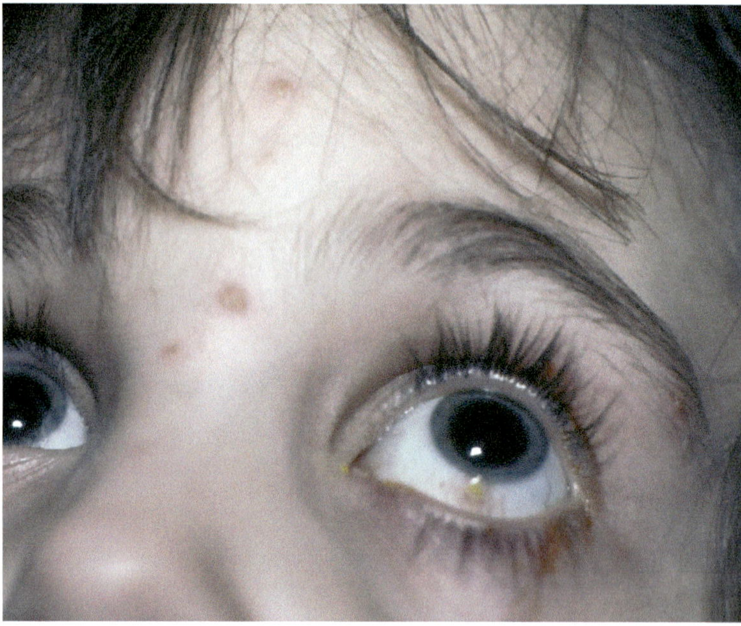

图2–18　水痘病毒感染。水痘样病损可见于左眼的角膜下方和面部。

春季边缘性角结膜炎

病因学

• 最常见病因是季节相关的变态反应。

症状

• 角膜缘处隆起的胶样增生。
• 眼红、痒。
• 黏液样分泌物。

体征

• 角膜缘处散在的灰白色结节。结节中心呈白色，里面充满嗜酸性粒细胞（Horner-Trantas 点；图 2-19）。
• 这些结节可以相互融合。
• 结节周围的结膜充血。
• 通常是双侧，但病灶可能不对称。

诊断

• 基于特征性临床表现。
• 有季节性过敏史。

治疗

• 局部应用抗组胺药物和肥大细胞稳定剂。
• 局部应用类固醇类药物；最好采用冲击疗法。当局部应用类固醇类药物时，应密切监测眼压变化以防止药物的副作用。
• 口服抗组胺药物和避开可疑过敏原对治疗有帮助。

参考文献

Pavan-Langston D. In: Smolin G, Thoft RA, eds. *The Cornea*. Boston: Little, Brown and Company; 1983:189.

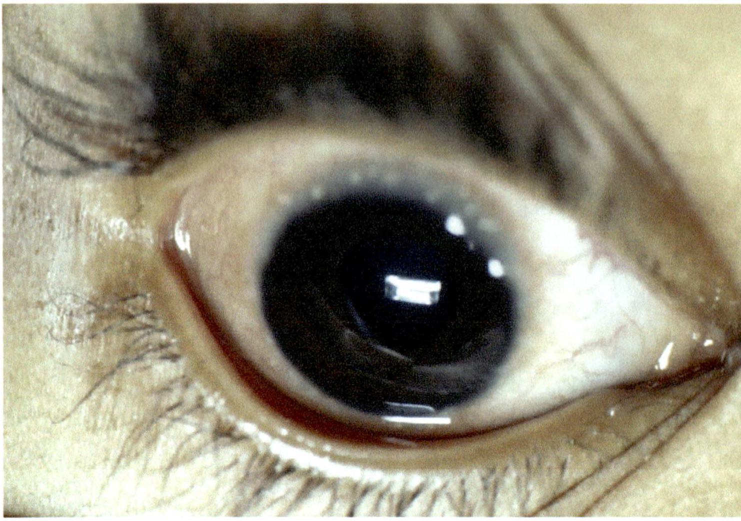

图2-19 春季边缘性角结膜炎。沿上方角膜缘可见白色的隆起病变(Horner-Trantas 点)。

(杨积文 译)

第3章

青光眼

Alex V. Levin, Anya A. Trumler

原发性先天性青光眼

出生后4年内确诊且无其他眼前节发育不良的青光眼为原发性先天性青光眼，其可进一步分为新生儿期发病型（出生后1个月内）、婴儿期发病型（出生后满1个月至未满24个月）以及迟发型（2岁以后）。典型的临床表现包括牛眼症（通常因角膜增大导致）、Haab条纹（Descemet膜内部破裂形成）、角膜水肿和眼轴增长伴房角镜下见前段虹膜组织插入房角。此类患者没有其他发病诱因，如白内障手术史、眼外伤或激素类用药史等。新生儿期发病型往往预后不佳。

流行病学和病因学

- 世界各地不同人群的发病率不同。据报道，美国的发病率为1:10 000。沙特阿拉伯人和罗马尼亚的吉卜赛人中发病率更高，分别为1/2500和1/1250。这与近亲联姻率和等位基因频率较高有关。
- 编码染色体P450蛋白的CYP1B1（2p21）基因突变是病因之一。已明确另外两个基因（至少另外两个基因位点）。在阿拉伯人和吉卜赛人中，94%的病例存在CYP1B1纯合子突变，这与常染色体隐性遗传的表现一致。在北美散发病例中，CYP1B1的突变率降低为10%~15%。
- 先天性青光眼是一种原发性房角发育不良。小梁网被闭锁膜（Barkan膜）覆盖的理论目前存在争议。更准确地说是，神经嵴分化不完全导致房水无法外流。在临床上，房角镜检查可观察到特征性的房角结构，平坦或零散虹膜组织高位插入房角，而且无房角后退，虹膜组织直接插入小梁网（图3-1）。

病史

• 在原发性先天性或新生儿型青光眼中，75%的病例为双眼发病，可因为家长认为孩子有“一双漂亮的大眼睛”而导致诊断被延误。

• 典型症状包括因角膜基质或上皮水肿导致的畏光、流泪(图 3-2)。患儿多有一双“云雾样的眼睛”。

• 眼压升高拉伸角膜组织导致 Descemet 膜断裂，形成 Haab 条纹(图 3-3)。牛眼症也可因巩膜变薄而暴露其下的葡萄膜，使巩膜呈蓝色。

体征

• 特征性的表现包括视杯扩大、角膜直径增加、Haab 条纹、眼轴增长，以及房角镜检查所观察到的表现(详见“诊断”部分)。角膜上皮水肿时，眼压可降低。

鉴别诊断

• 先天性遗传型角膜内皮营养不良。

• 先天性遗传型角膜基质营养不良。

• 黏多糖贮积病。

• Peters 异常和其他原因导致的角膜巩膜化。

• 角膜炎。

• 产钳夹伤。

• 大角膜(X 隐性连锁或常染色体隐性)。

• 对侧小眼球。

• 鼻泪管阻塞。

诊断

• 如果发现角膜雾样混浊、角膜直径增加和视杯扩大，应警惕原发性先天性青光眼，并尽快行进一步检查。如有必要，可在麻醉状态下进行检查，检查项目包括裂隙灯生物显微镜检查、角膜厚度测量、角膜直径测量、房角镜检查、验光、眼轴检查和视盘照相。

• 麻醉下测量眼压时，应注意麻醉剂对眼压的影响。氯胺酮会使眼压测量值偏高，氟烷和其他麻醉剂一样会降低眼压，只是程度相对较轻。

• 角膜水肿可使眼压测量值偏低，但角膜基质水肿则使角膜变坚硬而导致眼压的测量结果偏高。两眼的眼压不一致也提示异常。

• 1 岁以内婴儿的角膜直径最大值为 11mm。角膜直径大于 12mm、双眼角膜直径不对称以及角膜直径持续增大都提示先天性青光眼。

• 检影验光和压陷式 A 超测量眼轴都可提供客观检查结果以发现眼轴增长。眼轴从出生时的 17mm 增长到 1 岁时的 20mm。

治疗和预后

• 抗青光眼药物治疗可作为原发性先天性或新生儿型青光眼的暂时性治疗方法。手术则是彻底的治疗方法。

• 抗青光眼药物，包括碳酸酐酶抑

制剂(包括滴眼液和口服药)、低浓度β受体抑制剂和前列腺素类制剂都可用于术前消除角膜水肿。溴莫尼定不能应用于1岁以内儿童,因其有导致呼吸暂停、低血压、心动过缓和体温过低的潜在风险,并可能危及生命。

• 根据医生的偏好和房角检查时房角的可见度,手术方式的选择主要为房角切开术或小梁切开术。据报道,这两种手术的短期成功率分别为60%和90%。房角切开术的优点在于不接触结膜。如果角膜水肿严重而无法行标准房角切开术,可在内镜下行房角切开术。另一种被广泛应用的术式是360度小梁切开术。

• 对于有房角切开术或小梁切开术失败史的患者,再次手术的术式包括在残余房角进行房角切开术、小梁切开术或者青光眼引流装置植入术。对于新生儿期发病的先天性青光眼患者,则多需进行比房角切开术或小梁切开术更复杂的手术。

• 原发性先天性或婴儿型青光眼治疗的目标不只是达到正常眼压,更重要的是获得并保持正常的视功能,最大的障碍则是弱视。对屈光不正、弱视和屈光介质明显混浊进行更及时、有效的治疗是婴儿护理的重要内容。有必要对这些患者进行终身随访以监控青光眼进程。

• 婴儿期的视杯扩大是可逆的,而且是青光眼治疗有效性的特征。

参考文献

Bejjani BA, Lewis RA, Tomey KF, et al. Mutations in CYP1B1, the gene for cytochrome P4501B1, are the predominant cause of primary congenital glaucoma in Saudi Arabia. *Am J Hum Genet*. 1998;62:325–333.

Chen TC, Chn PP, Francis BA, et al. Pediatric glaucoma surgery: a report by the American Academy of Ophthalmology. *Ophthalmology*. 2014;121:2107–2115.

Taylor RH, Ainsworth JR, Evans AR, et al. The epidemiology of pediatric glaucoma: the Toronto experience. *J AAPOS*. 1999;3:308–315.

Yassin SA, Al-Tamimi E. Surgial outcomes in children with primary congenital glaucoma: a 20-year experience. *Eur J Ophthalmol*. 2016;26(6):581–587.

Zagora SL, Funnell CL, Martin FJ, et al. Primary congenital glaucoma outcomes: lessons from 23 years of follow-up. *Am J Ophthalmol*. 2015;159:788–796.

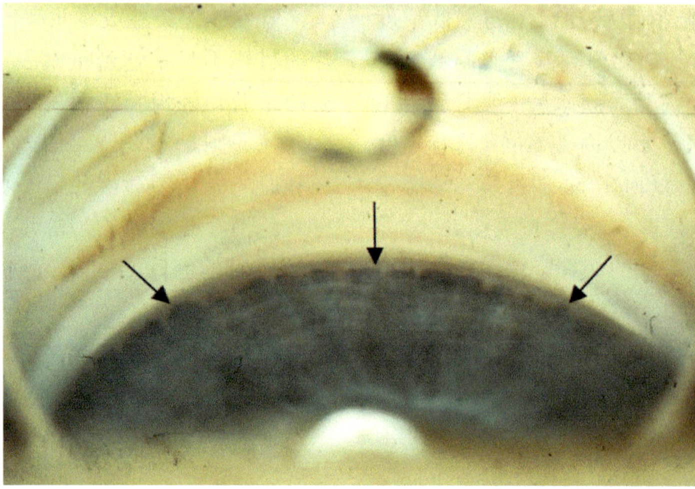

图3–1 婴儿型青光眼。房角镜下可见婴儿型青光眼房角有间断的虹膜组织高位插入(箭头)。

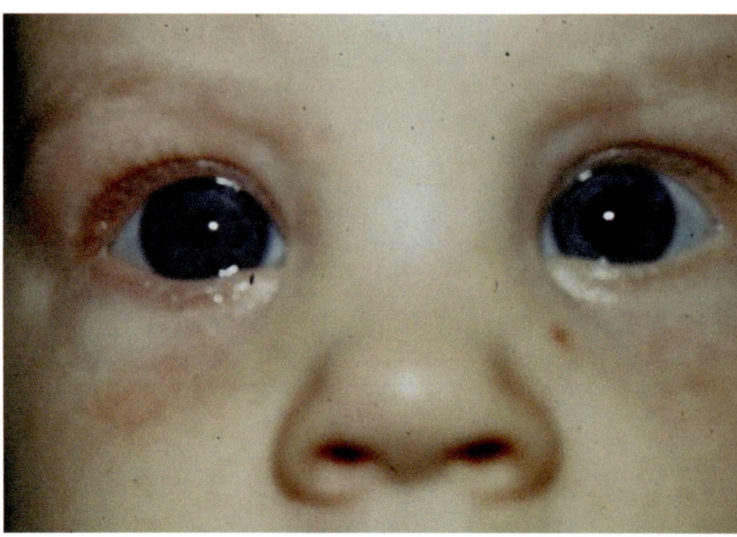

图3–2 先天性青光眼。右眼牛眼症和角膜雾样混浊。使用毛果芸香碱后右眼的瞳孔直径显著缩小。

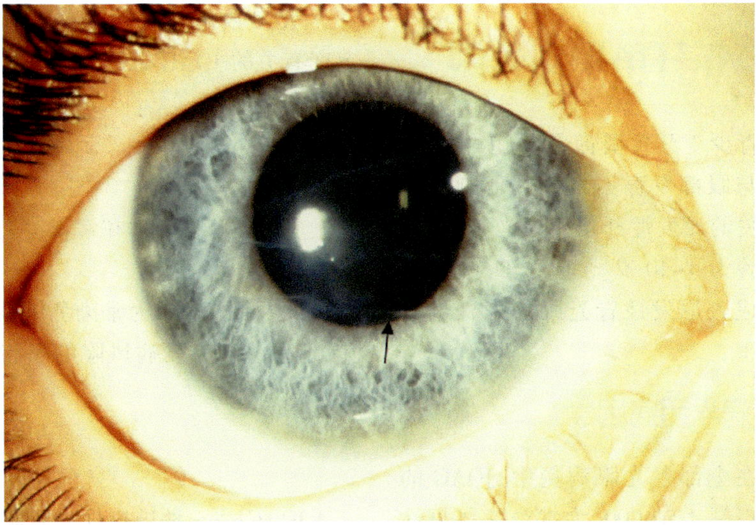

图3–3　Haab 条纹为 Descemet 膜内断裂纹，其表现被描述为具有两个向后卷曲的边缘(箭头所示为 Haab 条纹的底部，上方也有一条)。

青少年开角型青光眼

青少年开角型青光眼(JOAG),是一类与眼部发育不良或其他刺激因素无关的原发性开角型青光眼,其发病年龄为4~40岁。一般JOAG比迟发型成人原发性青光眼的病程进展更迅速。

流行病学和病因学

- 在全部青光眼病例中,JOAG的发病率是1/50 000,为常染色体显性遗传,有不同的表型和外显率。已知的一个突变基因是常染色体1q21~q31(命名为GLC1A)上的肌纤蛋白编码基因(MYOC)。肌纤蛋白是小梁网组织表达的一种糖蛋白,其功能目前尚不明确。染色体2p21上的CYP1B1基因突变被认为与青少年型青光眼常染色体隐性遗传有关。在CYP1B1突变基础上有MYOC突变的患者比只有MYOC突变的患者表型更为严重。
- JOAG具体的病理生理机制尚不清楚,但认为与小梁网房水外流通道存在损伤有关。尽管有组织学报道发现此类患者的小梁网房水流出系统增厚,并且穿过小梁网的虹膜组织增多的病例(梳状韧带)在临床上也有过报道,但对患者进行房角镜检查一般无异常表现。
- 大多数病例有明确的与MYOC突变有关的JOAG家族史且为常染色体显性遗传。

病史

- 多无症状。经常在常规检查时被偶然发现。
- 因大部分病例为常染色体显性遗传,所以应对有发病风险的家族成员进行全面检查。

体征

- JOAG是一种进行性、双眼发病的眼病。如果眼压升高,则可导致视杯扩大、视野缩小、视神经纤维层变薄。

鉴别诊断

- 获得性疾病相关的青光眼。
- 非获得性眼病相关的青光眼。
- 非获得性全身疾病或综合征相关的青光眼。
- 视神经萎缩。
- 生理性大视杯。

诊断

- 应每6个月对有家族史且存在发病风险的儿童进行一次眼压检查,必要时可在使用镇静剂或麻醉剂的状态下检查。全面眼科检查项目包括视功能、验光、裂隙灯、角膜厚度和检眼镜。房角镜不是明确诊断所必需的检查,但通常用于评估是否存在青光眼的继发性因素。虹膜突数量增加不一定提示存在 JOAG 风险。

- 偶有眼压正常但存在青光眼性视神经损伤表现的病例，可进行 24 小时眼压检查以评估眼压曲线以及日眼压峰值水平。
- 低龄患者自动视野计检查比较困难。如果没有其他可靠的检查方法可选，Goldman 视野计通常更易于评估视野。
- 光学相干断层扫描(OCT)已经有 4 岁以上儿童的标准化数据库，但双眼的不对称性和随时间推移产生的变化是明确诊断的重要线索。
- 视盘照相是监控视盘变化的有用数据资料。
- 生理性大视杯通常是一种常染色体显性遗传，诊断时应进行鉴别(图 3-4)。如没有随时间推移而出现的眼压升高或视野缺损，则较难与 JOAG 相鉴别。生理性大视杯的视盘边缘清晰锐利且相对视盘的位置轻度偏心。应检查患者的父母以了解是否有相似的眼部表现，如果表现相似则也应检查眼压。可能需要在几个月甚至几年内多次复查以确定没有眼部进行性病变，从而排除 JOAG。

治疗与预后

- JOAG 的病程进展更为迅速，对药物治疗的抵抗性更强，而且与更严重的视功能损害相关。
- 一线治疗方法是口服乙酰胆碱抑制剂后局部应用抗青光眼药物。
- 眼压降至可接受的水平后，还应对 JOAG 患者进行密切随访。
- 多数病例的病程进展较长时间后，需要进行手术治疗。
- 有证据提示房角切开术或小梁切开术可获得成功。更为传统的观点认为，小梁切开术或青光眼引流装置植入术是首选术式。小梁切开术的成功率与原发性开角型青光眼相近。

参考文献

Coppens G, Stalmans I, Zeyren T, Casteels I. The safety and efficacy of glaucoma medications in the pediatric population. *J Pediatr Ophthalmol Strabismus*. 2009;46:12–18.

Park SC, Kee C. Large diurnal variation of intraocular pressure despite maximal medical treatment in juvenile open angle glaucoma. *J Glaucoma*. 2007;16:164–168.

Stoilova D, Child A, Brice G, et al. Novel TIGR/MYOC mutations in families with juvenile onset primary open angle glaucoma. *J Med Genet*. 1998;35:989–992.

Vincent AL, Billingsley G, Buys Y, et al. Digenic inheritance of early-onset glaucoma: CYP1B1, a potential modifier gene. *Am J Hum Genet*. 2002;70:448–460.

Yeung HH, Walton DS. Goniotomy for juvenile open-angle glaucoma. *J Glaucoma*. 2010;19:1–4.

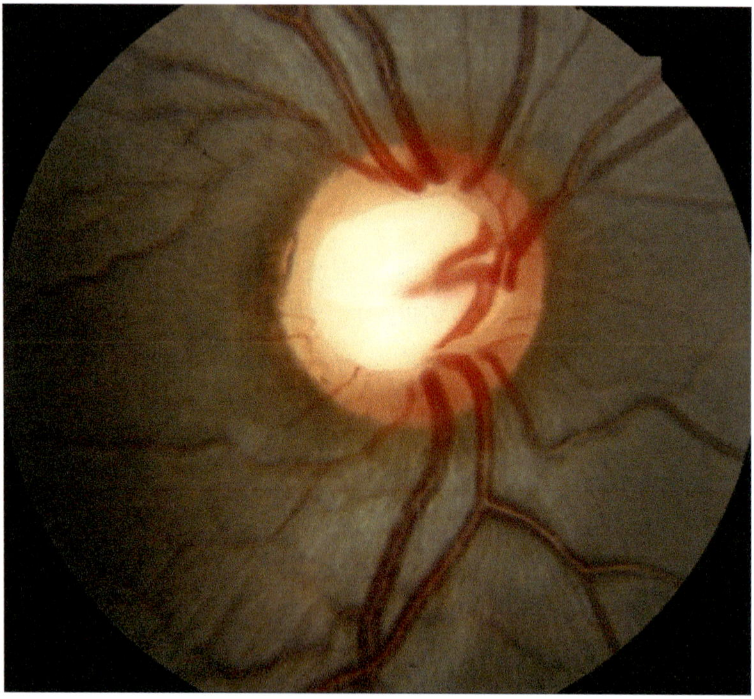

图3-4 生理性大视杯。注意视杯边缘清晰锐利且有像被勺子舀出样的外观。血管在视杯边缘走行并消失于后段。该病例的父亲无青光眼,眼底可见类似视盘形态。

白内障术后继发性青光眼

所有曾进行白内障手术的儿童，不管是无晶状体眼还是人工晶状体眼，都有继发青光眼的风险。白内障术后继发性青光眼这一术语适用于任何有白内障手术史继发青光眼的儿童，而不管是否存在其他风险因素(如眼部异常、葡萄膜炎或者激素用药史)。这类青光眼可进一步分为闭角型青光眼（尽管 50%病例为闭角型)和开角型青光眼。

流行病学和病因学

- 无晶状体眼青光眼是先天性白内障摘除术最常见的并发症，发病率高达 32%。病因包括前房角结构发育异常、遗传、术中损伤、房角中房水外流通道的支撑性结构支撑力下降、玻璃体阻塞房角以及由于晶状体后囊膜破损后化学介质释放影响房水外流。
- 与白内障手术的快速发展相反，术后预防青光眼的目标尚未达成。即使术中植入人工晶状体，也并不会改变儿童青光眼的发病率。
- 白内障术后继发性青光眼的风险因素是出生后 1 年内手术、角膜直径小于 10mm，同时存在其他眼部异常以及需要再次眼部手术。

病史

- 与原发性先天性青光眼的症状类似，3 岁前出现的无晶状体眼青光眼多有畏光、流泪和眼睑痉挛表现。较大年龄的患儿则通常无症状。
- 青光眼的发病时间可在术后早期或者儿童期的后期，术后发病的平均年龄为 4~8 岁。
- 对于有白内障手术史的儿童，终身定期筛查以早期诊断青光眼非常必要。

体征

- 青光眼的早期体征包括因眼轴增长导致的远视度数快速降低、角膜雾样水肿导致的角膜直径增大甚至出现Haab 条纹，这在 3 岁前发病的儿童中更为常见。
- 大部分患者无症状，多在常规眼科检查时发现眼压升高和视杯扩大。
- 位于周边或者中周部的虹膜半球形前粘连或后粘连提示有炎症。

鉴别诊断

- 原发性先天性青光眼。
- 与获得性疾病相关的青光眼。
- 非获得性眼部异常相关的青光眼。
- 非获得性全身疾病或综合征相关的青光眼。

诊断

• 对于有白内障手术史的患儿，应进行常规青光眼排查，复查频率不少于每年1次。如患者年龄太小而无法配合眼压检查或者眼底检查以了解视盘形态，可使用麻醉剂或者镇静剂。

• 青光眼的早期表现包括无晶状体眼的屈光度数下降、角膜雾样混浊，低龄患儿表现为角膜直径增大以及视杯扩大。

• 超声生物显微镜、角膜厚度测量(无晶状体眼和人工晶状体眼的角膜厚度多会增加)和房角镜检查可为诊断和治疗提供参考依据。房角镜检查可观察到与原发性婴儿型青光眼相似的房角形态(图 3-5)、房角关闭或者虹膜周边前粘连。

• 眼轴测量、OCT 和视盘照相都是监测病程进展的重要检查方法。

治疗与预后

• 无晶状体眼青光眼的一线治疗是联合应用一种或多种抗青光眼药物以有效降低眼压。

• 如果局部或口服给药治疗失败，手术治疗多可成功。房角切开术或小梁切开术在约 55%的患者中可有效降低眼压，这些患者具有与原发性先天性青光眼相似的房角形态。

• 也可选择小梁切开术或青光眼引流装置植入术。内镜下睫状体光凝术是另一种可选择的早期手术方式。对于难治性青光眼，睫状体消融术也可发挥作用。

• 青光眼的早期诊断和早期治疗是预防视神经损伤和视功能损伤的重要方法。

• 积极治疗屈光不正、弱视和屈光介质混浊也是获得最佳视功能预后的重要因素。

参考文献

Bothun ED, Guo Y, Christiansen SP, et al. Outcome of angle surgery in children with aphakic glaucoma. *J AAPOS*. 2010;14:235–239.

Chen TC, Walton DS, Bhatia LS. Aphakic glaucoma after congenital cataract surgery. *Arch Ophthalmol*. 2004;122:1819–1825.

Levin AV. Aphakic glaucoma: a never-ending story? *Br J Ophthalmol*. 2007;91:1574–1575.

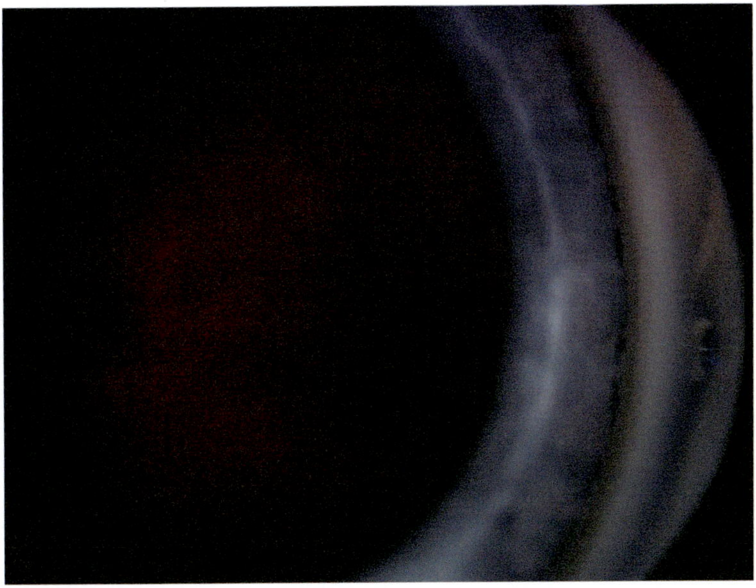

图3–5 无晶状体眼青光眼。房角镜检查可见与新生儿型青光眼相似的间断虹膜组织高位插入房角。房角切开术可能会获得较好疗效。

葡萄膜炎继发性青光眼

葡萄膜炎引起的青光眼是一种与获得性眼病相关的青光眼，该青光眼可以进一步细分为开角型青光眼(≥50%)和闭角型青光眼。

流行病学和病因学

- 儿童葡萄膜炎的发病率为30/100 000。在超过5年的随访周期中，35%被观察儿童有周期性眼压升高。
- 葡萄膜炎可增加青光眼风险，不只是由于潜在的葡萄膜炎本身的病程变化，也与长期激素类药物的用药史有关。但不治疗葡萄膜炎所存在的青光眼风险远高于使用激素类药物的风险。
- 葡萄膜炎引起青光眼的病理生理过程非常复杂。在葡萄膜炎活动期，睫状体血管通透性增强、房水分泌量增加、房水中蛋白质含量升高。房水中前列腺素浓度较低时，增加葡萄膜巩膜途径的房水外流；其浓度较高时，减少葡萄膜巩膜途径的房水外流。
- 房角炎症细胞和纤维蛋白可降低房水经过小梁网的流出量。葡萄膜炎也可能导致小梁网以及小梁上皮细胞水肿或功能障碍(小梁网炎)。
- 葡萄膜炎导致的周边虹膜前粘连，最严重时可致闭角型青光眼。
- 虹膜后粘连可导致瞳孔闭锁和随之而来的虹膜膨隆(图 3-6)。
- 慢性炎症和缺血可致新生血管性青光眼。
- 尽管每种类型的葡萄膜炎都可继发青光眼，但有一些类型的葡萄膜炎继发青光眼的概率会更高，尤其是青少年关节炎(JIA)。与前段葡萄膜炎相比，后段葡萄膜炎引起青光眼的风险更低。

病史

- 急性前段葡萄膜炎的特征是畏光、疼痛、眼红、视力下降以及流泪。但JIA患儿则通常是直到病程晚期也无症状，此时可观察到瞳孔形状不规则，带状角膜病，或因白内障、炎症以及虹膜后粘连引起的视力下降。
- 后段葡萄膜炎唯一的症状可能表现为眼前漂浮黑影和视物模糊。
- 继发性青光眼多无症状，除非虹膜后粘连致瞳孔阻滞而使眼压迅速、大幅升高。
- 详细询问病史非常重要，包括既往用药史和症状回顾，同时进行合适的实验室检查以确定炎症病因，进而优化治疗方案。

体征

- 裂隙灯检查有助于明确炎症的程度、评估周边和中央前房深度，以及评估是否存在虹膜后粘连和新生血管。
- 可进行房角镜检查以了解是否存

在周边虹膜前粘连。虽然周边虹膜前粘连的严重程度不是诊断青光眼的必要证据,但对判断是否存在风险有重要价值。

- 和所有类型的青光眼一样,在诊断时评估视盘非常重要,且有助于监控病程进展。
- 葡萄膜炎患者往往存在屈光介质混浊,因此用于明确诊断的检查,如 OCT 和视野检查会更为困难。

鉴别诊断

- 与获得性眼病相关的青光眼的其他因素包括:
  - 激素性青光眼。
  - 闭角型青光眼。
  - 肿瘤(伪装综合征,如白血病、视网膜母细胞瘤)。
  - 眼内出血后的鬼影细胞性青光眼。
  - 外伤性青光眼。

诊断

- 和所有葡萄膜炎病例一样,应进行全面的眼科检查以评估眼组织受累的程度。
- 不管是炎症活动期还是静止期,持续监测青光眼都是必要的。
- 裂隙灯下检查角膜,应注意观察的内容包括角膜后沉着物、带状角膜病和树枝状上皮变性、前房深度和房水细胞及房水闪辉;检查虹膜时应注意观察是否有虹膜基质萎缩、虹膜结节、虹膜后粘连以及周边虹膜前粘连;检查晶状体以明确是否存在白内障。
- 葡萄膜炎患者每次复查应尽可能检查眼压。
- 浅前房、高眼压及虹膜周边虹膜前粘连是房角镜检查的指征。
- 有必要进行散瞳以明确病情的严重程度和葡萄膜炎的病因。应监测视盘外观以了解青光眼性视神经病变。
- 视神经健康的急性葡萄膜炎患者出现暂时性眼压升高,应予以监测。有效的抗感染治疗可降低眼压。慢性和复发性葡萄膜炎伴眼压升高或存在视神经纤维受损的风险,需要更低的降眼压治疗阈值。
- 激素类药物治疗持续 2 周以内很少出现激素引起的眼压增高,但从前房内清除蛋白和细胞可能导致急性、暂时性眼压升高。
- 鉴别激素反应性青光眼和葡萄膜炎继发性青光眼时,可在开始使用抗青光眼滴眼液前将治疗药物调整为不会诱发青光眼的炎症抑制剂(如氟美瞳)或类固醇类药物[如甲氨蝶呤、抗肿瘤坏死因子(TNF)]。
- 如停用激素类药物而无法控制葡萄膜炎,必要时可予抗青光眼药物以及抗青光眼手术治疗。

治疗和预后

- 葡萄膜炎继发性青光眼的预后取

决于潜在疾病和治疗方案有效与否。

- 治疗方案包括针对潜在疾病、眼部炎症和青光眼的治疗。
- 有必要进行全身抗感染治疗以控制潜在疾病。JIA 患者可用全身抗-TNF 制剂以降低白内障、带状角膜病和青光眼等眼部并发症的发病率。
- 控制慢性葡萄膜炎，尤其是 JIA 可能需要持续几个月甚至几年的长期频繁滴用激素类药物并逐渐停药。
- 有必要使用散瞳剂增加瞳孔直径以降低瞳孔阻滞的风险并消除虹膜后粘连。
- 应根据青光眼的发病机制(如激素反应性青光眼与虹膜膨隆所致的青光眼)进行降眼压治疗。
- 对于继发性青光眼，应先局部应用抗青光眼滴眼液。由于存在显著炎症反应，总治疗原则是非必要时应尽可能避免手术治疗。
- 对于确实需要手术的患者，应在术前口服泼尼松，同时频繁滴用泼尼松滴眼液。
- 对抗青光眼药物治疗失败的慢性葡萄膜炎继发性青光眼但没有明显周边虹膜前粘连或虹膜膨隆的年轻患者行房角切开术是有效的首选术式。
- 由于术后瘢痕化严重，葡萄膜炎患儿行小梁切开术的成功率较低。
- 与没有患葡萄膜炎的患者相比，难治病例行青光眼引流装置植入术可获得良好的长期青光眼控制效果。
- 在患有葡萄膜炎继发性白内障患儿的眼中植入人工晶状体可引起严重的虹膜炎，并诱发或加重葡萄膜炎，从而引起或加重青光眼。

参考文献

Freedman SF, Rodriguez-Rosa RE, Rojas MC, et al. Goniotomy for glaucoma secondary to chronic childhood uveitis. *Am J Ophthalmol.* 2002;133:617-621.

Rachmiel R, Trope GE, Buys YM, et al. Ahmed glaucoma valve implantation in uveitic glaucoma versus open-angle glaucoma patients. *Can J Ophthalmol.* 2008;43:462-467.

Sijssens KM, Rothova A, Berendschot TT, et al. Ocular hypertension and secondary glaucoma in children with uveitis. *Ophthalmology.* 2006;113:853-859 e852.

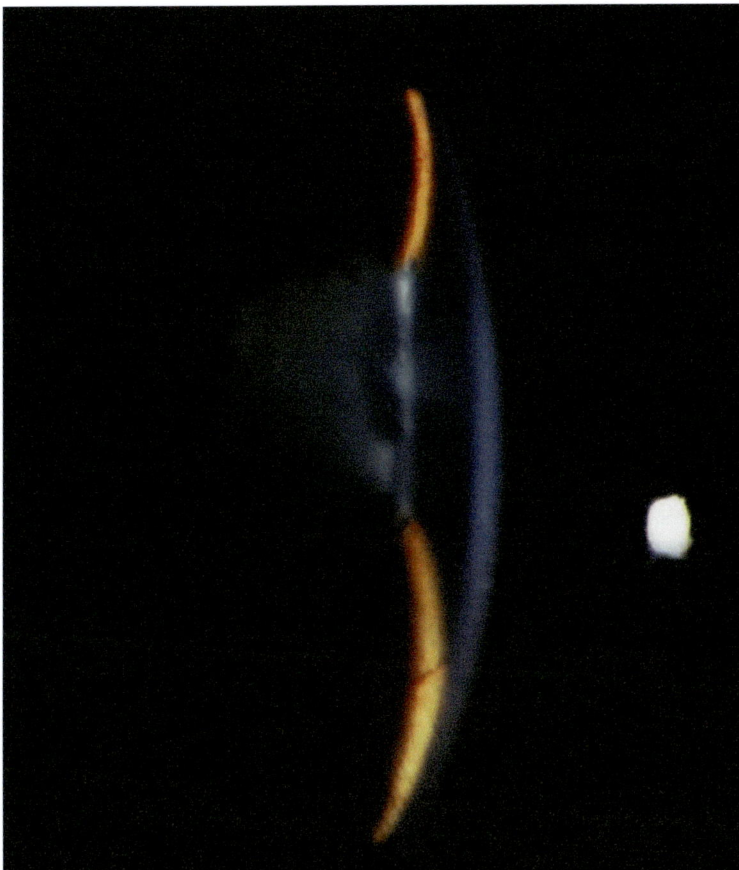

图3-6　葡萄膜炎继发性青光眼。虹膜后粘连可导致瞳孔阻滞、虹膜膨隆。

Sturge–Weber 综合征

脑三叉神经血管瘤病又称为Sturge–Weber 综合征，是一类酒红色胎记综合征，伴或不伴同侧青光眼风险以及中枢神经系统受累，可能表现为发育迟滞、癫痫，影像学检查可见软脑膜钙化或大脑萎缩，是一种青光眼相关的非获得性全身病或综合征。

流行病学和病因学

- 该病无性别或种族分布倾向。
- 典型的 Sturge–Weber 酒红色胎记不过中线且沿一条或多条三叉神经分支分布(图 3–7)。
- 高达 50%患者的同侧眼会发生青光眼，且上睑受累眼的风险较高。
- 尽管在出生早期出现的青光眼被认为是前房角发育不良的结果，但迟发型青光眼(通常 4~14 岁发病)多与巩膜上腔静脉压升高有关。
- Sturge–Weber 综合征是由体细胞 CNAQ 基因突变所致。
- 当伴发脉络膜血管瘤时，发生青光眼的风险升高。

病史

- 面部皮肤损害通常是 Sturge–Weber 综合征的第一表现且在出生时即可发现。随年龄增长，受累部分的皮肤颜色可逐渐加深，与白皙的皮肤相比则更为明显。
- 对于早期发病的青光眼，其表现与原发性先天性青光眼相似，包括牛眼症、流泪和畏光。
- 迟发型青光眼一般无症状，多在常规进行眼科检查时被发现。

体征

- 酒红色胎记是鉴别该病和存在眼部并发症发病风险的临床特征。
- 眼科检查可见血管异常增多，高达70%的患者可见结膜和巩膜表层血管增多(图 3–8)。
- 10%的患者有虹膜异色症，这是由于黑色素细胞活动相对增加或异常虹膜血管受累一侧色素增多。
- 约 10%的 Sturge–Weber 综合征患者的双眼受累。
- 间接检眼镜检查可见弥漫性脉络膜血管瘤，不易与脉络膜区分(图 3–9)，多位于后极部并在青春期和成年后增厚，从而使视网膜后极部抬高。病变受累区视网膜的继发变化包括血管迂曲、渗出、囊性变、神经胶质瘤和水肿。
- 房角镜下见 Schlemm 管血管化，提示巩膜上腔静脉压升高。

鉴别诊断

- 毛细血管瘤。
- Klippel–Trenaunay–Weber 综合征(Sturge–Weber 综合征合并软组织和骨组织肥大)。

- 婴儿一过性火焰痣。
- 原发性先天性青光眼。
- JOAG。
- 皮肤龟背竹状先天性毛细血管扩张症。
- 色素血管性斑痣性错构瘤病。

诊断

- 面部酒红色胎记累及眼睑任何部分的患者都应接受全面的眼科检查以筛查青光眼。
- 针对青光眼的专项眼科检查项目包括眼压、角膜直径、角膜厚度(Sturge-Weber 综合征患者的眼压通常升高)、房角镜、睫状肌麻痹验光、眼轴和视盘杯盘比检查。
- 眼科 B 超见高回声、实质回声团块,提示脉络膜血管瘤和(或)视网膜下积液。深度增强 OCT 同样有助于明确诊断。
- CT 和 MRI 也可用于脑部和脑脊膜的检查。

治疗和预后

- 局部抗青光眼药物治疗可作为早期治疗,但婴儿多需进行和原发性先天性青光眼一样的手术治疗(房角切开术或小梁切开术)。
- 由于该病的病理生理机制是巩膜上腔静脉压升高,因此药物治疗仍然是一线治疗,但也可能有必要施行小梁切开术或青光眼引流装置植入术。
- 存在术后脉络膜渗出和出血的风险。
- 弥漫性脉络膜出血与非出血性视网膜脱离以及由黄斑囊样水肿引起视力丧失的风险增加有关。

参考文献

Aggarwal NK, Gandham SB, Weinstein R, et al. Heterochromia iridis and pertinent clinical findings in patients with glaucoma associated with Sturge-Weber syndrome. *J Pediatr Ophthalmol Strabismus*. 2010;47:361–365.

Comi A, Levin AV, Kaplan E, et al. Leveraging a Sturge-Weber gene discovery: an agenda for future research. *Pediatric Neurology*. 2016;58:12–24.

Khaier A, Nischal KK, Espinosa M, Manoj B. Periocular port wine stain: the Great Ormond Street Hospital experience. *Ophthalmology*. 2011;118:2274–2278.

Maslin JS, Dorairaj SK, Ritch R. Sturge-Weber syndrome (encephalotrigeminal angiomatosis): recent advances and future challenges. *Asia Pac J Ophthalmol*. 2014;3:361–367.

Shiau T, Armogan N, Yan DB, Thomson HG, Levin AV. The role of episcleral venous pressure in glaucoma associated with Sturge-Weber syndrome. *J AAPOS*. 2012;16:61–64.

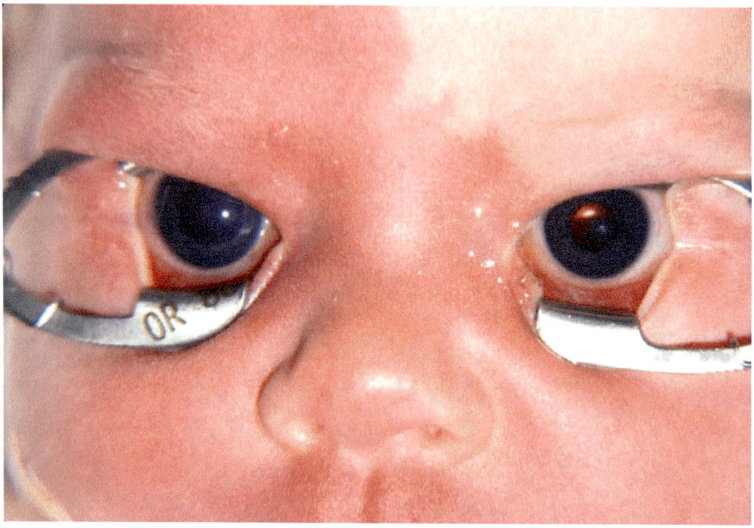

图3-7 Sturge-Weber综合征。酒红色胎记累及右侧V1~V3、左侧V2~V3区。右眼牛眼症伴角膜雾样混浊。

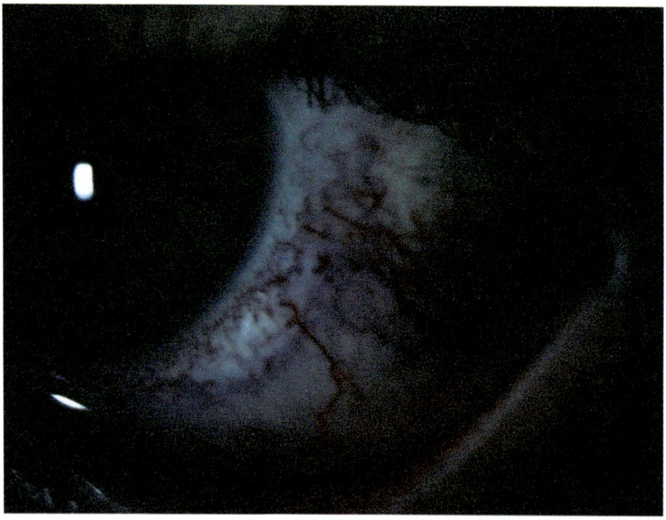

图3-8 Sturge-Weber综合征。酒红色胎记(图中未显示)同侧结膜和巩膜表层血管扩张、迂曲。

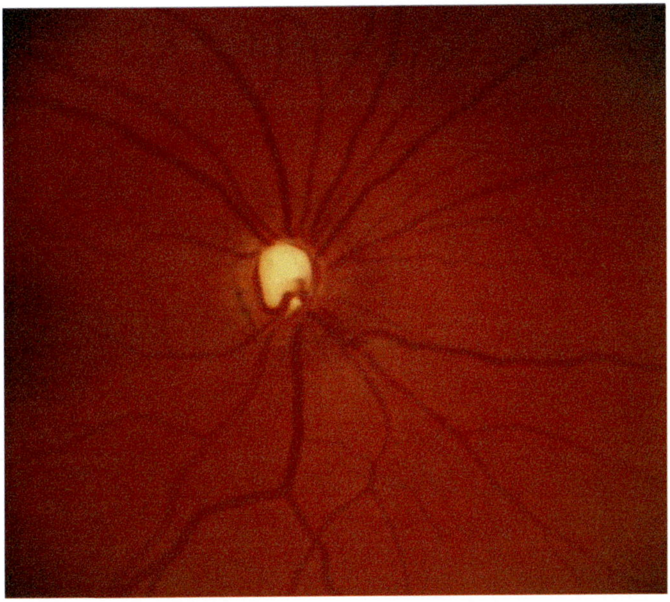

图3-9　脉络膜血管瘤。注意脉络膜标志消失且眼底呈现弥漫性红-橘色。青光眼引起视盘杯盘比升高以及脉络膜血管瘤。

先天性葡萄膜外翻

先天性葡萄膜外翻是一类以神经嵴起源细胞永存为特征的眼部异常，较为罕见。持续存在的神经嵴起源细胞位于虹膜前表面和小梁网，并呈不同程度的葡萄膜外翻。患者的前段虹膜高位插入前房角，并且房角发育不全，伴有较高的青光眼风险。其是一类非获得性眼部异常相关的青光眼。

流行病学和病因学

- 先天性葡萄膜外翻是一类少见的眼部异常，病因不明，几乎全部病例都是单眼发病。
- 组织学为发现浅表纤维血管膜覆盖虹膜前表面，提示纤维血管膜收缩可以引起葡萄膜外翻，如纤维血管膜蔓延至房角，则可引起青光眼。
- 无基因突变或遗传因素。

病史

- 通常无症状，但会因为虹膜/瞳孔外观看起来和对侧眼不一样而就诊。有时则是在常规儿科或眼部检查时被发现。

体征

- 裂隙灯下可见虹膜前表面靠后节有色素上皮附着（图 3-10）。剩余部分的虹膜表面光滑而无凹陷，上覆白色被膜。
- 房角镜下可见虹膜在靠前的位置插入小梁网或房角发育不良。
- 眼压检查和视杯检查可用于评估青光眼病程进展。
- 50%的病例有轻度上睑下垂，但提上睑肌的肌力正常。

鉴别诊断

- Axenfeld-Rieger 异常。
- 瞳孔不等大。
- 虹膜角膜内皮综合征。
- 葡萄膜炎。
- 虹膜红变。
- 外伤。

诊断

- 先天性葡萄膜外翻可能与其他眼前节异常有关。因此，应对患者进行彻底的眼科和全身检查。
- 少数报道该病与神经纤维瘤病、面部半侧肥大、Axenfeld-Rieger 异常和 Prader-Willi 综合征等有关。

治疗和预后

- 虽然既往认为先天性葡萄膜外翻不会进展，但应对该类患者进行筛查和定期检查以监控青光眼。
- 青光眼几乎无法避免，发病年龄可在儿童早期至成年后。

• 标准的抗青光眼治疗早期可有降眼压效果，但持续时间短，往往需要施行小梁切开术或青光眼引流装置植入术。

参考文献

Dowling JL Jr, Albert DM, Nelson LB, et al. Primary glaucoma associated with iridotrabecular dysgenesis and ectropion uveae. *Ophthalmology.* 1985;92:912–921.

Harasymowycz PJ, Papamatheakis DG, Eagle RC Jr, et al. Congenital ectropion uveae and glaucoma. *Arch Ophthalmol.* 2006;124:271–273.

Ritch R, Forbes M, Hetherington J Jr, et al. Congenital ectropion uveae with glaucoma. *Ophthalmology.* 1984;91:326–331.

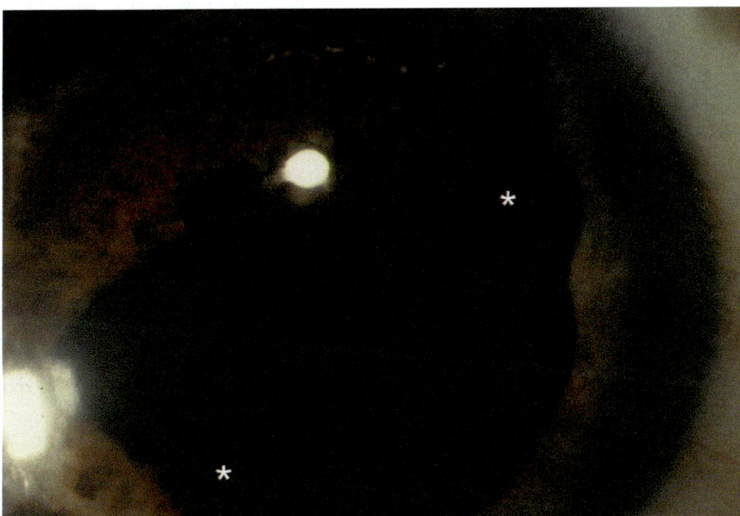

图3–10　先天性葡萄膜外翻。虹膜色素上皮位于虹膜前表面（星号）。其余大部分虹膜呈现白化的外观且无虹膜凹陷。

无虹膜

无虹膜是累及全眼球的疾病，其以全部或部分虹膜缺失为主要特点，并伴黄斑发育不良导致的视力下降和出生后早期即出现的眼球震颤。无虹膜可散发或常染色体显性遗传，突变位置影响 PAX6 基因或染色体上的附近物质。其是一类与青光眼相关的非获得性眼部疾病。

流行病学和病因学

- 无虹膜的发病率为 1:40 000。
- 两眼的残余虹膜组织数量可不同。
- 据报道，PAX6 基因（11p13）或控制其表达的等位基因调控区存在致病突变。PAX6 基因编码一种与眼发育有关的其他基因表达的转录调控因子。
- 细胞基因检测已经发现，高达 20% 的无虹膜散发病例有 Np13 缺失。这一基因缺失可能与 Wilms 肿瘤基因（WT1）和部分 WAGR 综合征中存在的插入基因有关（Wilms 肿瘤、无虹膜、生殖器发育异常和发育迟滞）。
- 无虹膜的患者终身发生青光眼的风险高达 50%。
- 青光眼可能由房角发育不良、Schlemm 管发育不良/不全或残余的虹膜根部移行而导致的房角关闭引起。

病史

- 无虹膜通常在婴儿期出现眼球震颤，其在出生后早期被发现。
- 视力多为 20/100~20/200，但低表达患者的视力可达 20/40。
- 也可能有畏光症状。
- 只有 20%的病例有阳性家族史。

体征

- 因虹膜异常和其他眼部异常的严重程度不同，无虹膜的表现可有所不同。
- 黄斑发育不良是视力降低的主要原因，该异常可在检眼镜检查时被发现并进一步通过 OCT 证实。
- 其他常见的眼部异常包括因角巩缘干细胞缺失导致的角膜血管翳、视神经发育不良、白内障（前部皮质楔形混浊最为常见）和青光眼。
- 少数患者有晶状体异位、小眼球、上睑下垂或 Peters 异常表现。
- 无虹膜和有新发眼部刺激症状的患者需要尽快进行青光眼和角膜病筛查。

鉴别诊断

- Axenfeld-Reiger 异常。
- 虹膜缺损。
- Gillespie 综合征。
- 创伤或医源性虹膜缺失。
- 双侧先天性瞳孔散大。
- 药物性瞳孔散大。

诊断

- 应进行裂隙灯检查以观察是否存

在角膜血管翳。角膜血管翳早期多表现为周边角膜灰色表层无血管化。

• 麻醉状态下便于进行完善的眼部检查，包括眼压测量和对婴儿进行房角镜检查。低龄儿童可通过角膜直径增加、眼轴增长和在睫状肌麻痹状态下验光检查远视度数降低量或近视度数增加量判断青光眼进程。

• 房角镜下可见少量残留的虹膜组织,而非完全虹膜缺失,这些残留的组织可能向上翘起而阻滞小梁网(图 3–11)。

• 对于有显著角膜混浊的婴儿,前节超声生物显微镜检查可发现虹膜低分化和房角异常。

• WAGR 相关全身表现包括隐睾症和其他泌尿生殖器官异常、智商障碍、神经系统异常(如肌张力增高、肌张力降低、癫痫)、骨骼异常(颅面部发育异常、生长迟滞或脊柱侧弯)、听觉丧失和肥胖症。

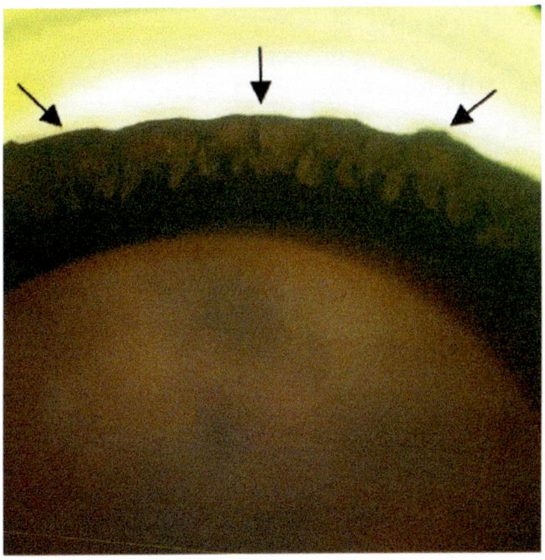

图3–11 无虹膜。房角镜下可见无虹膜眼多处虹膜根部向上翘起(箭头),阻塞小梁网。

治疗和预后

• 无家族史的无虹膜患者应进行细胞遗传学和分子遗传学检查以确定是否存在 WAGR 综合征。对于无虹膜伴 WT1 缺失的患者,应每 3 个月进行一次肾部超声检查直到满 8 岁。分子检测阴性可排除 WAGR 的病例，应每 4~6 个月进行一次肾部筛查。即使没有 WAGR 的病例,仍需要持续进行定期眼科检查以排除青光眼、角膜异常和白内障。

• 无虹膜的青光眼治疗应基于房角镜检查和年龄。房角手术可作为首选治疗方法,尤其是婴儿。

• 对于白内障手术的决策，需要考虑是否存在其他引起视力下降的眼病,如黄斑发育不良、视神经发育不良和眼球震颤。无虹膜眼悬韧带的稳定性较差，会影响术式选择和所植入晶状体类型的选择。

参考文献

Fischbach BV, Trout KL, Lewis J, et al. WAGR syndrome: a clinical review of 54 cases. *Pediatrics*. 2005;116:984–988.

Netland PA, Scott ML, Boyle JW, Lauderdale JD. Ocular and systemic findings in a survey of aniridia subjects. *J AAPOS*. 2011;5:562–566.

Ramaesh K, Ramaesh T, Dutton GN, et al. Evolving concepts on the pathogenic mechanisms of aniridia related keratopathy. *Int J Biochem Cell Biol*. 2005;37:547–557.

Schneider S, Osher RH, Burk SE, et al. Thinning of the anterior capsule associated with congenital aniridia. *J Cataract Refract Surg*. 2003;29:523–525.

后部胚环

后部胚环是前段 Schwalbe 线异位，在结构上代表 Descemet 膜在周边止点的前移。在临床上，其表现为一条位于角膜内表面角膜缘处的白色环形线。在组织学上，其由被一薄层 Descemet 膜和内皮细胞覆盖的胶原纤维构成。

流行病学和病因学

- 后部胚环在总人群中的发病率为6.8%~32%。可单独发病或与其他眼前节异常或全身异常有关，如 Axenfeld-Rieger 综合征和 Alagille 综合征。其被认为是一种神经嵴发育异常。
- 没有特异性的基因突变与散发性后部胚环相关，但 PITX2、FOXC1 和 JAG1 的突变均与综合征形式的临床表现相关。
- 散发性后部胚环的青光眼风险并不明确，但很可能升高。在 Axenfeld-Rieger 综合征中，青光眼风险高达 50%。

病史

- 通常并无症状。异常表现多在裂隙灯检查和房角镜检查时偶然被发现。

体征

- 裂隙灯下可见后部胚环为位于角膜内靠近角膜缘的一条细银白色环形线(图 3-12)，多位于鼻侧或颞侧。
- 后部胚环有虹膜角膜纤维条索连接是轻型 Axenfeld-Rieger 综合征的表现。Axenfeld-Rieger 综合征的全身异常包括脐带周围多余皮肤、面部异常、神经性听力下降、骨骼发育不良和牙齿发育不全。
- 检眼镜检查提示 Alagille 综合征的眼科表现包括视网膜色素上皮不平整以及视神经异常。这种疾病主要表现为胆道闭锁或轻度肝功能异常，以及有特征性面部异常。

鉴别诊断

- Axenfeld-Rieger 综合征。
- Alagille 综合征。
- Peter 异常。
- 平坦角膜。
- 前节中胚叶发育不全。
- 周边虹膜前粘连。
- 外伤。

诊断

- 后部胚环的特征性表现可明确诊断并与其他类型的眼部异常进行甄别。房角镜检查可用于那些在裂隙灯检查中无显著异常表现病例的诊断。

- 尽管不是诊断所必须，但是前节 OCT 仍可以发现异常。
- 患者应接受全面眼科检查，包括眼压测量和散瞳眼底检查。对于 Axenfeld–Rieger 综合征患者，应进行更密切的监测。
- 对家族成员的筛查有助于发现更多临床信息，因为这一疾病的表现可能变化多样。

治疗和预后

- 对于并发青光眼的病例，药物治疗是一线治疗方法。
- 对青光眼患者行房角切开术和小梁切开术较有挑战性，并且其手术成功率低。

参考文献

Ozeki H, Shirai S, Majima A, et al. Clinical evaluation of posterior embryotoxon in one institution. *Jpn J Ophthalmol*. 1997;41:422–425.

Rennie CA, Chowdhury S, Khan J, et al. The prevalence and associated features of posterior embryotoxon in the general ophthalmic clinic. *Eye (Lond)*. 2005;19:396–399.

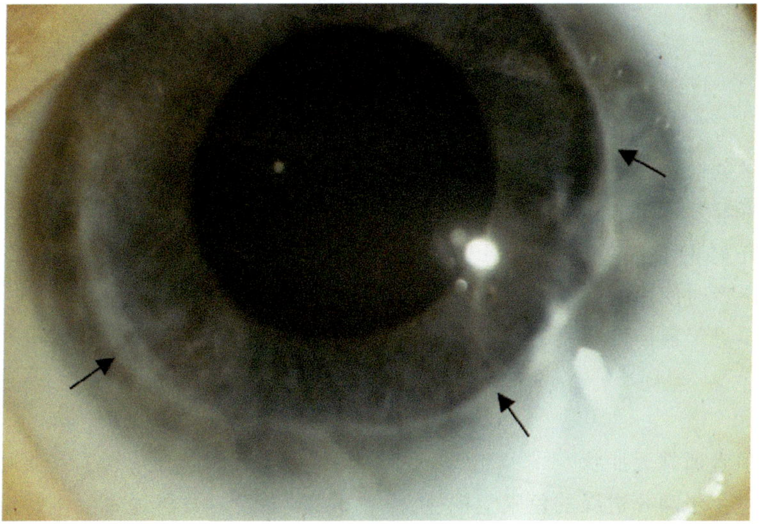

图3–12　后部胚环。后部胚环表现为位于角膜缘前的白色或灰色环形线(箭头)。

（李晓柠　译）

第 4 章

虹膜疾病

Michael J. Bartiss, Bruce M. Schnall

中央瞳孔囊肿（瞳孔缘上皮囊肿）

病因学

- 常见于先天性疾病。
- 可继发于胆碱酯酶抑制剂，如在治疗年轻的有晶状体眼的调节性内斜视患者时使用的碘依可酯滴眼液。
- 罕见于遗传性疾病。

症状

- 患者通常无症状。
- 发生于瞳孔边缘的色素上皮性囊肿(图 4-1)。
- 新生儿可在儿科医师进行红光反射检查时发现。

体征

- 沿受累眼瞳孔边缘排列的色素性囊肿。
- 具有不透明性（与虹膜基质囊肿刚好相反）。
- 罕见体积增大，几乎都是保持原样。

鉴别诊断

- 虹膜基质囊肿。
- 睫状体囊肿。
- 虹膜黑色素瘤。

治疗

- 先天性的瞳孔边缘上皮囊肿几乎不需要治疗；囊肿通常会维持原样或随时间推移慢慢退化。
- 如果囊肿的大小或位置影响到视力，可行手术治疗。
- 继发于胆碱酯酶抑制剂的瞳孔边

缘囊肿可每日点去氧肾上腺素滴眼液(2.5%)预防。

预后

- 预后良好,几乎不需要治疗。
- 并发症包括囊肿破裂形成的虹膜绒球、青光眼,以及自发的眼内囊肿脱离。
- 如果需要治疗, 可行简单的手术切除或 YAG 激光打孔。

参考文献

Shields JA, Kline MW, Augsburger JJ. Primary iris cysts: a review of the literature and report of 62 cases. *Br J Ophthalmol.* 1984;68(3):152–166.

Shields JA, Shields CL, Lois N, et al. Iris cysts in children: classification, incidence and management: the 1998 Torrence A Makley, Jr. lecture. *Br J Ophthalmol.* 1999;83(3):334–338.

Sidoti PA, Valencia M, Chen M. Echographic evaluation of primary cysts of the iris pigment epithelium. *Am J Ophthalmol.* 1995;120:161–167.

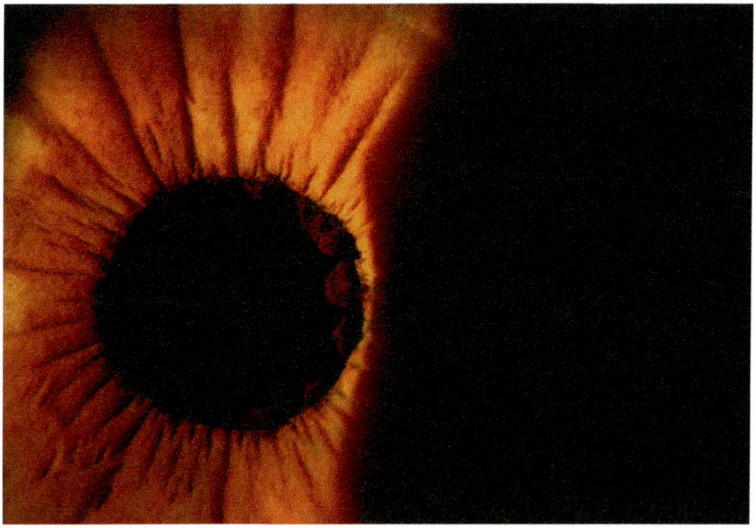

图4–1　色素上皮性囊肿。沿瞳孔边缘排列的色素性囊肿。(Courtesy of Judith Lavrich, MD.)

无虹膜

病因学

• 双侧的异常以发育不全为特征(而不是真的虹膜缺失)，在周边可见残存的虹膜。

• 与11号染色体p13位点的PAX6基因相关(眼球形态发生的控制基因)，包括单个等位基因受累，以致不能激活发育基因的转导(单倍体不足)。

• 常常伴随中心凹发育不良、眼球震颤、青光眼、视神经发育不全、白内障以及获得性角膜血管翳。

• 常染色体显性遗传(各种表现变异完全外显)、常染色体隐性遗传(Gillespie综合征，表现为精神发育迟缓和小脑性共济失调)及散发的遗传特性。

• 2/3的无虹膜患儿，父母也患病。

• 散发的无虹膜与Wilms瘤的发病率增加相关。

• WAGR综合征(Wilms瘤、无虹膜、生殖泌尿系统畸形和精神发育迟缓)源于邻近基因的缺失。

症状

• 临床可见虹膜缺失。

• 视力低于正常(通常低于20/100)。

• 眼球震颤。

• 畏光。

体征

• 明显的双侧虹膜缺失或严重的虹膜发育不全(图4-2)。

• 先天性眼球震颤。

• 获得性角膜血管翳。

• 斜视。

• 白内障。

• 晶状体异位。

• 青光眼。

• 虹膜后粘连。

鉴别诊断

• 其他原因导致的瞳孔散大(如药物性的瞳孔散大、Adie瞳孔)。

治疗

• 遗传学家评估。

• 筛查Wilms肿瘤，包括每3个月做一次腹部超声检查，直到7~8岁。

• 筛查及治疗青光眼。

• 如有明显的白内障，应进行白内障手术。

• 矫正屈光不正，使其获得最好的矫正视力。

• 佩戴偏光太阳镜或变色镜以减少眩光和畏光。

参考文献

Adeoti CO, Afolabi AA, Ashaye AO, et al. Bilateral sporadic aniridia: review of management. *Clin Ophthalmol.* 2010;4:1085–1089.

Lee H, Meyers K, Lanigan B, et al. Complications and visual

prognosis in children with aniridia. *J Pediatr Ophthalmol Strabismus*. 2010;47(4):205–210.

Weissbart SB, Ayres BD. Management of aniridia and iris defects: an update on iris prosthesis options. *Curr Opin Ophthalmol*. 2016;27(3):244–249.

Yeung HH. Large Pupils in Infancy... Suspected Aniridia. Multisystemic smooth muscle dysfunction syndrome secondary to an ACTA2 mutation. *J Pediatr Ophthalmol Strabismus*. 2016;53(1):7, 8.

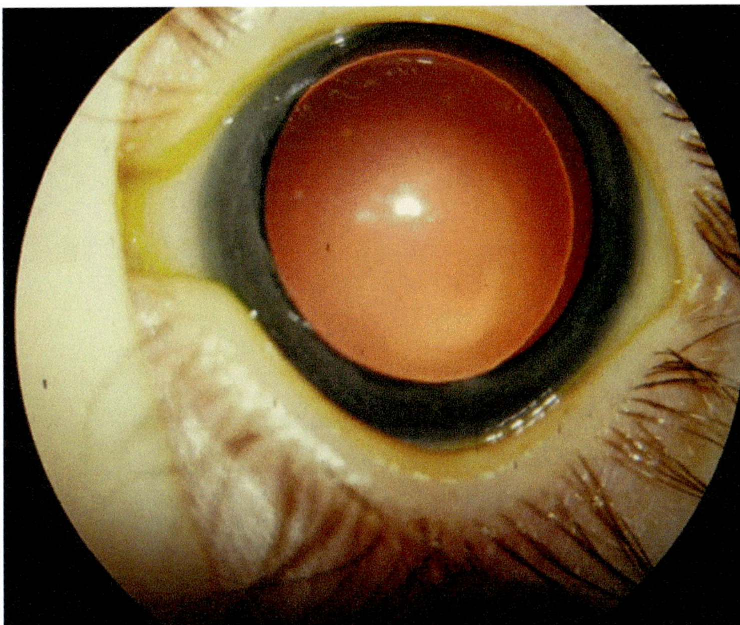

图4-2　无虹膜。严重的虹膜发育不全,可看到晶状体的边缘。(Courtesy of Alex V. Levin, MD, MHSc, Wills Eye Hospital, Philadelphia.)

Brushfield 斑

病因学

- 唐氏综合征(21 三体)患者中,高达 90%患有此病。
- 非唐氏综合征的患者也可出现。

症状

- 无症状。

体征

- 虹膜前表面白色隆起的斑点,常沿瞳孔形成同心圆状(图 4-3)。
- 先天的正常或多细胞低色素化虹膜组织,伴周围基质发育不全。

鉴别诊断

- Wolfflin 结节(与非唐氏综合征患者发生的结节类似,其是虹膜表层组织的纤维聚积而成)。
- 虹膜色素痣。
- Brushfield 斑。
- 幼年性黄色肉芽肿(JXG)。
- 虹膜乳头样突起。

治疗

- 不需要治疗。

预后

- 对视功能无影响。
- 21 三体患者认知功能损害的严重程度存在很大差异。

参考文献

Brooke Williams RD. Brushfield spots and Wolfflin nodules in the iris: an appraisal in handicapped children. *Dev Med Child Neurol*. 1981;23(5):646-649.

Ljubic A, Trajkovski V, Tesic M, Tojtovska B, Stankovic B. Ophthalmic manifestations in children and young adults with Down syndrome and congenital heart defects. *Ophthalmic Epidemiol*. 2015;22(2):123-129.

Shapiro BL. Down syndrome and associated congenital malformations [review]. *J Neural Transm Suppl*. 2003;(67):207-214.

Stirn Kranjc B. Ocular abnormalities and systemic disease in Down syndrome. *Strabismus*. 2012;20(2):74-77.

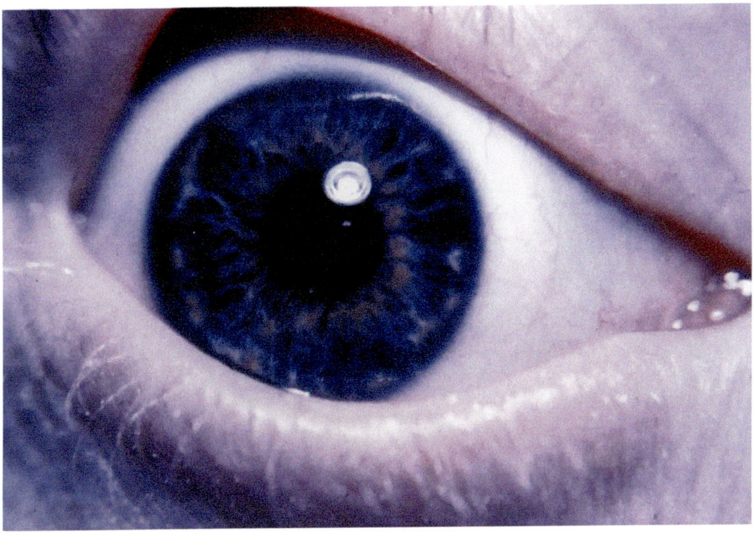

图4-3　Brushfield斑。虹膜前表面低色素性隆起的斑点，沿瞳孔排列成同心圆状。(Courtesy of Alex V. Levin, MD, MHSc, Wills Eye Hospital, Philadelphia.)

晶状体与瞳孔异位

病因学

- 常染色体隐性遗传，非进展性病变，瞳孔与晶状体向相反的方向移位(瞳孔向鼻下方，晶状体向颞上方)。
- 晶状体–虹膜隔向后方移位。
- 通常双眼患病，且不对称。
- 神经外胚层组织发育异常引起(虹膜色素上皮、瞳孔开大肌以及悬韧带均受累)。

症状

- 晶状体异位导致裸眼视力下降。

体征

- 双侧晶状体异位导致的高度近视和散光。
- 非对称性偏离中心的瞳孔（通常在鼻下方）。
- 裂隙样或椭圆形瞳孔(图 4–4A)。
- 85%的病例存在永存瞳孔膜(图 4–4B)。
- 小球形晶状体、小瞳孔、对散瞳剂反应差。
- 近视往往比较严重。
- 可能伴随角膜直径增大。
- 白内障。
- 虹膜透照异常。
- 视网膜脱离。
- +/–大角膜。

鉴别诊断

- 其他原因引起的双侧晶状体异位，如马方综合征、同型胱氨酸尿症、Weil–Marchesani 综合征、亚硫酸盐氧化酶缺乏、高赖氨酸血症。
- 虹膜缺损。
- 虹膜括约肌损伤。
- 眼前节术后。
- 瞳孔异位。
- Axenfeld–Rieger 综合征。

治疗

- 矫正屈光不正至最佳视力。
- 受累偏重眼常导致屈光参差性弱视，需进行屈光矫正且同时遮盖对侧眼进行弱视训练。
- 白内障发展至影响视力时，需行白内障手术。
- 行青光眼筛查。

预后

- 该病无进展，视力的恢复取决于治疗屈光不正的时机。受累偏重眼常发生严重的弱视且治疗效果不理想。

参考文献

Byles DB, Nischal KK, Cheng H. Ectopia lentis et pupillae. A hypothesis revisited. *Ophthalmology*. 1998;105(7):1331–1336.

Colley A, Lloyd IC, Ridgway A, et al. Ectopia lentis et pupillae: the genetic aspects and differential diagnosis. *J Med Genet*. 1991;28(11):791–794.

Goldberg MF. Clinical manifestations of ectopia lentis et pupillae in 16 patients. *Ophthalmology*.

1988;95(8):1080–1087.
Sadiq MA, Vanderveen D. Genetics of ectopia lentis. *Semin Ophthalmol*. 2013;28(5–6):313–320.
Sharifi Y, Tjon-Fo-Sang MJ, Cruysberg JR, Maat-Kievit AJ. Ectopia lentis et pupillae in four generations caused by novel mutations in the *ADAMTSL4* gene. *Br J Ophthalmol*. 2013;97(5):583–587.

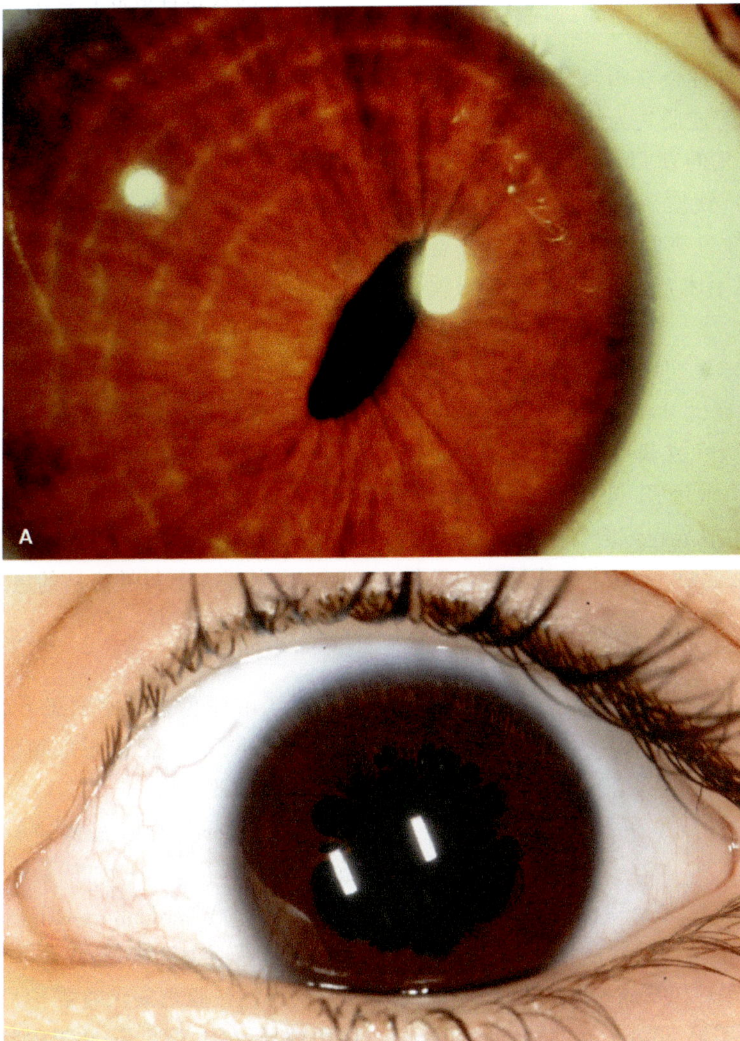

图4–4　晶状体与瞳孔异位。(A)鼻下方偏中心的裂隙样瞳孔。(Courtesy of Alex V. Levin, MD, MHSc, Wills Eye Hospital, Philadelphia.)(B)注意永存瞳孔膜,边缘由于散瞳而被拉长。可见异位晶状体的上缘。

虹膜异色症

病因学

- 先天性或获得性，以受累虹膜的色素沉着或脱失为特征。
- 小儿的获得性虹膜色素沉着包括外伤、铁质沉着症、虹膜外翻综合征、慢性虹膜睫状体炎、虹膜红变以及内眼手术后或局部应用前列腺素类药物。
- 眼球黑变病或眼皮肤黑变病和虹膜错构瘤也可导致虹膜色素沉着。
- 先天性或获得性虹膜色素脱失可由以下原因引起：Horner 综合征、Fuchs 虹膜异色综合征、Waardenburg-Klein 综合征、无色素虹膜肿瘤以及伊藤黑色素过少症。

症状

- 在无红变、无眼压升高及眼内炎症时，患者无症状。

体征

- 虹膜各部分颜色各异，伴或不伴虹膜解剖结构的异常。
- 在眼球黑变病的患者中，虹膜色素沉着更明显，呈乳头样增厚(图 4-5)。
- Horner 综合征患者还常伴随患侧的瞳孔缩小和上睑下垂(典型的为 2mm)(图 4-6)。

鉴别诊断

- 需鉴别的疾病很多。
- 小儿的获得性虹膜色素沉着包括外伤、铁质沉着症、虹膜外翻综合征、慢性虹膜睫状体炎、广泛红变和内眼手术后及局部应用前列腺素类药物。
- 眼球黑变病或眼皮肤黑色素细胞增生病和局部虹膜错构瘤也可导致虹膜色素沉着。
- 先天性或获得性虹膜色素脱失可由以下原因引起：Horner 综合征、Fuchs 虹膜异色综合征、Waardenburg-Klein 综合征、无色素虹膜肿瘤以及伊藤黑色素过少症。
- 需要与神经纤维瘤(常发生在交感神经节)导致的 Horner 综合征进行鉴别，尤其是在获得性疾病的患儿。

治疗

- 对于虹膜色素异常的患者，常需评估其皮肤颜色、父母眼部颜色及患者患病前的照片。
- 对 Horner 综合征患者进行及时适当的处理。
- 对可疑 Waardenburg-Klein 综合征患者进行听力测试。
- 获得性虹膜色素沉着需拍片以排除眼内异物(铁质沉着)和眼内肿瘤。

预后

- 预后取决于原发病。

参考文献

Brazel SM, Sullivan TJ, Thorner PS, et al. Iris sector heterochromia as a marker for neural crest disease. *Arch Ophthalmol*. 1992;110(2):233–235.

Liu XZ, Newton VE, Read AP. Waardenburg syndrome type II: phenotypic findings and diagnostic criteria. *Am J Med Genet*. 1995;55(1):95–100.

Milunsky JM. Waardenburg syndrome type I. In: Pagon RA, Bird TC, Dolan CR, Stephens K, eds. *GeneReviews*. Seattle: University of Washington; 2004.

Radke P, Schimmenti LA, Schoonveld C, Bothun ED, Summers CG. The unique association of iris heterochromia with Hermansky-Pudlak syndrome. *J AAPOS*. 2013;17(5):542–544.

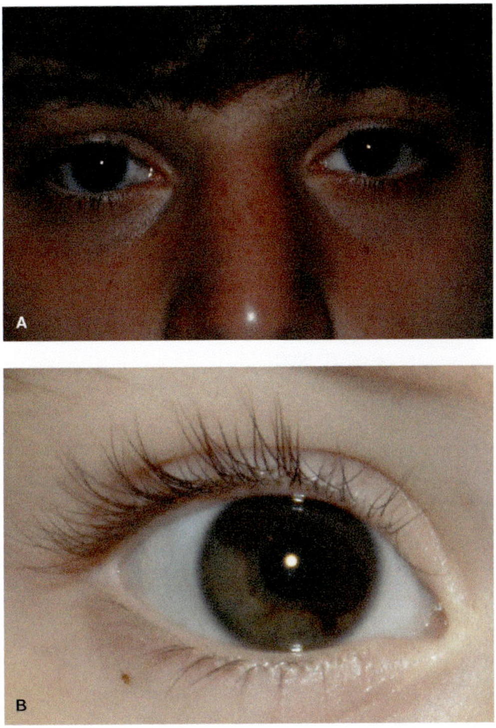

图4–5 虹膜异色症。(A)眼球黑变病患儿的右眼虹膜较左眼颜色更深。(B)扇形眼球黑变病。

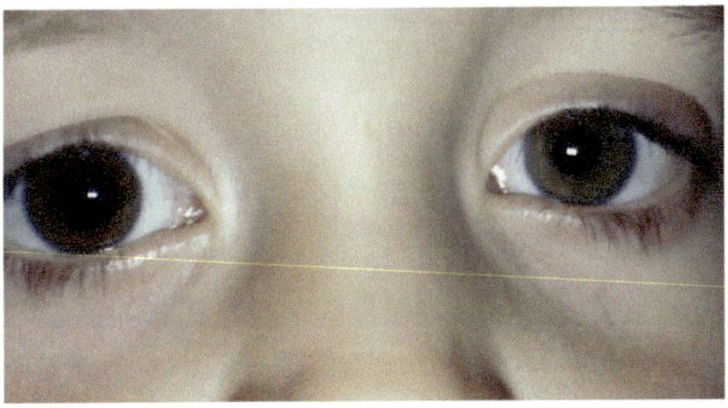

图4–6 左侧先天性 Horner 综合征。注意其左眼瞳孔缩小、轻度上睑下垂及虹膜色素脱失等体征。上睑下垂主要看睑缘角膜映光距离(MRD)。

虹膜缺损

病因学

- 通常是由妊娠 5 周时胚胎裂闭合失败引起的双侧虹膜鼻下方缺损。
- 可能是包括小眼球在内的一系列解剖发育异常的一部分。
- 20%的病例为常染色体显性遗传。
- 不典型的虹膜缺损不在鼻下方，常因前部玻璃体和瞳孔膜系统发育异常所致，但无眼后节的缺损。
- 很多染色体异常，如 13 三体、4p–、11q–13r 和 18r 等都和虹膜缺损相关。
- 很多综合征和葡萄膜缺损相关，最常见 CHARGE 综合征(眼部损伤或中枢神经系统异常、心脏疾病、鼻后孔闭锁、生长发育迟缓、泌尿生殖系统缺陷以及耳部异常或失聪)。
- 其他相关的综合征包括 Goltz 综合征(局灶性真皮发育不全)、基底细胞色素痣综合征、线性皮脂分泌综合征、Klinefelter 综合征以及 Goldenhar 综合征。

症状

- 锁孔样或灯泡样瞳孔。
- 患者通常无症状，如果仅有虹膜受累。
- 患者常常因外观苦恼。
- 视力取决于眼后节的受累程度。

体征

- 鼻下方灯泡样的虹膜缺损(图 4-7)。
- 缺损可累及睫状体、视网膜、脉络膜及视神经。晶状体悬韧带也可呈扇状缺损。
- 可不对称发病。
- 在合并双侧视神经或黄斑受累时常伴眼球震颤。

鉴别诊断

- 外伤性虹膜损伤。
- 虹膜切除术后。
- 瞳孔移位。
- 瞳孔异位。

治疗

- 如果伴发其他的先天性异常或怀疑某种综合征，建议请遗传学专家会诊。
- 矫正屈光不正。
- 佩戴着色角膜接触镜(有虹膜细节图案的)可帮助部分患者解决社会心理问题，尤其是那些虹膜颜色较淡的患者。
- 佩戴护目镜，尤其是只存在单眼视功能的患者。

预后

- 视力的损害取决于视盘及黄斑的

受累情况。仅靠临床检查很难预测今后的视功能，尤其是伴有显著的后节受累病例。

- 通过屈光矫正一般能维持一定的视力。
- 有视网膜脱离的危险。

参考文献

Deml B, Reis LM, Lemyre E, Clark RD, Kariminejad A, Semina EV. Novel mutations in PAX6, OTX2 and NDP in anophthalmia, microphthalmia and coloboma. *Eur J Hum Genet*. 2016;24(4):535–541.

Mets MB, Erzurum SA. Uveal tract in infants. In: Isenberg SJ, ed. *The Eye in Infancy*. 2nd ed. St. Louis, MO: Mosby; 1994:308–317.

Onwochei BC, Simon JW, Bateman JB, et al. Ocular colobomata. *Surv Ophthalmol*. 2000;45:175–194.

Takkar B, Chandra P, Kumar V, Agrawal R. A case of iridofundal coloboma with persistent fetal vasculature and lens subluxation. *J AAPOS*. 2016;20(2):180–182.

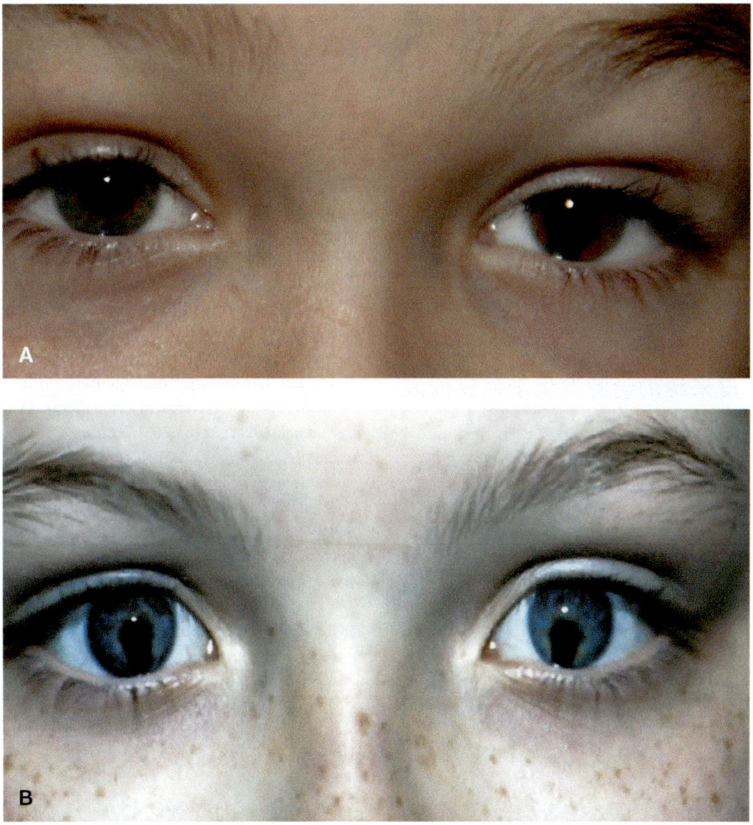

图4–7　虹膜缺损。(A)单侧虹膜缺损。左眼虹膜鼻下方的灯泡样缺损。(B)双侧虹膜缺损。

虹膜基质囊肿

病因学

- 形成的可能原因为胚胎发育期间上皮细胞被包绕。
- 通常含有杯状细胞。

症状

- 随着时间的推移可逐渐长大，遮挡视轴，并导致视力下降。
- 囊肿破裂可导致虹膜炎伴眼压升高和畏光。
- 通常在婴儿期即被诊断。

体征

- 虹膜前表面有透明至白色外观的囊肿（图 4–8）。
- 上皮来源的囊肿发生于虹膜前表面，其上可见血管。
- 可以逐渐增大，遮挡视轴导致视力下降、虹膜炎（囊肿破裂）、角膜失代偿以及青光眼。

鉴别诊断

- 继发于外伤或手术源性上皮植入形成的囊肿。
- 虹膜实质肿瘤。
- 睫状体肿瘤。

治疗

- 推荐行扇形虹膜切除术，因为该术式可减少因囊肿破裂而引起的虹膜炎和眼压升高，同时也更容易完整切除肿块，减少复发风险。

预后

- 需谨慎随访。

参考文献

Casey M, Cohen KL, Wallace DK. Recurrence of iris stromal cyst following aspiration and resection. *J AAPOS*. 2002;6(4):255–256.

Pochop P, Mahelková G, Cendelín J, Petrušková D. Early detection of recurrent primary iris stromal cyst using ultrasound biomicroscopy. *J AAPOS*. 2014;18(2):184–186.

Shields CL, Arepalli S, Lally EB, Lally SE, Shields JA. Iris stromal cyst management with absolute alcohol-induced sclerosis in 16 patients. *JAMA Ophthalmol*. 2014;132(6):703–708.

Shields JA, Shields CL, Lois N, Mercado G. Iris cysts in children: classification, incidence and management: the 1998 Torrence A Makley, Jr., lecture. *Br J Ophthalmol*. 1999;83(3):334–338.

Shields JA. Primary cysts of the iris. *Trans Am Ophthalmol Soc*. 1981;79:771–809.

Wiwatwongwana A, Ittipunkul N, Wiwatwongwana D. Ab externo laser photocoagulation for the treatment of spontaneous iris stromal cyst. *Graefes Arch Clin Exp Ophthalmol*. 2012;250(1):155–156.

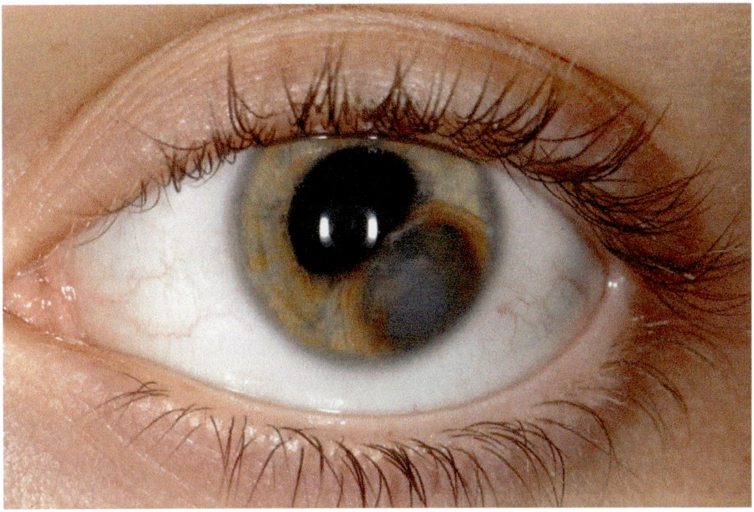

图4-8　虹膜基质囊肿。虹膜基质层有透明外观的白色囊肿。(Courtesy of Jerry Shields, MD.)

幼年性黄色肉芽肿

病因学

- 病因不明，以非朗格汉斯细胞异常增殖为特征，在婴幼儿及儿童中主要为 Touton 巨细胞。
- 常单侧发病。
- 儿童常伴发 1 型神经纤维瘤病（NF1）。
- 常侵袭视神经、视网膜及脉络膜。

症状

- 常发生自发的前房积血，导致视力下降和眼压升高、角膜扩张以及角膜缘充血和畏光。
- 对患有幼年性黄色肉芽肿（JXG）皮肤病变的儿童进行常规眼部检查。

体征

- 表现为血管的、离散的红色或黄色病变或弥漫性的虹膜异色（图 4–9）。
- 自发的或复发的单侧前房积血。
- 皮肤损害表现为褐色或橘红色的丘疹或结节。皮肤损害具有自限性。

鉴别诊断

- 白血病细胞浸润。
- Lisch 结节。
- Brushfield 斑。
- 虹膜乳头瘤。

治疗

- 伴发皮肤损害的患者可行组织活检明确诊断。
- 没有皮肤损害的患者可行前房穿刺。
- 避免虹膜活检，因为出血的风险较高。
- 局部或结膜下使用皮质激素可作为一线治疗。
- 如果早期治疗无效，风险效益比可接受，可使用放疗（剂量不超过 500cGy）。

预后

- 如果能及时发现并进行恰当的治疗，预后良好。

参考文献

DeBarge LR, Chan CC, Greenberg SC, et al. Chorioretinal, iris, and ciliary body infiltration by juvenile xanthogranuloma masquerading as uveitis. *Surv Ophthalmol.* 1994;39(1):65–71.

Kontos G, Borooah S, Khan A, Fleck BW, Coupland SE. The epidemiology, clinical characteristics, histopathology and management of juvenile- and adult-onset corneoscleral limbus xanthogranuloma. *Graefes Arch Clin Exp Ophthalmol.* 2016;254(3):413–420.

Samara WA, Khoo CT, Say EA, et al. Juvenile xanthogranuloma involving the eye and ocular adnexa: tumor control, visual outcomes, and globe salvage in 30 patients. *Ophthalmology.* 2015;122(10):2130–2138.

Shields CL, Shields JA, Buchanon HW. Solitary orbital involvement with juvenile xanthogranuloma. *Arch Ophthalmol.* 1990;108(11):1587–1589.

Surapaneni KR, Wang AL, Burkat CN. Juvenile xanthogranuloma. *Ophthalmology.* 2015;122(5):870.

Zamir E, Wang RC, Krishnakumar S, et al. Juvenile xanthogranuloma masquerading as pediatric chronic uveitis: a clinicopathologic study. *Surv Ophthalmol.* 2001;46(2):164–171.

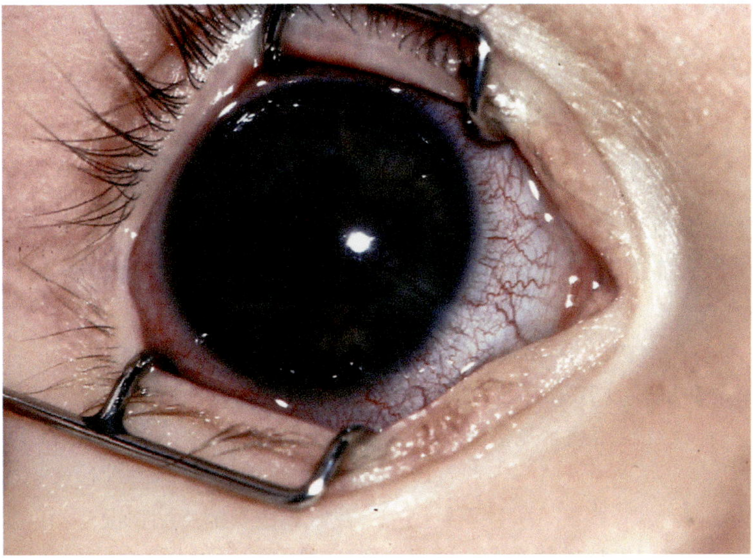

图4–9　幼年性黄色肉芽肿。眼内炎症发生后遗留的红黄相间的虹膜损害。(Courtesy of Alex V. Levin, MD, MHSc, Wills Eye Hospital, Philadelphia.)

Lisch 结节

病因学

- 黑色素细胞错构瘤构成的散在的圆顶状结节，见于 1 型神经纤维瘤病患者。
- 9 岁前 1 型神经纤维瘤病患儿的发病率是 9 岁后的 10 倍。
- 2 型神经纤维瘤病罕见。

症状

- 结节一般不直接影响视力。

体征

- 双侧发生散在的圆顶状结节，可分布在虹膜前表面的任何地方(包括前房角，这时需要房角镜才能看到)(图 4-10)。
- 大部分为圆形，轻微着色(褐色)，下方虹膜分布较上方多。
- 1 型神经纤维瘤病常与搏动性的眼球突出相关，后者继发于蝶骨大翼缺失和眼睑丛状神经瘤，表现为儿童早期上睑的 S 形畸形。

鉴别诊断

- 虹膜色素痣。
- Brushfield 斑。
- 幼年性黄色肉芽肿。
- 虹膜乳头瘤。

治疗

- 观察无神经纤维瘤病患儿的 Lisch 结节，同时筛查神经纤维瘤病以及家族成员的患病情况。

预后

- 取决于是否伴有神经纤维瘤病相关的异常，如视神经胶质瘤。

参考文献

Friedman JM. Neurofibromatosis 1. In: Pagon RA, Bird TC, Dolan CR, Stephens K, eds. *GeneReviews*. Seattle: University of Washington; 2009.

Jett K, Friedman JM. Clinical and genetic aspects of neurofibromatosis 1 [review]. *Genet Med*. 2010;12(1):1–11.

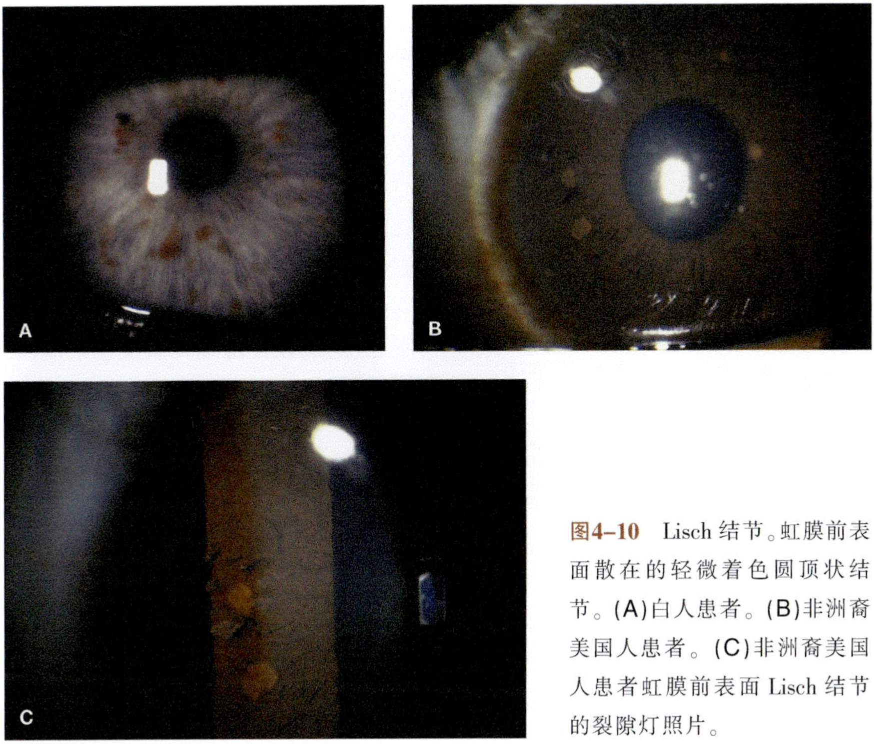

图4-10　Lisch 结节。虹膜前表面散在的轻微着色圆顶状结节。(A)白人患者。(B)非洲裔美国人患者。(C)非洲裔美国人患者虹膜前表面 Lisch 结节的裂隙灯照片。

眼球黑变病

病因学

• 先天性疾病。

• 虹膜、巩膜、葡萄膜及周边组织的黑色素细胞增多。黑色素细胞存在于巩膜组织的深部，产生石灰色的色素沉着，与正常黑色素产生的棕色沉着不同。

症状

• 虹膜色素沉着增加，巩膜颜色变浅。

• 通常无症状，除非合并眼压升高或恶性黑色素瘤。

体征

• 先天性的、扁平的巩膜、虹膜及葡萄膜石灰色变（图 4–11）。结膜正常。

• 常为单眼发病，也可见于双眼。

• 眼睑皮肤也可受累。有些患者，尤其是亚裔人群，可能与眼睑及相邻皮肤的色素沉着增加（眼真皮黑色素细胞增多症、太田痣）有关，表现为受累部位棕色、淡蓝色或黑色的色素沉着，并无其他皮肤异常（图 4–12）。

鉴别诊断

• 双眼巩膜石灰色色素斑，常见于亚裔及非洲裔美国人的儿童（无临床意义）。

• 先天性眼睑痣细胞痣。

• 结膜色素痣。

• 巩膜和皮肤的黑变病有时与 Sturge–Weber 综合征及 Klippel–Trenaunay–Weber 综合征相关。

治疗

• 青光眼和恶性黑色素瘤的风险随着眼内色素沉着的增加而增加。

• 每年进行青光眼常规筛查及散瞳眼底检查，以排除葡萄膜黑色素瘤。

预后

• 取决于是否伴发青光眼和恶性黑色素瘤。

参考文献

Chernoff KA, Schaffer JV, Cutaneous and ocular manifestations of neurocutaneous syndromes. *Clin Dermatol.* 2016;34(2):183–204.

Daitch Z, Shields CL, Say EA, Mashayekhi A, Shields JA. Sub-millimeter choroidal melanoma detection by enhanced depth imaging optical coherence tomography in a patient with oculodermal melanocytosis. *Retin Cases Brief Rep.* 2016;10(1):6–10.

Ellis FD. Selected pigmented fundus lesions of children. *J AAPOS.* 2005;9(4):306–314.

Gray ME, Shaikh AH, Corrêa ZM, Augsburger JJ. Primary uveal melanoma in a 4-year-old black child. *J AAPOS.* 2013;17(5):551–553.

Honavar SG, Shields CL, Singh AD, et al. Two discrete choroidal melanomas in an eye with ocular melanocytosis [review]. *Surv Ophthalmol.* 2002;47(1):36–41.

Mashayekhi A, Kaliki S, Walker B, et al. Metastasis from uveal melanoma associated with congenital ocular melanocytosis: amatched study. *Ophthalmology.* 2013;120(7):1465–1468.

Shields CL, Kaliki S, Livesey M, et al. Association of ocular and oculodermal melanocytosis with the rate of uveal melanoma metastasis: analysis of 7872 consecutive eyes. *JAMA Ophthalmol.* 2013;131(8):993–1003.

Shields CL, Nickerson SJ, Al-Dahmash S, Shields JA. Waardenburg syndrome: iris and choroidal hypopigmentation: findings on anterior and posterior segment imaging. *JAMA Ophthalmol.* 2013;131(9):1167–1173.

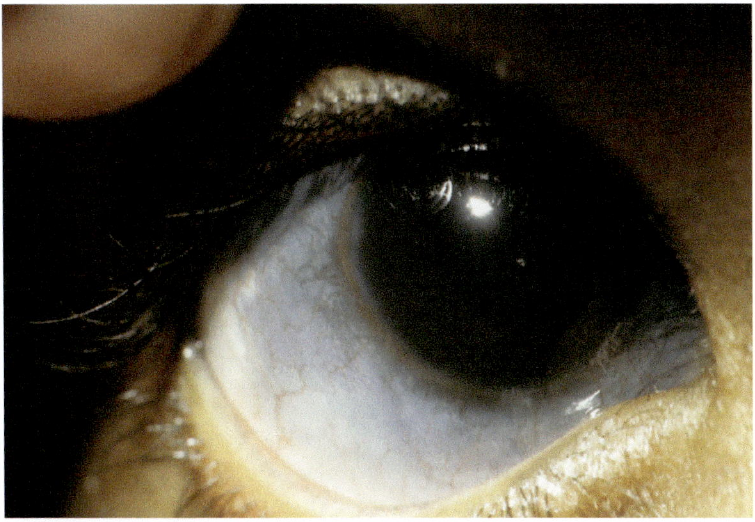

图4–11　眼球黑变病。扁平的巩膜石灰色变。

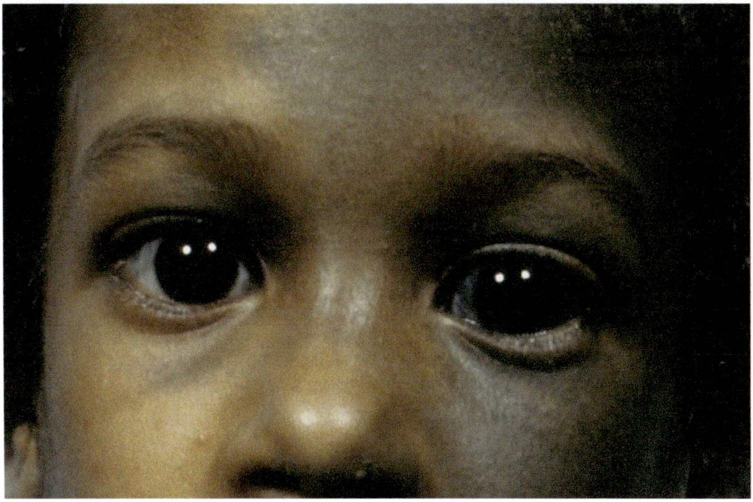

图4–12　眼皮肤黑变病。注意左眼巩膜、眼睑及相邻皮肤的色素沉着增多。

永存瞳孔膜

病因学

- 常见的虹膜发育异常。
- 由前部晶状体血管膜未完全退化引起(正常应在妊娠晚期开始退化)。

症状

- 几乎所有的患者视力均不受影响,个别特别严重的患者除外。

体征

- 与虹膜卷缩轮相连的膜状结构,可漂浮或跨越瞳孔到达对侧虹膜,或附着于晶状体前表面(通常范围较大)(图 4-13)。
- 可伴随白内障(通常位于中央)、小角膜、大角膜、小眼球和组织缺损。

鉴别诊断

- 纤维素性前葡萄膜炎。
- 晶状体与瞳孔异位。

治疗

- 极少数瞳孔区残膜影响视力的患者,保守治疗(散瞳及弱视治疗)即可。
- 过去亦有手术治疗的尝试(包括虹膜切除、残膜的切除以及激光切除),其结果成败参半。

预后

- 通常无须治疗,预后良好。

参考文献

Kothari M, Mody K. Excision of persistent pupillary membrane using a suction cutter. *J Pediatr Ophthalmol Strabismus*. 2009;46(3):187.

Kurt E. A patient with bilateral persistent pupillary membrane: a conservative approach. *J Pediatr Ophthalmol Strabismus*. 2009;46(5):300–302.

Meyer-Rüsenberg B, Thill M, Vujancevic S, et al. Conservative management of bilateral persistent pupillary membranes with 18 years of follow-up. *Graefes Arch Clin Exp Ophthalmol*. 2010;248(7):1053–1054.

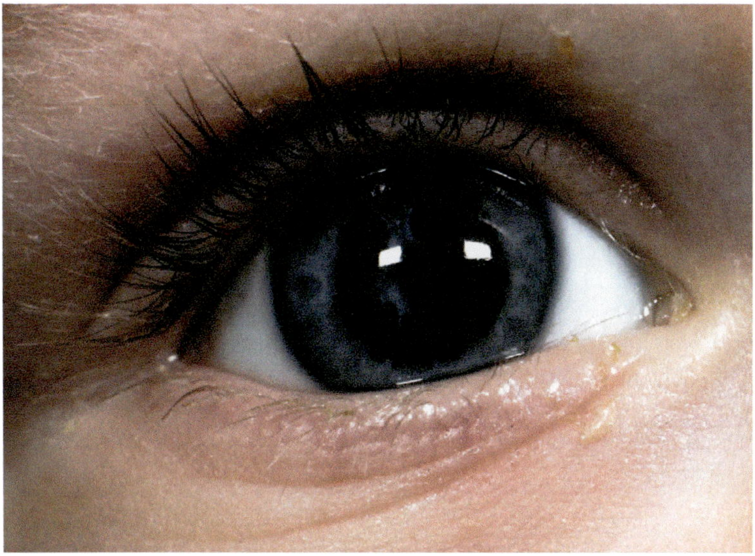

图4–13　永存瞳孔膜。跨越瞳孔区并附着于晶状体前表面。(Courtesy of Alex V. Levin, MD, MHSc, Wills Eye Hospital, Philadelphia.)

虹膜后粘连

病因学

- 虹膜边缘与晶状体前囊间的先天性粘连。先天性虹膜后粘连可能与白内障、子宫内炎症和无虹膜有关。也可表现为仅有晶状体血管膜残留(良性)。
- 后天性粘连更常见,最常与虹膜睫状体炎有关。

症状

- 患者一般无症状,除非合并虹膜睫状体炎或活动性结节病。

体征

- 瞳孔变形。
- 虹膜边缘与晶状体前囊间的粘连(图 4-14)。
- 对于先天性虹膜后粘连,由于虹膜插入晶状体囊内,因此在插入处可引起局部前极性白内障。
- 晶状体前囊表面环形的色素沉着,常见于眼内炎症导致的粘连分离后。

鉴别诊断

- 永存瞳孔膜。
- 后天形成的虹膜后粘连也可能与结节病、Koeppe 结节或 Busacca 结节相关。

治疗

- 合并前极性白内障的先天性虹膜后粘连往往伴随远视性散光和屈光参差性弱视。
- 使用散瞳药物散大瞳孔可以拉开新鲜的虹膜后粘连。
- 当瞳孔全周粘连或有房角关闭的风险时,可行虹膜后粘连分离术。

参考文献

Kadayifçilar S, Eldem B, Tumer B. Uveitis in childhood. *J Pediatr Ophthalmol Strabismus.* 2003;40(6):335-340.

Levy-Clarke GA, Nussenblatt RB, Smith JA. Management of chronic pediatric uveitis [review]. *Curr Opin Ophthalmol.* 2005;16(5):281-288.

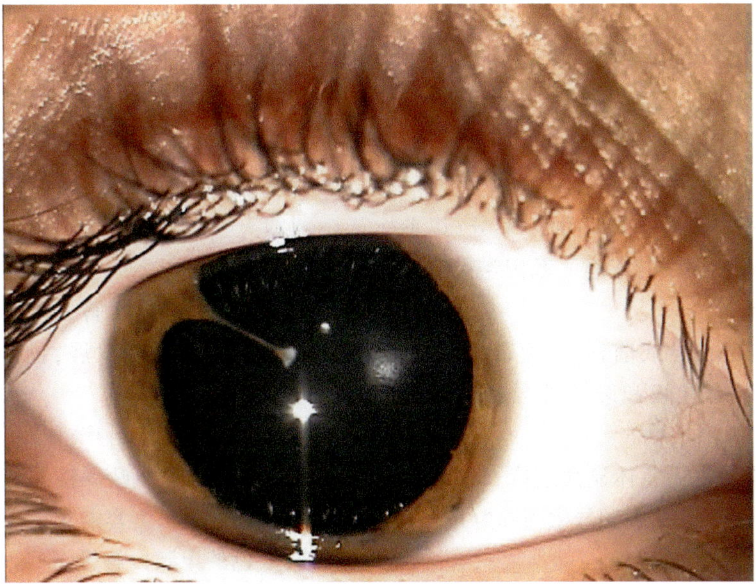

图4-14　虹膜后粘连。虹膜和晶状体前囊的粘连。(Courtesy of Jonathan Salvin, MD.)

Axenfeld-Rieger 异常

病因学

- 一组眼前节缺陷的一部分(以前称为中胚层发育不全),基因型及表现型重叠。
- Schwalbe 线前移、虹膜带扩张至角膜引起虹膜和瞳孔的异常(Axenfeld 异常)。
- 常为常染色体显性遗传。
- 合并牙齿及骨骼异常则称为 Rieger 综合征。
- 已确认存在 4 号染色体 q25位点的 RIEG1/PITX2 基因的突变(该基因在胚胎发育时期调控其他基因的扩展)。
- FOXC1 突变相关(转录因子基因)。

症状

- 虹膜或瞳孔畸形。
- 虹膜明显发育不全可导致畏光。

体征

- 虹膜前凸明显,插入前移的 Schwalbe 线(图 4-15);虹膜基质变薄,双侧的虹膜发育不全导致的虹膜透照,虹膜周边前粘连,瞳孔偏心及移位。

鉴别诊断

- 角膜后胚胎环。
- Peters 异常。
- 瞳孔异位。

治疗

- 50%的概率会继发青光眼;及时、合理地监测青光眼的发展,包括前房角镜检查。
- 潜在的异常无须治疗。
- 有畏光症状可佩戴墨镜。
- 有眩光症状和美容需求的患者可佩戴有颜色的角膜接触镜。
- 可疑全身受累的患者需行基因检查。

预后

- 取决于眼前节的受累情况及是否有青光眼。

参考文献

Cella W, de Vasconcellos JP, de Melo MB, et al. Structural assessment of PITX2, FOXC1, CYP1B1, and GJA1 genes in patients with Axenfeld-Rieger syndrome with developmental glaucoma. *Invest Ophthalmol Vis Sci*. 2006;47(5):1803–1809.

Micheal S, Siddiqui SN, Zafar SN, et al. Whole exome sequencing identifies a heterozygous missense variant in the PRDM5 gene in a family with Axenfeld-Rieger syndrome. *Neurogenetics*. 2016;17(1):17–23.

Singh DV, Sharma YR, Azad RV, et al. Familial ectopia lentis with Axenfeld-Rieger anomaly. *J Pediatr Ophthalmol Strabismus*. 2007;44(1):59–61.

Yi K, Walden PG, Chen TC. What's your diagnosis? Axenfeld-Rieger anomaly without glaucoma. *J Pediatr Ophthalmol Strabismus*. 2007;44(6):333, 355.

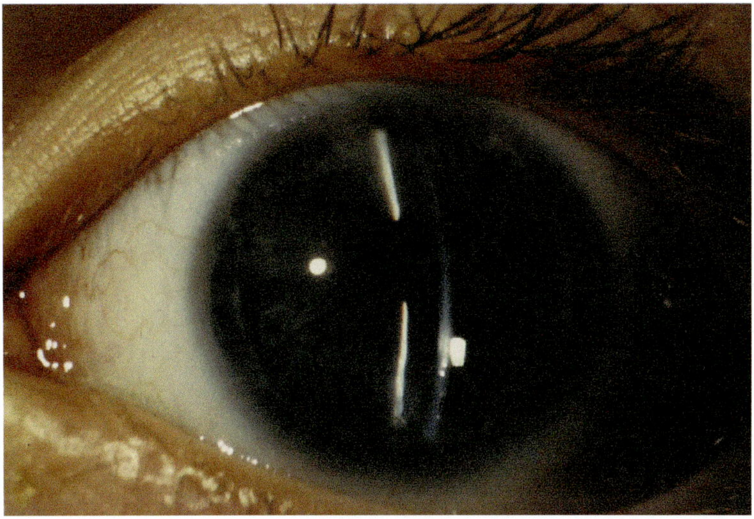

图4-15　Axenfeld-Rieger 异常。虹膜前凸插入前移的 Schwalbe 线。(Courtesy of Alex V. Levin, MD, MHSc, Wills Eye Hospital, Philadelphia.)

(刘利敬　译)

第 5 章

晶状体异常

Caroline DeBenedictis

先天性白内障和发育性白内障

白内障是指眼部晶状体的混浊，主要与年龄有关。先天性白内障是出生时或出生后不久就发生，而发育性白内障是在儿童时期出现。它们可以单眼或双眼发病，并由于晶状体混浊和由此产生的弱视而导致视力下降或失明(图 5–1)。

病因学

- 患病率为每 10 000 名儿童中有 1~4.24 人患病。
- 原发性病例（60%为双眼病例，80%为单眼病例）。
- 家族性病例(30%的病例)。
- 最常见的形态：全白内障(31%)、核性白内障(27%)及后囊下白内障(27%)。
- 与白内障相关的遗传性及代谢性疾病。
    - 半乳糖血症。
    - Alport 综合征(又称为遗传性肾炎)。
    - Fabry 病(又称 α–半乳糖苷酶 A 缺乏病)。
    - 强直性肌营养不良。
    - 糖尿病。
    - 21 三体。
    - 18 三体。
    - 13 三体。
- 与白内障有关的全身疾病。
    - 青少年特发性关节炎。
    - 系统性红斑狼疮。
    - 恶性肿瘤。
- 与白内障有关的眼部畸形。
    - 无虹膜。
    - 永存原始玻璃体增生症。
    - 眼前节发育不全。
- 与白内障有关的母体感染。

- 风疹。
- 巨细胞病毒。
- 水痘。
- 单纯疱疹病毒。
- 弓形体病。
- 梅毒。

症状和体征

- 不同程度的晶状体混浊(点状混浊至全混浊)。
- 不同的颜色变化(黑斑、灰白色斑和完全的白瞳症)。
- 视力下降。
- 非对称性的、减弱的或者丧失的红光反射。
- 眼球震颤。
- 畏光。
- 斜视。
- 未达到相应时期的视觉发育标准。
- 婴儿期视觉发育不良。
- 青少年期视功能发育障碍。

诊断

- 详细了解病史,特别要注意家族史、外伤史、全身类固醇药物应用史、辐射暴露史、母体感染史、儿童的全身疾病、相应时期视觉发育标准或者视力的变化。
- 体格检查包括散瞳、视网膜检影、裂隙灯检查、视力检测和间接检眼镜在内的全部眼科检查。
- B 超检查。
- 婴儿可能要在全身麻醉下才能进行全面检查。
- 全面的体格检查要注意生长和发育的标志及在遗传性、感染性和代谢性检测中的合适的参考值。

治疗

- 直径大于 3mm 的白内障、硬核性白内障、遮挡入眼光线的白内障以及伴有眼球震颤或斜视的白内障为手术适应证,可以植入或者不植入人工晶状体。
- 根据病情的不同,先天性白内障患儿需要在出生后4~8周内开始治疗。
- 7 岁以下的发育性白内障患儿在确诊后几周内就应开始治疗,以避免形成弱视。
- 根据白内障的程度和手术风险,部分病例需要手术或采取其他医学措施。如果视力能准确测量并高于20/50,可以尝试配镜、遮盖及散瞳等治疗。如果视力不能准确测量或视力低于或等于 20/50,应考虑手术。
- 手术后要立即进行无晶状体眼的屈光矫正(佩戴眼镜或角膜接触镜)以及弱视治疗。
- 对有潜在疾病的患者,酌情转诊以进行评估和治疗。

预后

- 取决于白内障诊断和治疗时发育的年龄、白内障的种类、单眼还是双眼发病、伴随的眼部或全身疾病以及手术并发症。

- 对于幼儿来说，手术预后主要取决于是否能坚持弱视治疗。

参考文献

Amaya L, Taylor D, Russell-Eggitt I, et al. The morphology and natural history of childhood cataracts. *Surv Ophthalmol.* 2003;48:125–144.

Lim Z, Rubab S, Chan YH, et al. Pediatric cataract: the Toronto experience-etiology. *Am J Ophthalmol.* 2010;149(6):887–892.

Lin AA, Buckley EG. Update on pediatric cataract surgery and intraocular lens implantation. *Curr Opin Ophthalmol.* 2010;21(1):55–59.

Wu X, Long E, Lin H, et al. Prevalence and epidemiological characteristics of congenital cataract: a systematic review and meta-analysis. *Sci Rep.* 2016;6:28564.

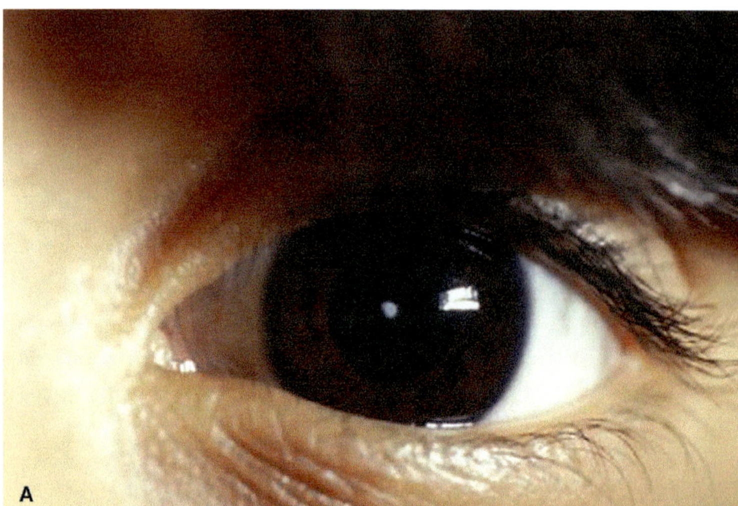

图5–1　先天性白内障。(A)前极性白内障：晶状体前中央部分混浊，混浊的直径一般小于1mm，很少影响到视力。(待续)

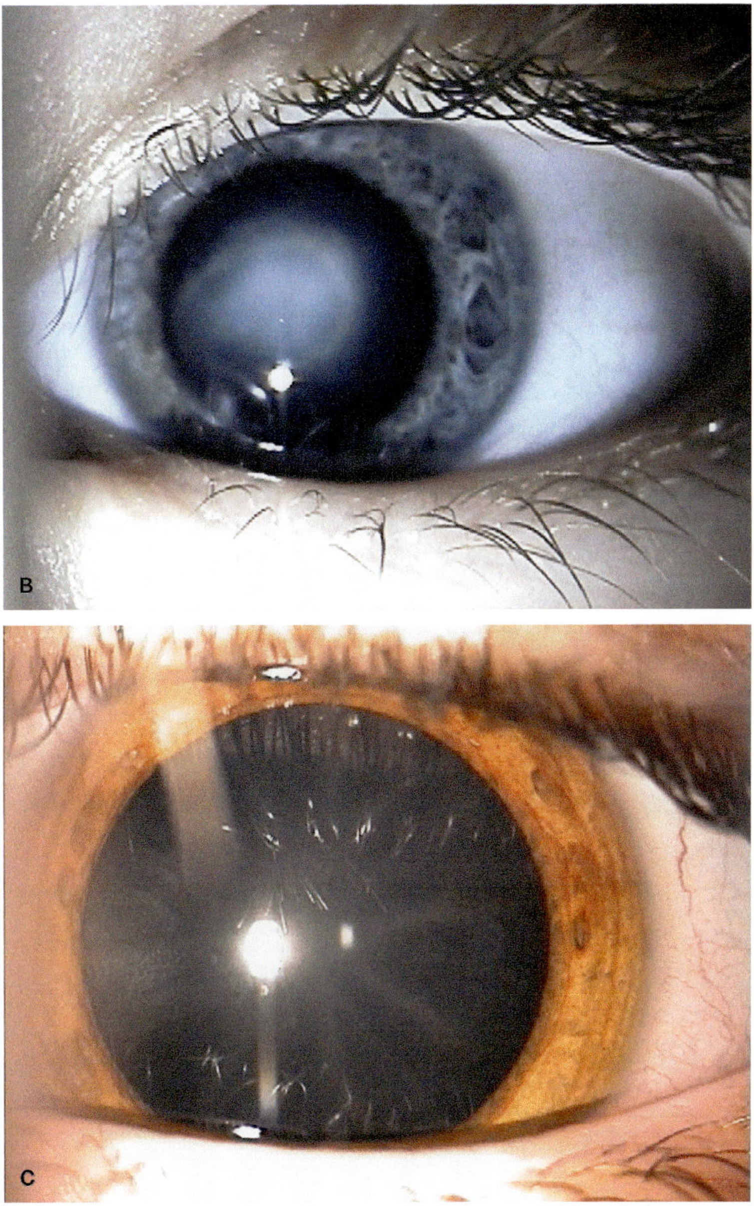

图5–1　（续）(B)先天性核性白内障：中央核的大面积混浊。这种白内障对视力有严重影响而且需要手术摘除。(C)先天性星状白内障：星形的、轮辐状的皮质性晶状体混浊。开始时也许不会影响视力，但最终可能会发展为全白内障。

晶状体异位

晶状体异位是指眼部的晶状体脱离原位(图 5-2)。半脱位是指晶状体仍然被睫状小带系于睫状体的部分移位。全脱位指晶状体和睫状体的完全分离。

病因学

- 外伤。
- 先天性疾病。
- 眼部情况。
  - 单纯的晶状体异位。
  - 晶状体和瞳孔异位。
  - 球形晶状体或小球形晶状体。
  - 无虹膜。
  - 虹膜缺损。
  - 先天性青光眼。
  - 视网膜色素变性。
  - Rieger 综合征(虹膜发育不全-牙发育不全-肌强直性营养不良综合征)。
  - 睫状体髓上皮瘤。
  - 睫状环阻滞性青光眼。
- 伴有晶状体异位的全身疾病。
  - 马方综合征。
  - 同型胱氨酸尿症。
  - Weil-Marchesani 综合征。
  - Ehlers-Danlos 综合征(皮肤弹性过度综合征)。
  - 亚硫酸盐氧化酶缺乏症。
  - 高赖氨酸血症。
  - 先天性梅毒。
  - Grouzon 综合征(颅骨纤维结构不良综合征)。
  - Apert 病。
  - 强直性肌营养不良。

症状

- 由于逐渐出现或突然出现屈光不正,多导致视力轻度至重度下降。
- 疼痛与瞳孔阻滞性青光眼有关。

体征

- 晶状体的一部分向前或向后脱位。
- 晶状体完全脱位进入前房或者眼的后极部。
- 瞳孔阻滞性青光眼。
- 引发不规则的屈光不正(不规则散光、高度近视或者无晶状体眼)。
- 弱视。
- 虹膜震颤。

诊断

- 详细了解病史以确定病因,尤其要高度注意最近头部、眼眶或者眼睛的外伤史。
- 包括视力检测、裂隙灯检查和散瞳查眼底等全面的眼部检查。
- 如果排除了外伤,要进行适当的遗传性、代谢性和(或)传染性方面的研究。

治疗

- 用矫正性镜片进行屈光矫正。
- 弱视治疗。
- 晶状体切除术，以及术后无晶状体眼的眼镜或角膜接触镜的矫正。
- 晶状体切除术并在可行的情况下行人工晶状体植入。
- 继发性眼病的治疗（如瞳孔阻滞性青光眼）。
- 转诊至相关专家并对潜在的全身疾病状况进行评估和治疗。

预后

- 在手术后进行适当的屈光矫正，90%的患者视力超过 20/40。

参考文献

Colley A, Lloyd IC, Ridgway A, et al. Ectopia lentis et pupillae; the genetic aspects and differential diagnosis. *J Med Genet*. 1991;28(11):791–794.

Gupta NK, Simon JW, Walton DS, et al. Bilateral ectopia lentis as a presenting feature of medulloepithelioma. *JAAPOS*. 2001;5(4):255–257.

Neely DE, Plager DA. Management of ectopia lentis in children. *Ophthalmol Clin North Am*. 2001;14(3):493–499.

Young TL. Ophthalmic genetics/inherited eye disease. *Curr Opin Ophthalmol*. 2003;14(5):296–303.

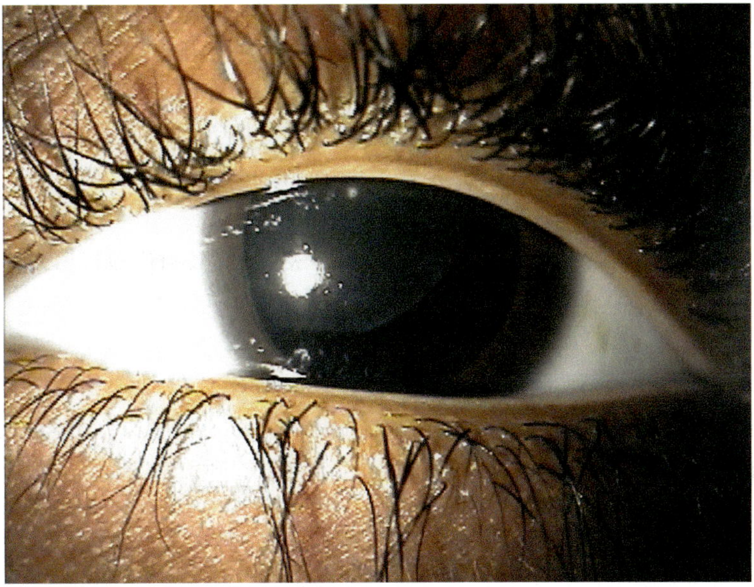

图5–2 晶状体异位。典型的马方综合征出现向鼻上方的晶状体脱位。

前圆锥形晶状体

前圆锥形晶状体是晶状体的前囊向前弓状突出，常常伴发晶状体混浊（图5-3）。

病因学

- 也许与前囊下白内障或者前极性白内障有关。
- Alport综合征：一种伴出血性肾炎和感觉神经性耳聋的遗传性疾病（85%伴有X连锁染色体遗传）。
- 外伤。

症状

- 如果比较小（<2~3mm），则没有明显的症状。
- 如果比较大，则会出现视力模糊或导致弱视。

体征

- 常双眼发病。
- 裂隙灯检查时会看到居中的晶状体前囊圆锥形向前突出（图5-3）。
- 在红光反射中出现中央“油滴”状表现。
- 产生近视或者散光等屈光不正。
- 红光反射偏白等颜色改变。

诊断

- 详细的病史，包括Alport综合征的家庭史。
- 包括视力检测、裂隙灯检查、散瞳查眼底、视网膜检影和屈光检查等全面的眼部检查。
- 转诊患者以进行肾脏和听觉的评估。

治疗

- 屈光矫正。
- 弱视治疗。
- 对于小的囊袋不规则或者混浊，进行药物性散瞳。
- 如果出现晶状体极度混浊，则要进行白内障摘除术。
- 如果仅仅做屈光矫正或者扩瞳还不能改善视力，则要进行晶状体切除术。
- 治疗潜在的系统性肾脏疾病。
- 治疗听力损失。

预后

- 密切观察，确诊后行白内障摘除术可以获得良好视力。

参考文献

Flinter F. Alport's syndrome. *J Med Genet.* 1997;34:326–330.

Savige J, Sheth S, Leys A, et al. Ocular features in Alport syndrome: pathogenesis and clinical significance. *Clin J Am Soc Nephrol.* 2015;10(4):703–709.

Trivedi R, Wilson ME. Anterior lenticonus in Alport syndrome. In: Wilson ME, Trivedi R, Pandey S, eds. *Pediatric Cataract Surgery; Techniques, Complications, and Management.* Philadelphia, PA: Lippincott Williams & Wilkins; 2005:194–198.

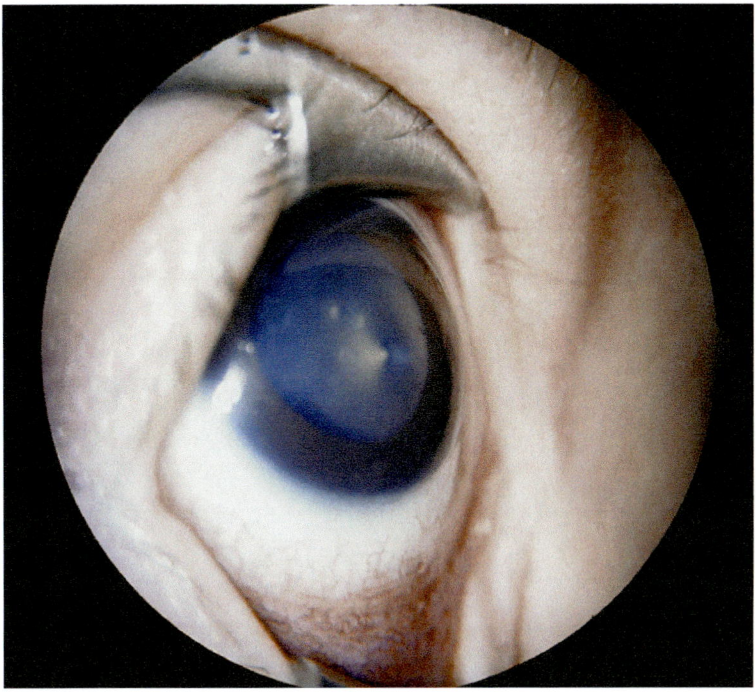

图5-3　前圆锥形晶状体。

后圆锥形晶状体

后圆锥形晶状体是晶状体后囊变薄且中央部向后弓状突起(图 5-4)。通常,后部晶状体的混浊呈进展性,并会发展为全后囊下白内障。在进行白内障手术时,后囊常常会出现一个孔洞,从而引起术中玻璃体脱出。

病因学

- 先天性。
- 遗传(X 连锁遗传或常染色体显性遗传)。

症状

- 早期常常没有症状。
- 随着病情的进展出现视力下降。

体征

- 红光反射中出现“油滴”状表现。
- 通过裂隙灯检查可以看到晶状体后部的改变。
- 弱视。
- 不规则的晶状体源性散光。
- 视轴部分或全部混浊。
- 不同程度的白瞳症。

诊断

- 详细的病史,包括家族史。
- 包括视力检测、裂隙灯检查、散瞳眼底检查、视网膜检影和屈光检查等全面的眼部检查。

治疗

- 如果病变小于 3mm,进行随访观察。
- 弱视治疗。
- 屈光矫正。
- 如果有残余视力行白内障摘除术后,可以植入或不植入人工晶状体。
- 如果不能通过屈光矫正或散瞳提高视力,可以行晶状体切除术。
- 在白内障摘除术中要特别注意后囊的处理;很多该类患者在术中发现后囊缺损。
- 该疾病多为进展性,治疗后需要继续密切观察,这时视力不作为主要诊断指标。

预后

- 需要继续关注先天性后圆锥形晶状体患儿的病情变化,但其预后通常良好。
- 后天性或进行性后圆锥形晶状体患儿通常预后良好。

参考文献

Amaya L, Taylor D, Russell-Eggitt I, et al. The morphology and natural history of childhood cataracts. *Surv Ophthalmol.* 2003;48:125–144.

Khali M, Saheb N. Posterior lenticonus. *Ophthalmology.* 1984;91:1429–1430.

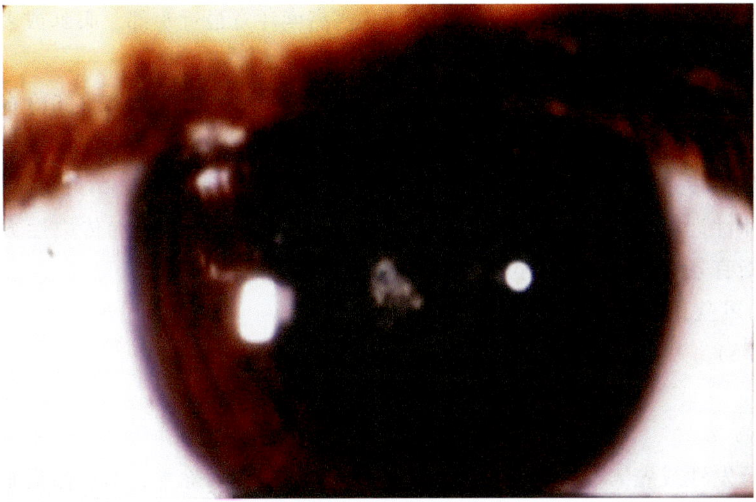

图5–4　后圆锥形晶状体。晶状体后部混浊。早期也许对视力没有严重影响,但是最终可能会进展成完全的后囊下混浊。

球形晶状体

球形晶状体是指近似球形，伴有晶状体厚度和曲率的增加，并且导致晶状体性近视的晶状体。小球形晶状体是指有较高的晶状体脱位（晶状体异位）风险的球形的、较小的晶状体（图 5-5）。

病因学

- 原发性或先天性。
- Weill-Marchesani 综合征。
- 马方综合征。

症状

- 由于逐渐出现或突然出现屈光不正，多导致视力轻度至重度下降。
- 疼痛与瞳孔阻滞性青光眼有关。

体征

- 高度晶状体性近视。
- 不规则散光。
- 弱视。
- 瞳孔阻滞性青光眼。
- 晶状体向前或向后脱位。

诊断

- 详细询问病史以确定病因，尤其要高度注意最近头部、眼眶或者眼睛的外伤史。
- 包括视力检测、裂隙灯检查和散瞳眼底检查等全面的眼部检查。
- 如果排除了外伤，要进行适当的遗传性、代谢性和（或）传染性方面的研究。

治疗

- 屈光矫正。
- 弱视治疗。
- 晶状体切除术，术后佩戴眼镜或角膜接触镜以矫正无晶状体眼。
- 晶状体切除并在可行的情况下进行人工晶状体植入。
- 继发性眼病的治疗（如瞳孔阻滞性青光眼）。
- 转诊至相关专家以对潜在的全身疾病状况进行评估和治疗。

参考文献

Jensen AD, Cross HE, Paton D. Ocular complications in the Weill-Marchesani syndrome. *Am J Ophthalmol.* 1974;77:261–269.

Pikkel J, Irena E. Isolated spherophakia and glaucoma. *Case Rep Med.* 2013;2013:516490.

Ritch R, Chang BM, Liebmann JM. Angle closure in younger patients. *Ophthalmology.* 2003;110:1880–1889.

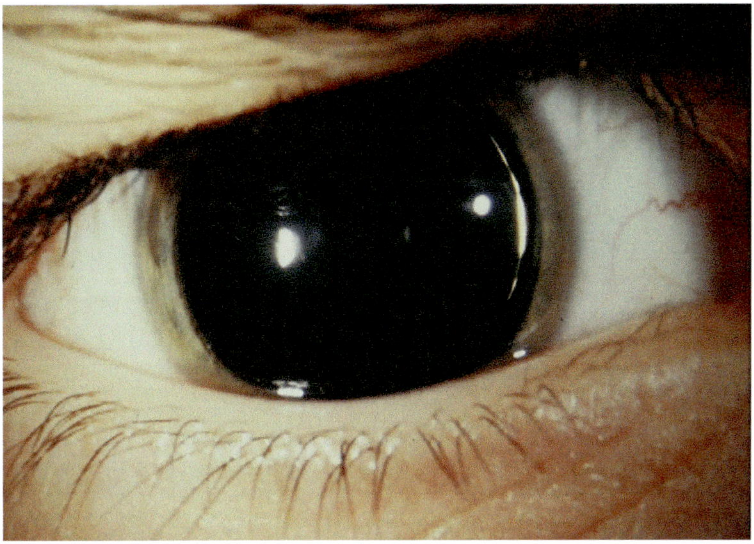

图5–5　小球形晶状体。患有小球形晶状体的患者，鼻侧可见球形晶状体边缘。(Courtesy of Alex V.Levin, MD.)

（武浩然　译）

第6章

小儿葡萄膜炎

Kara C. LaMattina, Debra A. Goldstein

引言

小儿葡萄膜炎是一种罕见的疾病，在三级转诊中心占葡萄膜炎病例的5%~10%。虽然它并不常见，但因为它的诊断和治疗很具有挑战性，并有明显的发病危险因素，所以其是一种很重要的疾病。对于幼年型特发性关节炎(JIA)相关的葡萄膜炎，其通常没有症状，也可能因为儿童还不会说话或者无法表达，从而导致诊断延迟。儿童比成人难以配合检查，也可能导致诊断延迟。儿童除了有在成人患者中可见的一些疾病[白内障、带状角膜病、青光眼、黄斑囊样水肿(CME)]外，还有弱视的风险，这可能限制了局部治疗的选择。儿童还可能出现包括生长迟缓在内的全身性类固醇的特有副作用，这进一步限制了治疗的选择。

幼年型特发性关节炎

JIA是与小儿葡萄膜炎相关的最常见的全身性疾病。其病因不明，并在16岁前发病，持续6周以上。国际风湿病协会联盟(ILAR)提出的分类标准概述如下。

流行病学和病因学

少关节炎型

- 占JIA病例的50%~60%。
- 关节炎发病6个月内，受累关节为4个或4个以下(通常是膝盖、脚踝和手指)。
- 发病高峰的年龄为2~4岁。
- 30%~50%的患者出现葡萄膜炎。
- 女性更常见。
- 亚型包括持续型(在整个病程中，4个或4个以下关节受累)和扩展型(发病6个月后，4个以上关节受累)。

类风湿因子——阳性多关节炎型

- 关节炎发病 6 个月内,4 个以上的关节受累。
- 约占 JIA 病例的 2%。
- 发病的平均年龄为 9~12 岁。
- 很少发生葡萄膜炎。

类风湿因子——阴性多关节炎型

- 关节炎发病 6 个月内,4 个以上关节受累。
- 占 JIA 病例的 20%~30%。
- 发病的双峰年龄段为 1~3 岁、9~14 岁。
- 5%~10%的患者出现葡萄膜炎。

银屑病性关节炎型

- 关节炎伴有银屑病，或者关节炎合并以下至少 2 种情况:指(趾)炎、指甲凹陷或指甲剥离，一级亲属患有银屑病。
- 约占 JIA 病例的 5%。
- 发病的双峰年龄段为 1~2 岁、8~12 岁。
- 10%~20%患者出现葡萄膜炎。

附着点炎相关关节炎型

- 关节炎及附着点炎,或是关节炎或附着点炎伴有以下至少 2 种情况:骶髂关节压痛或炎性腰骶疼痛、HLA-B27 阳性、6 岁以上男孩出现关节炎、强直性脊柱炎、附着点炎相关的关节炎、骶髂炎伴炎症性肠炎(IBD)、反应性关节炎，或一级亲属有急性前葡萄膜炎。
- 发病的平均年龄>10 岁。
- 男童多见。
- 10%~15%的患者出现葡萄膜炎。

全身型关节炎型

- 占 JIA 病例的 10%。
- 发病的平均年龄<5 岁。
- 男女发病均等。
- 伴有发热、皮疹、淋巴结肿大、肝脾肿大、心包炎、腹膜炎。
- 可累及髋关节、颈椎、颞下颌关节。
- <1%的患者出现葡萄膜炎。

未分化关节炎型

- 不符合以上任何一种类型的关节炎,或符合多种类型的关节炎。
- 占 JIA 病例的 5%~10%。

症状

- 少关节炎型相关葡萄膜炎通常无症状(需要筛查)。
- 多关节炎型类风湿因子——阴性 JIA 也往往无症状(需要筛查)。
- 附着点炎相关关节炎型合并的葡萄膜炎通常表现为疼痛、眼红和畏光，通常一次累及一只眼，如成人 HLA-B27 阳性患者(不需要筛查)。

体征

少关节炎型

- 通常为双侧、非肉芽肿性前葡萄膜炎。
- 前房细胞/闪辉±前玻璃体细胞。
- 可能发展为带状角膜病、虹膜后粘连、虹膜前粘连、永存瞳孔膜(图 6-1)。

• 可并发白内障、青光眼、黄斑水肿、低眼压。

附着点炎相关关节炎型

• 严重急性前葡萄膜炎（通常有纤维蛋白和前房积脓，图 6-2）。

• IBD 儿童患者可能出现急性或慢性前葡萄膜炎、巩膜炎、CME 或视网膜血管炎。

鉴别诊断

• 早发性结节病/Blau 综合征。

• 肾小管间质性肾炎葡萄膜炎(TINU)。

• 感染后葡萄膜炎。

诊断

• 无症状前葡萄膜炎的儿童患者行抗核抗体(ANA)检查。

• 急性症状性前葡萄膜炎患者行 HLA-B27 检查。

• 行 TINU 检查，特别是双侧急性前葡萄膜炎检查(将尿 β_2 微球蛋白作为筛查试验，见下文)。

• 行结节病检查(胸部 X 线检查)。

• 定期筛查葡萄膜炎伴 JIA 患者(表 6-1 和表 6-2)。

治疗

• 限制局部和全身应用皮质类固醇。

• 早期应用全身免疫调控治疗，视力恢复更好(甲氨蝶呤是最常见的一线药物)。

预后

• 取决于疾病的表现程度。

• 如果早期诊断并采取适当的积极治疗，通常预后良好。

• 早期应用无类固醇的免疫调控治疗，则效果更好。

表6-1 针对JIA儿童眼科筛查的美国儿科学会指南

JIA类型	发病年龄	
	小于7岁	大于7岁
少关节炎型		
ANA(+)	每 3~4 个月	每 6 个月
ANA(-)	每 6 个月	每 6 个月
多关节炎型		
ANA(+)	每 3~4 个月	每 6 个月
ANA(-)	每 6 个月	每 6 个月
全身性	每 12 个月	每 12 个月

Reprinted with permission from American Academy of Pediatrics Section on Rheumatology and Section on Ophthalmology. Guidelines for ophthalmologic examinations in children with juvenile rheumatoid arthritis. *Pediatrics*. 1993;92(2):295-296.

参考文献

Ernst BB, Lowder CY, Meisler DM, et al. Posterior segment manifestations of inflammatory bowel disease. *Ophthalmology*. 1991;98:1272-1280.

Gregory AC II, Kempen JH, Daniel E, et al; Systemic Immunosuppressive Therapy for Eye Diseases Cohort Study Research Group. Risk factors for loss of visual acuity among patients with uveitis associated with juvenile idiopathic arthritis: the Systemic Immunosuppressive Therapy for Eye Diseases Study. *Ophthalmology*. 2013;120(1):186–192.

Hafner R, Michels H. Psoriatic arthritis in children. *Curr Opin Rheumatol*. 1996;8:467–472.

Heiligenhaus A, Niewerth M, Ganser G, et al; German Uveitis in Childhood Study Group. Prevalence and complications of uveitis in juvenile idiopathic arthritis in a population-based nation-wide study in Germany: suggested modification of the current screening guidelines. *Rheumatology*.2007;46:1015–1019.

Kesen MR, Setlur V, Goldstein DA. Juvenile idiopathic arthritis-related uveitis. *Int Ophthalmol Clin*. 2008;48:21–38.

Kotaniemi K, Kaipiainen-Seppänen O, Savolainen A, et al. A population-based study on uveitis in juvenile rheumatoid arthritis. *Clin Exp Rheumatol*. 1999;17:119–122.

Levy-Clarke GA, Nussenblatt RB, Smith JA. Management of chronic pediatric uveitis. *Curr Opin Ophthalmol*. 2005;16:281–288.

Petty RE, Smith JR, Rosenbaum JT. Arthritis and uveitis in children: a pediatric rheumatology perspective. *Am J Ophthalmol*. 2003;135:879–884.

Petty RE, Southwood TR, Manners P, et al; International League of Associations for Rheumatology. International League of Associations for Rheumatology classification of juvenile idiopathic arthritis, second revision, Edmonton, 2001. *J Rheumatol*. 2004;31:390–392.

Stoll ML, Zurakowski D, Nigrovic LE, et al. Patients with juvenile psoriatic arthritis comprise two distinct populations. *Arthritis Rheum*. 2006;54(11):3564–3572.

Wu EY, Van Mater HA, Rabinovich CE. Juvenile idiopathic arthritis. In: Kliegman R, Stanton B, Schor N, St. Geme J, Behrman R, eds. *Nelson Textbook of Pediatrics*. 19th ed. Philadelphia, PA: Elsevier Health Sciences; 2011:829–838.

Zierhut M, Michels H, Stübiger N, et al. Uveitis in children. *Int Ophthalmol Clin*. 2005;45(2):135–156.

表6-2　基于JIA的ILAR分类的筛查建议

JIA类型	ANA	JIA发病年龄（岁）	JIA持续时间（年）	筛查时间（月）
少关节炎型 RF(–)多关节炎型 银屑病性关节炎型 未分化关节炎型	+	≤6	≤4	3
	+	≤6	>4	6
	+	≤6	≥7	12
	+	>6	≤2	6
	+	>6	>2	12
	–	≤6	≤4	6
	–	≤6	>4	12
	–	>6	NA	12
附着点炎相关关节炎型		NA	NA	12
RF(+)多关节炎型		NA	NA	12
全身性关节炎型		NA	NA	12

RF，类风湿因子。

Reprinted with permission from Heiligenhaus A, Niewerth M, Ganser G, Heinz C, Minden K; German Uveitis in Childhood Study Group. Prevalence and complications of uveitis in juvenile idiopathic arthritis in a population-based nation-wide study in Germany: suggested modification of the current screening guidelines. *Rheumatology*. 2007;46:1015–1019.

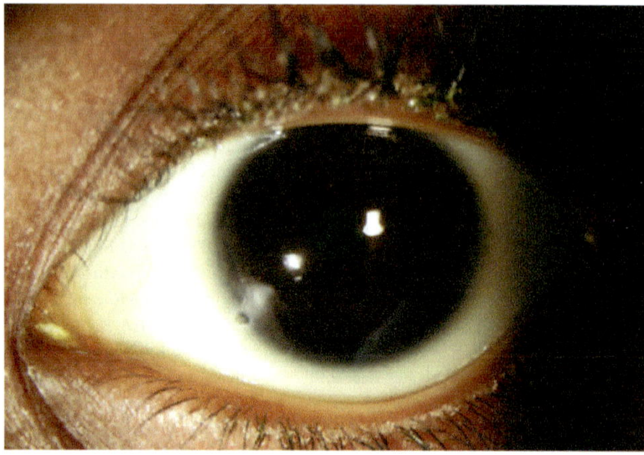

图 6-1 幼年型特发性关节炎。患幼年型特发性关节炎的 7 岁女孩表现为角膜带状病变和虹膜后粘连。

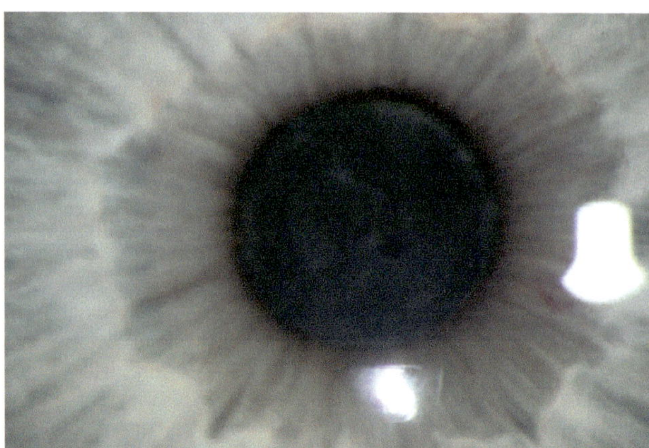

图 6-2 附着点炎相关葡萄膜炎。附着点炎相关急性前葡萄膜炎患者的纤维蛋白膜。

肾小管间质性肾炎-葡萄膜炎

急性肾小管间质性肾炎常因药物造成(约 70%的病例),占急性肾损伤的 15%~20%。1975 年,首次报道其与葡萄膜炎有关,占三级转诊中心所有葡萄膜炎的 1%~2%。葡萄膜炎可在全身症状出现前 2 个月至出现后 14 个月发生(中位数是全身出现症状后 3 个月)。

流行病学和病因学

- 发病的平均年龄为 15 岁。
- 关于性别比例的报道结果不一。
- 在已发表的文献中,其占所有儿童葡萄膜炎的 1.1%~2%,但真正的患病率可能更高。

症状

- 全身症状:发热、体重减轻、乏力、不适、厌食、虚弱、关节痛、肌肉痛。
- 可能有腹痛或者腰痛。
- 眼部症状:疼痛、眼红、视力模糊、畏光。

体征

- 主要是双侧非肉芽肿性前葡萄膜炎。
- 至少 20%的患者出现眼后节病变(包括玻璃体炎、睫状体平坦部渗出、视网膜血管鞘、视网膜内出血和渗出、局灶性脉络膜视网膜炎和多灶性脉络膜炎)(图 6-3 和图 6-4)。

鉴别诊断

- 早发性结节病/Blau 综合征。
- 感染后葡萄膜炎。
- JIA 相关葡萄膜炎。

诊断

- 尿 β_2 微球蛋白。
- 肾功能(血尿素氮、肌酐)。
- HLA-DRB1。
- 可能需要肾活检来确诊。

治疗

- 局部和全身皮质类固醇治疗。
- 如果不能停用类固醇,可能需要免疫调节治疗。

预后

- 恰当的治疗通常有所帮助。
- 肾脏疾病通常是自限性的,眼部疾病通常是慢性的。

参考文献

Dobrin RS, Vernier RL, Fish FJ. Acute eosinophilic interstitial nephritis and renal failure with bone marrow-lymph node granulomas and anterior uveitis. *Am J Med.* 1975;596:325–333.

Howarth L, Gilvert RD, Bass P, et al. Tubulointerstitial nephritis and uveitis in monozygotic twin boys. *Pediatr Nephrol.* 2004;19:917–919.

Kump LI, Cervantes-Castaneda RA, Androudi SN, et al. Analysis of pediatric uveitis cases at a tertiary referral center. *Ophthalmology*. 2005;112:1287–1292.

Levinson RD, Park MS, Rikkers SM, et al. Strong associations between specific HLA-DQ and HLA-DR alleles and the tubulointerstitial nephritis and uveitis syndrome. *Invest Ophthalmol Vis Sci*. 2003;44:653–657.

Mackensen F, Billing H. Tubulointerstitial nephritis and uveitis syndrome. *Curr Opin Ophthalmol*. 2009;20(6):525–531.

Mandeville JT, Levinson RD, Holland GN. The tubulointerstitial nephritis and uveitis syndrome. *Surv Ophthalmol*. 2001;46:195–208.

Raghavan R, Eknoyan G. Acute interstitial nephritis—a reappraisal and update. *Clin Nephrol*. 2014;82(3):149–162.

Rosenbaum JT. Bilateral anterior uveitis and interstitial nephritis. *Am J Ophthalmol*. 1988;105:534–537.

Smith JA, Mackensen F, Sen HN, et al. Epidemiology and course of disease in childhood uveitis. *Ophthalmology*. 2009;116(8):1544–1551.

Vohra S, Eddy A, Levin AV, et al. Tubulointerstitial nephritis and uveitis in children and adolescents. Four new cases and a review of the literature. *Pediatr Nephrol*. 1999;13:426–432.

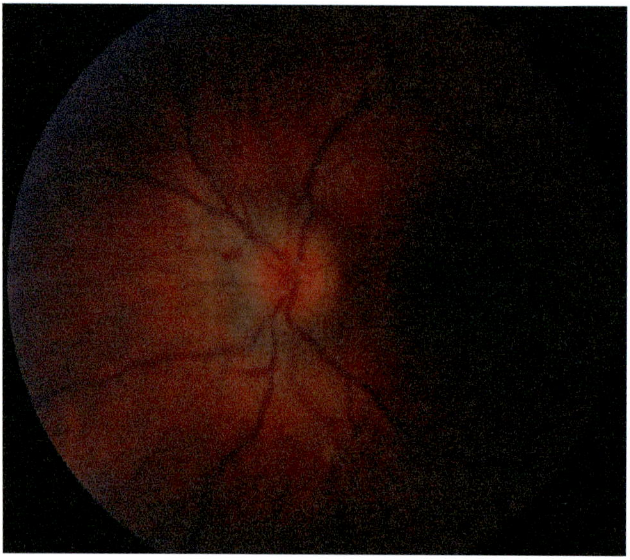

图 6–3 肾小管间质性肾炎–葡萄膜炎。患有肾小管间质性肾炎–葡萄膜炎的 10 岁男孩的视盘新生血管。

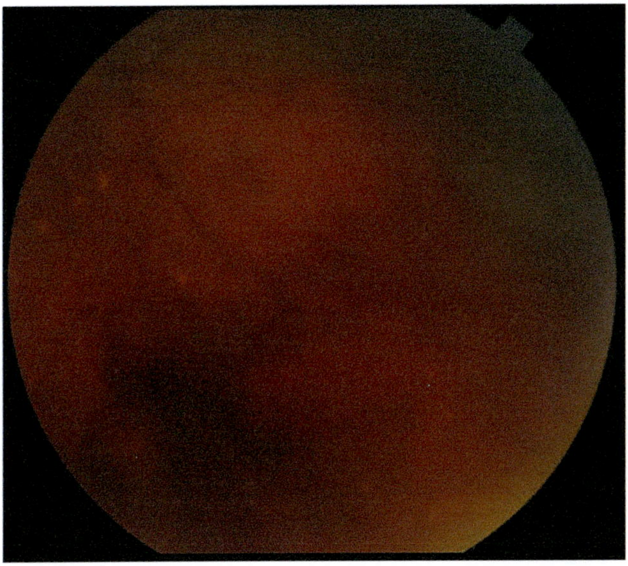

图 6–4　肾小管间质性肾炎–葡萄膜炎。患有肾小管间质性肾炎–葡萄膜炎的 10 岁男孩的外周肉芽肿和玻璃体积血。

Blau综合征/早发性结节病

Blau综合征(也称为Blau-Jabs综合征)是早发性结节病的常染色体显性家族形式,这两种疾病都以肉芽肿性皮炎、多关节炎和葡萄膜炎为特征,没有结节病中典型的肺病。虽然早发性结节病与散发性突变有关,但是这两种疾病都与NOD2突变相关。两种疾病通常都首先出现在4岁以下的儿童中。小儿结节病还有另外两种亚型——小儿发病的伴有葡萄膜炎和全身性肉芽肿病的脂膜炎和小儿发病的成人型结节病——与NOD2突变无关。小儿发病的成人型结节病往往发生在青春期早期,肺受累率为90%~100%。

流行病学和病因学

- 全身发病年龄为2~4岁。
- 60%~80%的患者患有葡萄膜炎。
- 发生葡萄膜炎的平均年龄为4岁。
- 占小儿葡萄膜炎病例的1.1%~4.7%。

症状

- 皮肤(通常首发表现):躯干/四肢纤细、鳞片状、红斑、斑丘疹。
- 掌指骨、跖掌骨及手足近端指间关节多发性关节炎。
- 也可能有手腕、膝盖、脚踝和肘部受累。
- 疼痛、眼红、视物模糊、畏光。

体征

- 双侧、慢性或复发性肉芽肿性前葡萄膜炎或后葡萄膜炎。
- 羊脂状角膜后沉着物(KP)。
- 可能患有前葡萄膜炎、中葡萄膜炎、脉络膜视网膜炎、视网膜静脉周围炎、黄斑水肿、视网膜静脉闭塞、视神经病变(图6-5和图6-6)。

鉴别诊断

- JIA相关葡萄膜炎。
- 小儿发病的成人型结节病。
- 结核病。

诊断

- 皮肤活检显示非干酪样、上皮样巨细胞肉芽肿。
- CARD15/NOD2基因突变检测。

治疗

- 限制局部和全身应用类固醇。
- 应用抗代谢物和(或)生物制剂的全身免疫调节治疗(经常需要)。

预后

- 通常预后良好，如有眼后段并发症可导致中度至重度视力丧失。

参考文献

Blau EB. Familial granulomatous arthritis, iritis, and rash. *J Pediatr*. 1985;107:689–693.

Hoffmann AL, Milman N, Byg KE. Childhood sarcoidosis in Denmark 1979–1994: incidence, clinical features and laboratory results at presentation in 48 children. *Acta Paediatr*. 2004;93:30–36.

Jabs DA, Houk JL, Bias QB, et al. Familial granulomatous synovitis, uveitis, and cranial neuropathies. *Am J Med*. 1985;78(5):801–804.

Kanazaaw N, Matsushima S, Kambe N, et al. Presence of a sporadic case of systemic granulomatosis syndrome with a CARD15 mutation. *J Invest Dermatol*. 2004;122(3):851–852.

Khairallah M, Attia S, Zaouali S, et al. Pattern of childhood-onset uveitis in a referral center in Tunisia, North Africa. *Ocul Immunol Inflamm*. 2006;14(4):225–231.

Kump LI, Cervantes-Castaneda RA, Androudi SN, et al. Analysis of pediatric uveitis cases at a tertiary referral center. *Ophthalmology*. 2005;112:1287–1292.

Miceli-Richard C, Lesage S, Rybojad M, et al. Card15 mutations in Blau syndrome. *Nat Genet*. 2001;29(1):19–20.

Petty RE, Laxer RM, Lindsley CB, et al. *Textbook of Pediatric Rheumatology*. Philadelphia, PA: Elsevier Saunders; 2016:517–525.

Rahimi M, Oustad M, Ashrafi A. Demographic and clinical features of pediatric uveitis at a tertiary referral center in Iran. *Middle East Afr J Ophthalmol*. 2016;23(3):237–240.

Raiji VR, Miller MM, Jung LK. Uveitis in Blau syndrome from a de novo mutation of the NOD2/CARD15 gene. *J AAPOS*. 2011;15:205–207.

Rose CD, Doyle TM, McIlvain-Simpson G, et al. Blau syndrome mutation of CARD15/NOD2 in sporadic early onset granulomatous arthritis. *J Rheumatol*. 2005;32(2):373–375.

Rosé CD, Pans S, Casteels I, et al. Blau syndrome: cross-sectional data from a multicenter study of clinical, radiological and functional outcomes. *Rheumatology (Oxford)*. 2015;54(6):1008–1016.

Smith JA, Mackensen F, Sen HN, et al. Epidemiology and course of disease in childhood uveitis. *Ophthalmology*. 2009;116(8):1544–1551.

Vaphiades MS, Eggenberger E. Childhood sarcoidosis. *J Neuroophthalmol*. 1998;18(2):99–101.

Wouters CH, Maes A, Foley KP, et al. Blau syndrome, the prototypic auto-inflammatory granulomatous disease. *Pediatr Rheum Online J*. 2014;12:33.

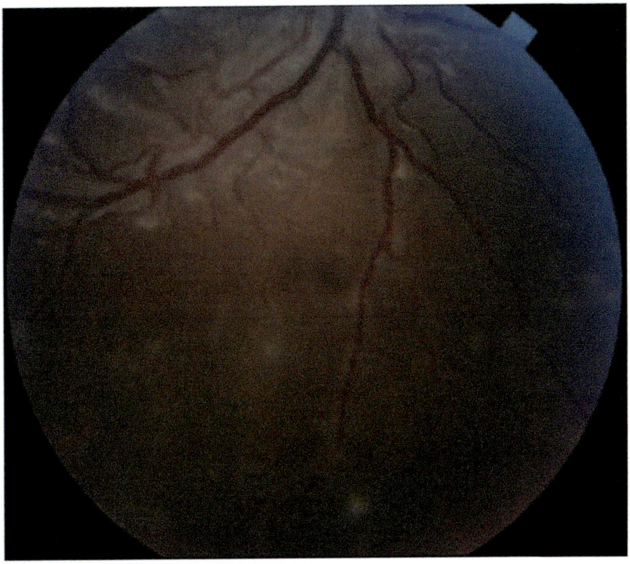

图 6–5　Blau 综合征。17 岁 Blau 综合征女孩的视网膜静脉周围炎。

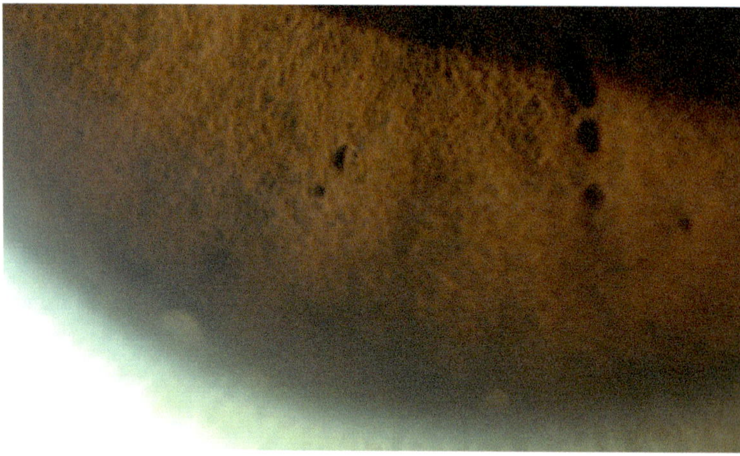

图 6-6 Blau 综合征。Blau 综合征患儿的肉芽肿性角膜后沉着物。

感染后的自身免疫性葡萄膜炎

感染后的自身免疫性葡萄膜炎在 A 组链球菌感染后最常见，通常发生全身疾病后 1~6 周出现双侧前葡萄膜炎。

流行病学和病因学

- 平均发病年龄为 10.9 岁。
- 占儿童葡萄膜炎病例的 7%。

症状

- 流感样症状和喉咙痛。
- 视物模糊、疼痛、畏光。

体征

- 急性双侧前葡萄膜炎。
- +/–CME、视盘炎。

鉴别诊断

- JIA 相关葡萄膜炎。
- 肾小管间质性肾炎–葡萄膜炎。
- 早发性结节病/Blau 综合征。

诊断

- 血清抗链球菌溶血素 O 滴度（如果继续升高，可能需要进一步的抗生素治疗。）

治疗

- 适当的抗生素治疗。
- 局部类固醇治疗通常是足够的。

预后

- 预后良好，通常为自限性。

参考文献

Benjamin A, Tufail A, Holland GN. Uveitis as the only clinical manifestation of post streptococcal syndrome. *Am J Ophthalmol*. 1997;123(2)258–260.

Birnbaum AD, Jiang Y, Vasaiwala R, et al. Bilateral simultaneous-onset nongranulomatous acute anterior uveitis: clinical presentation and etiology. *Arch Ophthalmol*. 2012;130(11):1389–1394.

Gallagher MJ, Muqit MM, Jones D, et al. Post-streptococcal uveitis. *Acta Ophthalmol Scand*. 2006;84(3):424–428.

Holland GN. Recurrent anterior uveitis associated with streptococcal pharyngitis in a patient with a history of post-streptococcal syndrome. *Am J Ophthalmol*. 1999;27:345–347.

Paroli MP, Spinucci G, Liverani M, et al. Uveitis in childhood: an Italian clinical and epidemiological study. *Ocul Immunol Inflamm*. 2009;17(4):238–242.

Ur Rehman S, Anand S, Reddy A, et al. Poststreptococcal syndrome uveitis: a descriptive case series and literature review. *Ophthalmology*. 2006;113(4)701–706.

创伤性葡萄膜炎

钝挫伤后常可见轻度单眼炎症。

流行病学和病因学

- 男性更常见（70%~79%）。
- 平均发病年龄为（31±16.5）岁。
- 典型的单眼疾病。

症状

- 疼痛、眼红、畏光。

体征

- 瞳孔缩小。
- 睫状体充血。
- 低眼压。
- +/–前房积血。

鉴别诊断

- JIA 相关葡萄膜炎：附着点炎亚型(HLA–B27 相关前葡萄膜炎)。
- 结节病。

诊断

- 前房角镜检查。
- 如疑似眼内异物，可做超声检查。
- 如果炎症严重或持续存在，则要考虑除创伤以外的病因。

治疗

- 局部皮质类固醇。
- 局部睫状肌麻痹剂。

预后

- 如果没有伴发创伤性神经/视网膜损伤，预后良好，通常是自限的。

参考文献

Engelhard SB, Patrie J, Prenshaw J, et al. Traumatic uveitis in the mid-Atlantic United States. *Clin Ophthalmol.* 2015;9:1869–1874.

Rosenbaum JT, Tammaro J, Robertson JE Jr. Uveitis precipitated by nonpenetrating ocular trauma. *Am J Ophthalmol.* 1991;112(4)392–395.

疱疹病毒所致葡萄膜炎

该疾病占感染性葡萄膜炎的概率高达 30%。疱疹病毒(包括水痘带状疱疹、单纯疱疹和巨细胞病毒)可引起葡萄膜炎，并影响眼前节和眼后节。

流行病学和病因学

- 无性别偏好。
- 占儿童葡萄膜炎病例的 1.5%~6.2%。
- 可能有围生期暴露史或水痘史。

症状

- 眼红、疼痛、畏光、视物模糊。

体征

- 树枝状角膜病变。
- 角膜基质炎(图 6–7)。
- 轻到中度前房反应。
- 白色或色素样，肉芽肿性或星状 KP(通常弥漫性且不局限于 Arlt 三角形)。
- 扇形或片状虹膜萎缩。
- 高眼压。
- 在眼后节受累病例中，有视网膜坏死和血管炎。

鉴别诊断

- Fuchs 虹膜异色性虹膜睫状体炎。

- JIA 相关葡萄膜炎：附着点炎亚型。
- 弓形体病。

诊断

- 所有患者需要散瞳检查眼底，以排除视网膜炎。
- 当诊断不确定时，行前房穿刺抽取房水以进行聚合酶链式反应（PCR）。

治疗

- 全身抗病毒治疗。
- 局部皮质类固醇治疗。

预后

- 通常前葡萄膜炎预后良好，后节受累病例的预后取决于视网膜炎的严重程度。

参考文献

Barron BA, Gee L, Hauck WW, et al. Herpetic Eye Disease Study. A controlled trial of oral acyclovir for herpes simplex stromal keratitis. *Ophthalmology*. 1994;101(12):1871–1872.

Hettinga YM, de Groot-Mijnes JD, Rothova A, et al. Infectious involvement in a tertiary center pediatric uveitis cohort. *Br J Ophthalmol*. 2015;99(1):103–107.

Khairallah M, Attia S, Zaouali S, et al. Pattern of childhood-onset uveitis in a referral center in Tunisia, North Africa. *Ocul Immunol Inflamm*. 2006;14(4):225–231.

Kump LI, Cervantes-Castaneda RA, Androudi SN, Foster CS. Analysis of pediatric uveitis cases at a tertiary referral center. *Ophthalmology*. 2005;112:1287–1292.

Rahimi M, Oustad M, Ashrafi A. Demographic and clinical features of pediatric uveitis at a tertiary referral center in Iran. *Middle East Afr J Ophthalmol*. 2016;23(3):237–240.

Siverio Júnior CD, Imai Y, Cunningham ET Jr. Diagnosis and management of herpetic anterior uveitis. *Int Ophthalmol Clin*. 2002;42(1):43–48.

Van der Lelij A, Ooijman FM, Kijlstra A, Rothova A. Anterior uveitis with sectoral iris atrophy in the absence of keratitis: a distinct clinical entity among herpetic eye diseases. *Ophthalmology*. 2000;107(6):1164–1170.

Wilhelmus KR, Gee L, Hauck WW, et al. Herpetic Eye Disease Study. A controlled trial of topical corticosteroids for herpes simplex stromal keratitis. *Ophthalmology*. 1994;101(12):1883–1895.

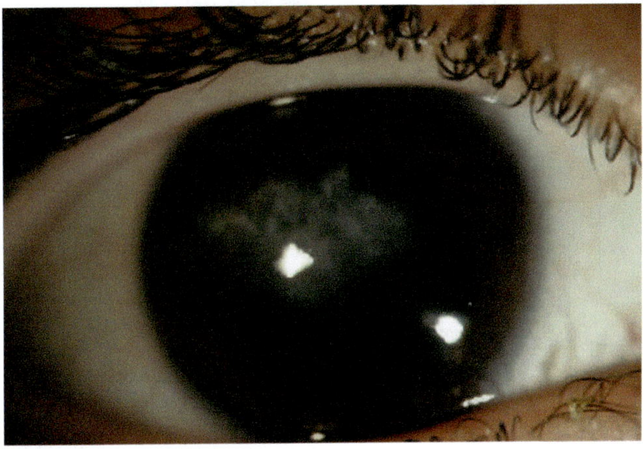

图 6–7 疱疹性角膜炎。一小女孩患有疱疹性角膜基质炎。

睫状体平坦部炎

睫状体平坦部炎是一种中间葡萄膜炎，没有已知的感染性或炎症性病因。有发生多发性硬化症(MS)的风险。

流行病学和病因学

- 平均发病年龄为8~10岁。
- 男性为主(57%~84%)。
- 占儿童葡萄膜炎病例的17%~20.8%。

症状

- 眼前黑影，视力模糊。
- 合并前葡萄膜炎的病例出现畏光。

体征

- 通常双眼受累(不对称)。
- 可能有斜视或者弱视。
- 轻到中度前房反应。
- 玻璃体细胞。
- 雪堤或者雪球样改变(图6-8和图6-9)。
- 视网膜静脉周围炎。

鉴别诊断

- 与MS相关的中间葡萄膜炎。
- 结节病。
- 梅毒。
- 结核病。

诊断

- 神经系统的磁共振成像检查，以排除MS。
- 如果玻璃体炎影响眼底检查，则考虑行超声检查。

治疗

- 局部、眼周和全身类固醇治疗。
- 可能需要全身免疫调节治疗。
- 肿瘤坏死因子抑制剂：考虑MS的风险。
- 睫状体平坦部玻璃体切割术联合周边视网膜激光(或冷冻)消融。

预后

- 取决于并发症(白内障、青光眼、CME、玻璃体积血、视网膜劈裂、视网膜脱离)的发展。
- 如果在病程早期发现并恰当治疗，则预后良好。

参考文献

Giuliari GP, Chang PY, Thakuria P, Hinkle DM, Foster CS. Pars plana vitrectomy in the management of paediatric uveitis: the Massachusetts Eye Research and Surgery Institution experience. *Eye (Lond)*. 2010;24(1):7–13.

Jain R, Ferrante P, Reddy GT, et al. Clinical features and visual outcome of intermediate uveitis in children. *Clin Exp Ophthalmol*. 2005;33:22–25.

Kump LI, Cervantes-Castañeda RA, Androudi SN, Foster CS. Analysis of pediatric uveitis cases at a tertiary referral center. *Ophthalmology*. 2005;112:1287–1292.

Malalis JF, Bhat P, Shapiro M, et al. Retinoschisis in pars planitis. *Ocul Immunol Inflamm*. 2017;25:344–348.

Maris K, Van Castler J, Wouters C, et al. Clinical symptoms

and complications of pars planitis in childhood. *Bull Soc Belge Ophthalmol*. 2005;295:29–33.
Nikkhah H, Ramezani A, Ahmadieh H, et al. Childhood pars planitis: clinical features and outcomes. *J Ophthalmic Vis Res*. 2011;6(4):249–254.
Paroli MP, Spinucci G, Liverani M, Monte R, Pezzi PP. Uveitis in childhood: an Italian clinical and epidemiological study. *Ocul Immunol Inflamm*. 2009;17(4):238–242.
Romero R, Peralta J, Sendagorta E, Abelairas J. Pars planitis in children: epidemiologic, clinical, and therapeutic characteristics. *J Pediatr Ophthalmol Strabismus*. 2007;44:288–293.
Smith JA, Mackensen F, Sen HN, et al. Epidemiology and course of disease in childhood uveitis. *Ophthalmology*. 2009;116(8):1544–1551.

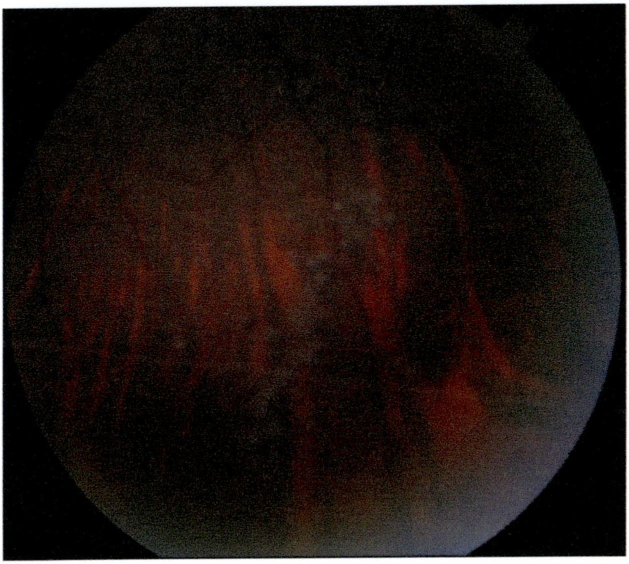

图 6–8　睫状体平坦部炎。患有睫状体平坦部炎的 8 岁男孩患者出现雪球样改变。

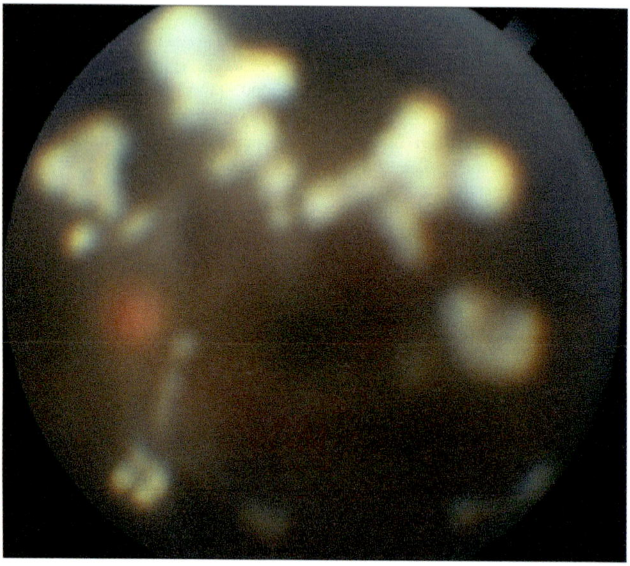

图 6-9 睫状体平坦部炎。10 岁女孩患有非常活跃的睫状体平坦部炎。

弓形虫病

弓形虫是一种细胞内寄生虫，可通过先天传播或后天获得。后天感染通常是由食用受污染的水、未煮熟的肉引起。因猫是寄生虫的最终宿主，其也可以由接触猫的粪便引起。

流行病学和病因学

- 儿童后葡萄膜炎最常见的原因。
- 占所有儿童葡萄膜炎的 3.3%~25.6%。
- 在流行地区，每 770 名活婴儿中有 1 名发病。
- 平均发病年龄为(9.5±4.4)岁。
- 没有性别偏好。
- 尽管本病往往是发病时一只眼活跃，但 30%~63.5%的患者是双眼发病。

症状

- 视物模糊/视力差、眼红、眼前漂浮物。

体征

- 小头畸形、脑积水、小眼球(先天性感染)。
- 斜视。
- 急性前葡萄膜炎、急性中葡萄膜炎(新生儿不典型)。
- 视网膜炎伴或不伴邻近的视网膜脉络膜瘢痕(图 6-10 至图 6-12)。
- 视盘炎。
- 视网膜血管炎。
- 发病时眼压通常升高。

鉴别诊断

- Behcet 病。
- 急性视网膜坏死。
- 睫状体平坦部炎。
- 眼内炎。

诊断

- 典型病例，依靠临床表现及体征。
- 在非典型病例中，行玻璃体或房水 PCR。

治疗

- 抗寄生虫药(如甲氧苄啶/磺胺甲恶唑、阿奇霉素、乙胺嘧啶)，联合或不联合局部和(或)全身皮质类固醇治疗。
- 与儿科医生合作，在出生后的第一年使用磺胺嘧啶、乙胺嘧啶和叶酸治疗先天性感染病例。

预后

- 取决于受累部位。

参考文献

Garza-Leon M, Garcia LA. Ocular toxoplasmosis: clinical characteristics in pediatric patients. *Ocul Immunol Inflamm*. 2012;20(2):130–138.

Hettinga YM, de Groot-Mijnes JD, Rothova A, de Boer JH. Infectious involvement in a tertiary center pediatric uveitis cohort. *Br J Ophthalmol*. 2015;99(1):103–107.

Kump LI, Cervantes-Castaneda RA, Androudi SN, Foster

CS. Analysis of pediatric uveitis cases at a tertiary referral center. *Ophthalmology*. 2005;112:1287–1292.

Pivetti-Pezzi P. Uveitis in children. *Eur J Ophthalmol*. 1996;6:293–298.

Rahimi M, Oustad M, Ashrafi A. Demographic and clinical features of pediatric uveitis at a tertiary referral center in Iran. *Middle East Afr J Ophthalmol*. 2016;23(3):237–240.

Smith JA, Mackensen F, Sen HN, et al. Epidemiology and course of disease in childhood uveitis. *Ophthalmology*. 2009;116(8):1544–1551.

Standford MR, Tan HK, Gilbert RE. Toxoplasmic retinochoroiditis presenting in childhood: clinical findings in a UK survey. *Br J Opthhalmol*. 2006;90:1464–1467.

Vasconcelos-Santos DV, Machado Azevedo DO, Campos WR, et al. Congenital toxoplasmosis in Southeastern Brazil: results of early ophthalmologic examination of a large cohort of neonates. *Ophthalmology*. 2009;116(11):2199–2205.

Wallon M, Kodjikian L, Binquet C, et al. Long-term ocular prognosis in 327 children with congenital toxoplasmosis. *Pediatrics*. 2004;113(6):1567–1572.

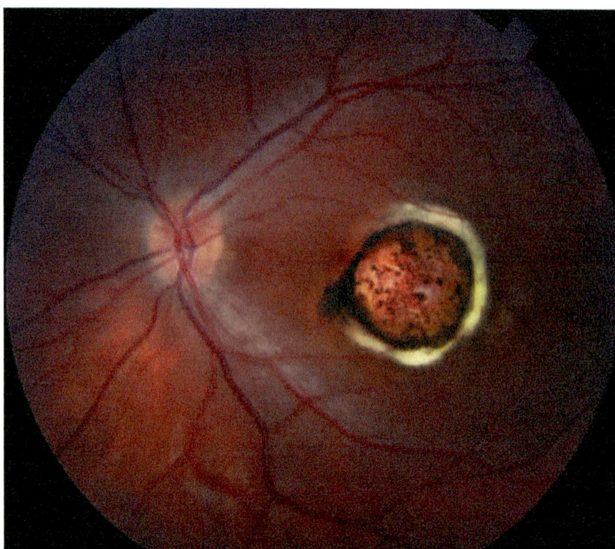

图 6–10 先天性弓形虫病。12 岁先天性弓形虫病女孩的黄斑瘢痕。

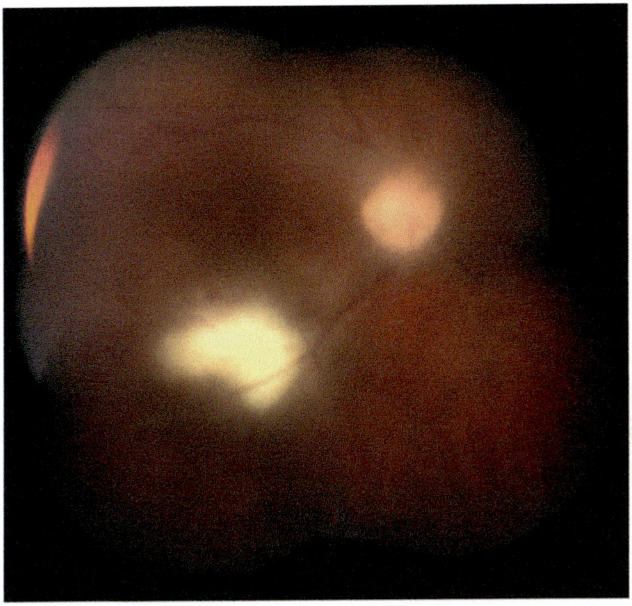

图 6-11　活动性获得性弓形虫病。注意白色视网膜炎、玻璃体混浊和视网膜血管炎。

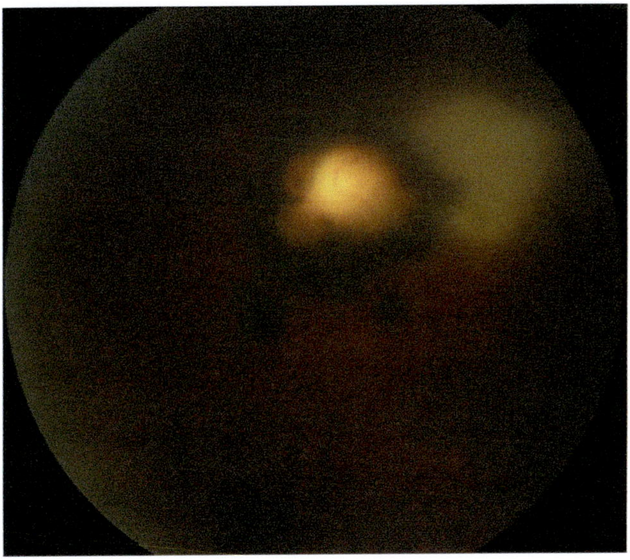

图 6-12　复发性弓形虫病。复发性弓形虫病患者出现与旧瘢痕相连的活动性白色视网膜炎。

弓蛔虫病

弓蛔虫病最常由犬弓蛔虫引起，其是一种由狗携带的和在粪便中脱落的蛔虫，以及一种由猫携带的蛔虫。它通常是通过摄入受污染的食物或水来获得的。

流行病学和病因学

- 平均发病年龄为6岁。
- 占儿童葡萄膜炎病例的0.3%~7.4%。

症状

- 视物模糊、疼痛、畏光。
- 闪光感、眼前漂浮物。
- 无症状。

体征

- 白瞳症。
- 周边部视网膜肉芽肿或后极部视网膜肉芽肿(图6-13)。
- 眼内炎。
- 玻璃体炎、玻璃体条索。
- 牵拉性视网膜脱离。
- 通常是单侧的。

鉴别诊断

- 结核病。
- 结节病。
- 弓形虫病。
- 视网膜母细胞瘤。
- 睫状体平坦部炎。

诊断

- 血清滴定。

治疗

- 局部及全身皮质类固醇治疗。
- 抗寄生虫药物治疗全身性疾病，但通常不是单独眼部受累(患者出现眼部症状时，蛔虫可能已经死亡)。

预后

- 取决于局部受累程度，通常是单眼受累，不会引起双眼视力损害。

参考文献

Hettinga YM, de Groot-Mijnes JD, Rothova A, de Boer JH. Infectious involvement in a tertiary center pediatric uveitis cohort. *Br J Ophthalmol*. 2015;99(1):103-107.

Khairallah M, Attia S, Zaouali S, et al. Pattern of childhood-onset uveitis in a referral center in Tunisia, North Africa. *Ocul Immunol Inflamm*. 2006;14(4):225-231.

Kump LI, Cervantes-Castaneda RA, Androudi SN, Foster CS. Analysis of pediatric uveitis cases at a tertiary referral center. *Ophthalmology*. 2005;112:1287-1292.

Liu Y, Zhang Q, Li J, Ji X, Xu Y, Zhao P. Clinical characteristics of pediatric patients with ocular toxocariasis in China. *Ophthalmologica*. 2016;235(2):97-105.

Paroli MP, Spinucci G, Liverani M, Monte R, Pezzi PP. Uveitis in childhood: an Italian clinical and epidemiological study. *Ocul Immunol Inflamm*. 2009;17(4):238-242.

Rahimi M, Oustad M, Ashrafi A. Demographic and clinical features of pediatric uveitis at a tertiary referral center in Iran. *Middle East Afr J Ophthalmol*. 2016;23(3):237-240.

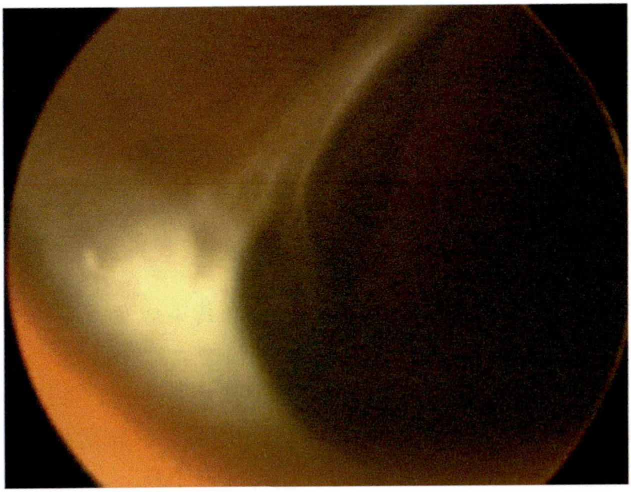

图 6–13　弓蛔虫病。周边视网膜弓蛔虫病变的 10 岁男孩伴视网膜皱褶。

结核病

结核病是由空气传播的病原体结核分枝杆菌引起的,可影响多器官系统。

流行病学和病因学

- 占儿童葡萄膜炎病例的0.3%~0.5%。

症状

- 疼痛、眼红、畏光。
- 视物模糊。
- 闪光感、眼前漂浮物。

体征

- 肉芽肿性前部炎症:羊脂状 KP、虹膜结节。
- 广泛虹膜后粘连。
- 玻璃体炎。
- 单个或者多个脉络膜结核。
- 匐行性脉络膜炎。
- 视网膜静脉周围炎。

鉴别诊断

- 结节病。
- 梅毒。
- 小柳原田病。

诊断

- 结核菌素皮肤试验,如纯化蛋白衍生物。
- 干扰素释放试验,如定量铁金。
- 胸部 X 线(限制儿童患者应用计算机断层扫描,以减少儿童患者的辐射暴露)。

治疗

- 在传染病专家指导下,通常应用 4 种药物治疗(利福平、异烟肼、乙胺丁醇和吡嗪酰胺),持续 2 个月,然后应用利福平和异烟肼两种药物持续治疗 4~9 个月。
- 局部和全身皮质类固醇治疗。
- 可能需要增加全身免疫调节治疗。

预后

- 取决于受累部位(后节疾病可能具有侵袭性,其对治疗反应不良)。

参考文献

Cutrufello NJ, Karakousis PC, Fishler J, Albini TA. Intraocular tuberculosis. *Ocul Immunol Inflamm*. 2010;18(4):281-291.

Gupta A, Bansal R, Gupta V, Sharma A, Bambery P. Ocular signs predictive of ocular tuberculosis. *Am J Ophthalmol*. 2010;149(4):562-570.

Hettinga YM, de Groot-Mijnes JD, Rothova A, de Boer JH. Infectious involvement in a tertiary center pediatric uveitis cohort. *Br J Ophthalmol*. 2015;99(1):103-107.

Paroli MP, Spinucci G, Liverani M, Monte R, Pezzi PP. Uveitis in childhood: an Italian clinical and epidemiological study. *Ocul Immunol Inflamm*. 2009;17(4):238-242.

Patel SS, Saraiya NV, Tessler HH, Goldstein DA. Mycobacterial ocular inflammation: delay in diagnosis and other factors impacting morbidity. *JAMA Ophthalmol*. 2013 Jun;131(6):752-758.

特发性葡萄膜炎

特发性葡萄膜炎是一种排除性的诊断，可表现为前部葡萄膜炎、中部葡萄膜炎、后部葡萄膜炎或全葡萄膜炎。它占儿童葡萄膜炎的 21.5%~50%。鉴别诊断取决于受累部位和临床表现，治疗取决于发生葡萄膜炎的位置和严重程度。

参考文献

Friling R, Kramer M, Snir M, Axer-Siegel R, Weinberger D, Mukamel M. Clinical course and outcome of uveitis in children. *J AAPOS*. 2005;9(4):379–382.

Khairallah M, Attia S, Zaouali S, et al. Pattern of childhood-onset uveitis in a referral center in Tunisia, North Africa. *Ocul Immunol Inflamm*. 2006;14(4):225–231.

Smith JA, Mackensen F, Sen HN, et al. Epidemiology and course of disease in childhood uveitis. *Ophthalmology*. 2009;116(8):1544–1551.

Tugal-Tutkun I, Havrlikova K, Power WJ, Foster CS. Changing patterns in uveitis of childhood. *Ophthalmology*. 1996;103(3):375–383.

伪装综合征

值得注意的是，白血病和视网膜母细胞瘤等肿瘤可表现为假性前房积脓、自发性前房积血或虹膜肿块，可能被误诊为葡萄膜炎。假性前房积脓表现为典型的乳白色(白血病)或白垩色(视网膜母细胞瘤)。虹膜肿块更大，边界可能不如炎症性虹膜结节清晰，并可能血管化。另一种可能被误认为是葡萄膜炎的疾病是幼年型黄肉瘤(JXG)，其通常表现为单侧肉色虹膜结节。临床上的所有葡萄膜炎病例都要被高度怀疑此病，有必要时需要做相应检查以确定或排除诊断。前房穿刺术和细胞学检查可用于诊断白血病。JXG 的诊断可能需要组织活检。

参考文献

Croxatto JO, Fernandez MR, Malbran ES. Retinoblastoma masquerading as ocular inflammation. *Ophthalmologica*. 1983;186(1):48–53.

Fontanilla FA, Edward DP, Wong M, Tessler HH, Eagle RC, Goldstein DA. Juvenile xanthogranuloma masquerading as melanoma. *J AAPOS*. 2009;13(5):515–518.

Rowan PJ, Sloan JB. Iris and anterior chamber involvement in leukemia. *Ann Ophthalmol*. 1976;8(9):1081–1085.

Schwartz LW, Rodrigues MM, Hallett JW. Juvenile xanthogranuloma diagnosed by paracentesis. *Am J Ophthalmol*. 1974;77(2):243–246.

Tahan SR, Pastel-Levy C, Bhan AK, Mihm MC Jr. Juvenile xanthogranuloma. Clinical and pathologic characterization. *Arch Pathol Lab Med*. 1989;113(9):1057–1061.

Wolintz AH, Goldstein JH, Seligman BR, Rosner F, Wesely AC, Lee SL. Secondary glaucoma in leukemia. *Ann Ophthalmol*. 1969;82(6):771–773.

Zakka KA, Yee RD, Shorr N, Smith GS, Pettit TH, Foos RY. Leukemic iris infiltration. *Am J Ophthalmol*. 1980;89(2):204–209.

（卜立敏　译）

第7章

先天性视神经异常

Aldo Vagge, Leonard B. Nelson

视神经发育不全

- 视神经发育不全(ONH)是一种先天性疾病,是一种进行性发育异常,由于视网膜神经节细胞的数目下降造成视神经比正常的小。其常与其他中枢神经系统(CNS)异常有关。
- ONH 可能是单侧或双侧(80%),也可能是不对称性的。
- 其是最常见的先天性视盘异常。
- ONH 是罕见的。检查时无瞳孔光反射,视盘、神经纤维层和视网膜血管缺失。

病因学

- 病因不明。
- 父母滥用药物和酒精(乙醇)导致 ONH 的发病率上升。药物相关性包括接触卡贝马平、异维 A 酸、苯妥英钠、奎宁和丙戊酸钠。母亲的年龄和母亲有胰岛素依赖型糖尿病也与某些亚型有关(如与亚型上节段性视神经发育不良有关)。

遗传学

- 大多数病例是散发性的。
- 根据少数有关家族的报道,双侧 ONH 以常染色体显性模式遗传。PAX6(11q13)基因的突变与此有关。
- 已在散发性视隔发育不良和垂体疾病中发现 HESX1 基因突变。
- TUBA8 基因突变与脑回畸形和 ONH 相关。

症状

- 单眼或双眼视力下降。
- 斜视可能与单侧 ONH 有关。

体征

- 视力范围为 20/20 至无光感,视力主要取决于乳头黄斑神经纤维的完整性，而不是视盘的大小。

- 伴有斜视和屈光参差的弱视。
- 眼球震颤：通常发生在 1~3 个月大的双侧患儿中。
- 斜视可能与单侧 ONH 有关。
- 不对称或单侧 ONH 患者有传入瞳孔阻滞。
- 视野（VF）通常有局限性缺损和普遍性缩窄。
- 异常小的视盘，通常为灰色或浅灰色，伴有“双环征”（巩膜管包围小视神经）（图 7-1）。
- 视神经上节段发育不良是一种节段性 ONH，发生在拥有胰岛素依赖型糖尿病母亲的患儿中。
- 视网膜血管迂曲是常见的。

相关情况

- 视隔发育不良：合并小的前视路，透明中隔缺失，胼胝体变薄或发育不全。
- 内分泌功能障碍：大约 15%的 ONH 患者出现垂体异常。患者有下丘脑和垂体功能障碍的风险，如生长激素缺乏症（最常见）、甲状腺功能减退症、高催乳素血症、全垂体功能减退症和糖尿病尿崩症。
- 大脑异常，如半球迁移错误（裂头症、皮质异位症）或半球损伤[脑室周围白质软化（PVL）、脑软化]。PVL 可能与另一种形式的 ONH 有关，其特征是大的视杯和包含在正常大小视盘内的薄的神经视网膜边缘。这种情况继发于双侧视放射损伤引起的视神经轴突跨突触变性。
- 发育迟缓更常见于双侧 ONH 患者，并与胼胝体发育不良和甲状腺功能减退高度相关。

诊断评估

- 磁共振成像（MRI）排除中枢神经系统畸形。
- 如果患者在 MRI 上表现出内分泌功能障碍或垂体异常，则需要儿科内分泌学家会诊。儿科医生应根据患儿的生长情况了解其内分泌变化。未确诊的内分泌缺陷有导致生长受损、低血糖、癫痫发作和死亡的风险。
- 自动 VF 测试可能有用，但患儿往往太小而无法配合测试。

鉴别诊断

- 视神经萎缩。
- 视神经缺损。
- 眼白化病。

治疗

- 没有可用于改善 ONH 视力的治疗方法。
- 矫正屈光不正。
- 弱视治疗。
- 同时斜视或眼球震颤可考虑手术治疗。
- 考虑聚碳酸酯眼镜，其可以较好地保护眼睛。

预后

- 视力通常是无改善的。并发症通常与内分泌疾病和中枢神经系统畸形有关。

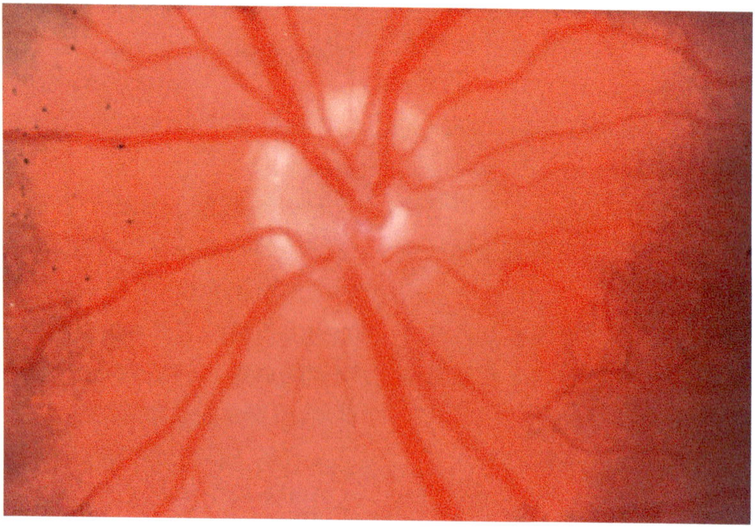

图 7–1 视神经发育不全。注意双环征。

牵牛花综合征

• 牵牛花综合征(MGDA)是一种罕见的先天性异常,通常为单侧,眼底后极部呈视盘处漏斗状凹陷。

• 这个名字来源于其外形与牵牛花相似。

• 在女性中更常见,在非裔美国人中更少见。

病因学

• MGDA 的胚胎学基础尚不清楚。胎裂闭合缺陷或原发性间质异常被认为是牵牛花异常的胚胎起源。

症状

• 视力下降最常见于受累的眼睛。

• 色觉缺陷。

体征

• 视力范围从正常视力到无光感,但一般为 20/100~20/200。。

• 斜视。

• 淡色。

• 弱视。

• 近视。

• 传入性瞳孔阻滞。

• VF 缺损,通常为盲点扩大。

• 视盘明显增大,呈橙色或粉红色,周围有色素沉着的葡萄膜组织。视网膜血管数量增加,视盘中央的一簇白色胶质组织放射状地从视盘中发出。有的黄斑也并入其中(黄斑捕获)(图 7–2)。

• 1/3 的患者患有浆液性视网膜脱离(RD)。

相关情况

• 经蝶窦基底部脑膨出伴面部异常(鼻梁宽而扁平,上唇中线切迹,有时软腭中线裂)。

• 中线或其他大脑异常(如胼胝体发育不全、垂体异常)。

• 同侧颈动脉循环异常,如颈动脉狭窄或再生障碍伴或不伴烟雾综合征(颈内动脉末端及其主要分支的进行性狭窄)。

• 与同侧口面部血管瘤相关,这种相关性可能属于 PHACE 综合征的范围(后颅窝畸形、面部大血管瘤、动脉异常、心脏异常、主动脉缩窄和眼部异常)。

• 与 2 型神经纤维瘤病相关。

• MGDA 被描述为肾结肠综合征的一部分。

诊断评估

• 应进行 MRI 和磁共振血管造影以排除脑部和血管异常。

• 排除内分泌功能障碍(促甲状腺激素和生长激素水平)和肾脏受累(基

础代谢检测和尿液分析）。

鉴别诊断

- 视神经缺损。
- 视盘周围葡萄肿。

治疗

- 没有改善 MGDA 视力的治疗。
- 矫正屈光不正。
- 治疗弱视
- 通常通过平坦部玻璃体切割术和长期气体填充来治疗 RD。

预后

- 除非发生 RD，否则视力通常是稳定的。对于视神经炎和进行性视神经萎缩,已有文献报道。

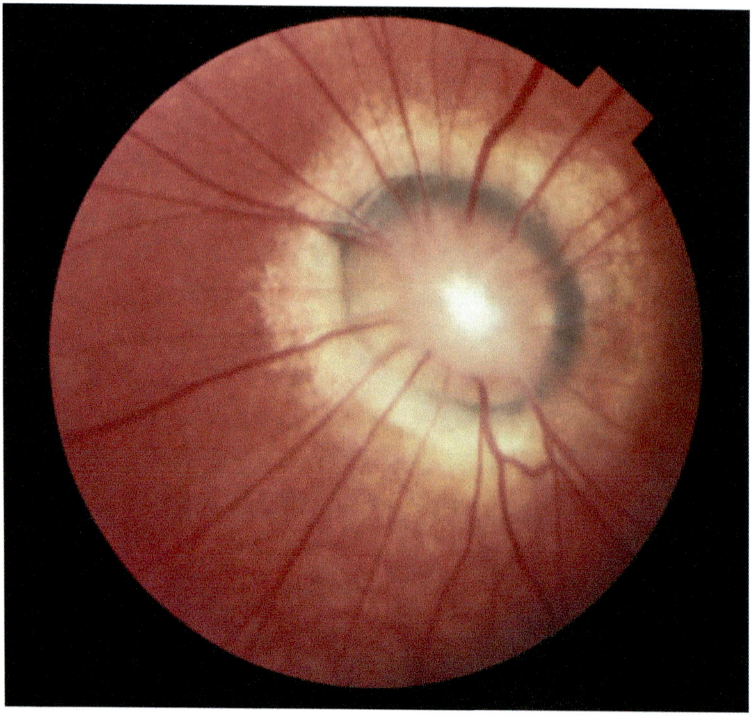

图 7-2 牵牛花综合征。牵牛花盘异常显示大的挖掘状、异常的视网膜血管模式、神盘周围的环状色素沉着、中央胶质簇和毛细血管周围改变。(Courtesy of Alex Levin, MD.)

视盘缺损

- 视盘呈现边缘清晰的碗状凹陷，通常偏心并且较深。
- 单侧和双侧视盘缺损的发生率相似。
- 偶尔会累及整个视盘。
- 可同时存在其他类型的葡萄膜疣。
- 可能是孤立的疾病或系统综合征的一部分。

病因学

- 可能是胚裂近端两侧不完全或不正常融合的结果。
- 大多数病例为散发性，但可能为非染色体显性遗传、常染色体隐性遗传或 X 连锁隐性遗传。
- 在 coloboma 患者中已记录到多种突变，CHD7 突变与 60%的 CHARGE 综合征病例相关。

症状

- 单眼或双眼的视力可能轻度或严重下降。缺损累及中央凹的程度是影响视力预后的唯一因素。

体征

- 扩大的视盘中有白色碗状凹陷，凹陷向下偏心，上方神经视网膜缘相对保留。如果视盘整体凹陷，则凹陷的深度较浅。
- 可能存在脉络膜视网膜缺损，如果存在，则经常伴有小眼畸形。
- 多存在虹膜和睫状体缺损。
- 一些患者可能发生孔源性或浆液性 RD。孔源性 RD 通常与脉络膜视网膜缺损相关。在孤立性视神经缺损患者中，浆液性脱离更常见。

相关情况

- CHARGE 相关：缺损、后鼻孔闭锁、先天性心脏病和多种其他异常。
- Walker-Warburg 综合征。
- Goltz 局部真皮发育不全。
- Aicardi 综合征。
- Goldenhar 综合征。
- 线状皮脂腺痣综合征。
- Dandy-Walker 畸形。
- 伴有 PAX2 转录突变的肾疣综合征。
- 脉络膜视网膜受累的小眼畸形。

诊断评估

- 光学相干断层扫描(OCT)在观察覆盖在脉络膜视网膜缺损上且与神经视网膜连续的夹层膜方面非常有用。
- 全面的系统性评估对于排除其他相关异常非常重要。

鉴别诊断

- MGDA。
- 视盘周围葡萄肿。

治疗

- 对于视盘缺损，没有特殊的治疗方法。
- 如果有弱视，则需进行弱视治疗。
- 矫正屈光不正。
- 手术治疗 RD。

预后

- 除非发生视网膜脱离，否则视力通常是稳定的。

视盘小凹

- 视盘小凹(ODP)是一种椭圆形或圆形的凹陷，其颜色、深度和位置在视盘中各不相同。
- 颞侧视盘是最常见的受累部位。
- 尽管已报道双眼病例占 15%，但多见于单眼。
- 很罕见，估计每 11 000 人中只有 1 人发病。

病因学

- 目前还不完全清楚，可能是由胚裂上缘的不完全闭合造成的。
- 组织学上，ODP 的形成过程是发育不良的视网膜延伸到富含胶原的凹陷处，并通过筛板缺损延伸到蛛网膜下隙。
- 黄斑病变的发病机制仍有争议，其液体可能是玻璃体液、脑脊液、小凹底部血管渗漏或脉络膜渗漏。此外，浆液性黄斑脱离是由视盘小凹与视网膜下间隙之间或与视网膜之间的直接沟通引起的。在后一种情况下，液体可能进入视网膜导致内层和外层分离，而浆液性 RD 继发于这种分离。此外，玻璃体牵引是视盘小凹相关性黄斑脱离发病机制中的一个重要因素。
- ODP 通常是散发性的，尽管家族性发生已被报道是其一个显性特征。

症状

- 除非有视网膜下液，否则视盘小凹是无症状的。大约 45%的眼睛通常在生命的第二或第三个 10 年出现浆液性黄斑脱离。当存在视网膜下液时，视力降低到 20/40~20/60。

体征

- ODP 通常表现为视盘上的单个椭圆形凹陷。它们最常见于视盘的颞侧，但也可在其他部位产生，包括中央。通常为灰色、白色或淡黄色(图 7-3)。
- 与 ODP 黄斑病变相关的体征包括视网膜内和视网膜下积液，以及视网膜色素改变。
- 伴有弱视，尤其是有浆液性黄斑脱离的眼。

相关情况

- 极少数情况下伴有基底部脑膨出。

诊断评估

• OCT 评估视网膜下液：通常 OCT 可显示视网膜内层和视网膜外层之间的分离。

• VF 弓形暗点最常见。

• 荧光血管造影（IVFA）有助于浆液性脱离的鉴别诊断。

• Amsler 网格可用于监测黄斑受累情况。

鉴别诊断

• 视盘异常，如脉络膜和巩膜新月体。

• 视盘倾斜综合征（TDS）。

• 视盘周围葡萄肿。

• 视盘发育不全。

• 青光眼性视神经病变。

• 中心性浆液性视网膜病变和浆液性黄斑脱离时的视网膜下新生血管膜。

治疗

• 孤立的视盘小凹不需要治疗。

• 激光光凝（位于浆液性视网膜脱离和视盘之间）、黄斑扣带，以及后玻璃体切割术、光凝和气体填充术的组合是治疗 ODP 黄斑病变的常用方法。最初应尝试激光光凝等微创治疗。

预后

• 孤立性 ODP 的预后通常良好。

• 相关的视网膜并发症，如浆液性黄斑脱离，可能有渐进性且显著的视力降低。建议患者定期进行全面眼科检查和使用 Amsler 网格测试。

• 黄斑复位也可能偶尔发生。

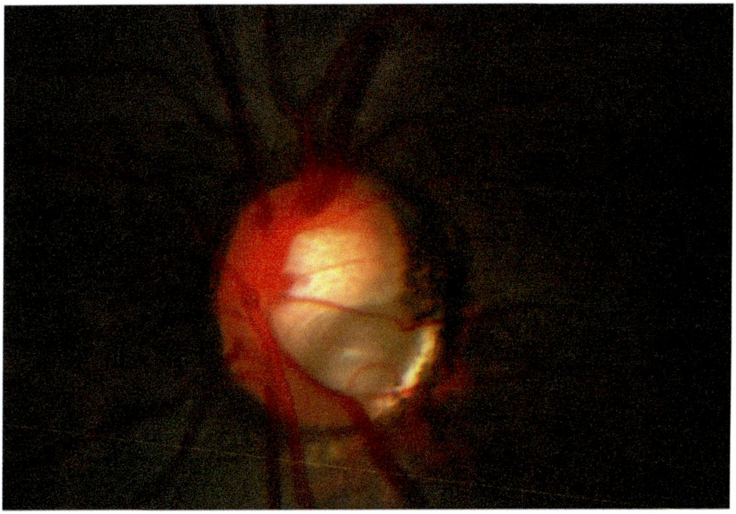

图 7–3　视盘小凹。先天性视盘凹陷。

视盘倾斜综合征

- 视盘倾斜综合征(TDS)是一种先天性、非遗传性的双侧疾病,表现为视神经以斜角进入眼睛。
- 上方视盘抬高,鼻下方视盘向后移位,导致视盘呈椭圆形。
- 常伴有:
  - 巩膜新月位于下方和鼻下方(图 7-4)
  - 视网膜血管逆位。
  - 鼻下视网膜和脉络膜后膨出。
- 眼底异常(后扩张)通常会引起的近视散光。

病因学

- 未知,但可能与胚裂闭合不全有某种致病关系。

症状

- 最佳矫正视力(BCVA)可能会降低。

体征

- 近视散光。
- 视盘倾斜,具有前面所述的相关特点。
- 视野缺损通常与没有影响中线的双颞偏盲有关。放置-4.00 透镜再进行视野检测通常可以消除视野的异常(缺损的屈光特点)。在某些情况下,由于异常的鼻下扩张,尽管进行了屈光矫正,视野缺损仍然存在。然而,有报道称 TDS 伴有双侧偏盲和先天性鞍上脑肿瘤。
- 弱视。

相关情况

- 鞍上脑肿瘤。
- 经蝶窦脑膨出患者出现无视网膜扩张的倾斜视盘。
- 与倾斜视盘相关的颅面异常有高度近视、Crouzon 综合征和 Alport 综合征。
- 与倾斜视盘有关的其他情况包括:
  - Ehler-Danlos Ⅲ型。
  - 面偏侧萎缩症。
  - 先天性水平注视麻痹。
  - 家族性右位心。
  - 外斜视。

诊断评估

- 屈光和眼底检测:根据眼底视盘的体征可以做出诊断。
- 视野常表现为没有影响中线的双颞偏盲(与峡部病变不同)。
- 对所有患有 TDS 和视野缺损的患者进行脑部 MRI 检查,以排除鞍上肿瘤。

鉴别诊断

- ONH。
- 视神经缺损。

- 视盘周围葡萄肿。
- 视盘水肿。

治疗

- 原发性疾病没有特殊的治疗方法。
- 适当的屈光矫正。
- 弱视治疗可改善非器质性视力丧失。

预后

- 矫正视力变化范围大。

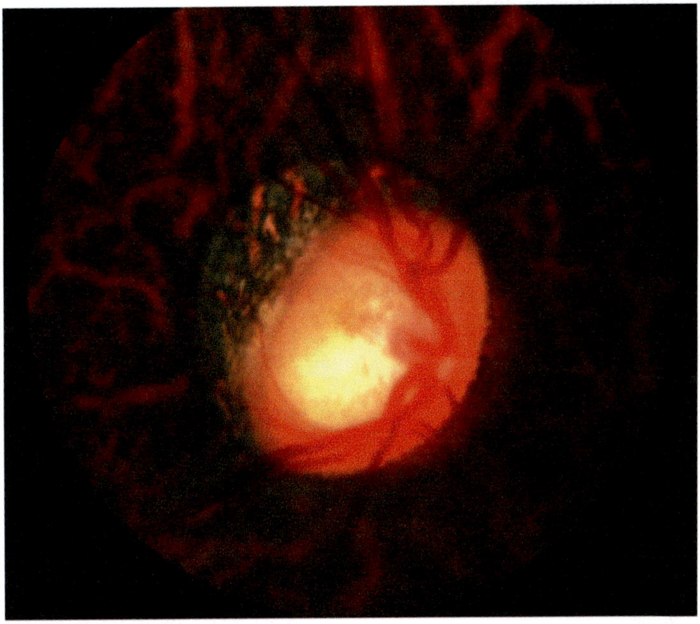

图 7–4　视盘倾斜。注意颞侧巩膜新月体。

视盘周围葡萄肿

- 视盘周围葡萄肿是一种散发性、罕见的单侧视盘异常，其特征是视盘周围眼底区域得非常深的凹陷。
- 视盘位于后极凹陷的底部。
- 与视盘胶质或血管异常无关，有葡萄膜缺损并且可进展。
- 受累的眼睛通常为正视或轻度近视，尽管有报道称为高度近视。

病因学

- 病因不明。它似乎是由巩膜分化不完全引起的。葡萄肿可能是正常眼压发展导致巩膜疝的结果。

症状

- 视力通常轻微或严重降低。

体征

- 视盘周围葡萄肿通常伴有相对正常的视盘外观。
- 中心暗点通常发生在视力下降的眼睛中。

相关情况

- 通常没有相应的系统异常或颅内疾病。
- 据报道，在面部中部异常的患者中，视盘周围葡萄肿与基底部脑膨出有关。
- 已观察到 PHACE 综合征、线状皮脂腺痣综合征和 18q 综合征与视盘周围葡萄肿相关。
- 眼球震颤、斜视和头位异常。
- 视网膜脱离的风险增大。

诊断评估

- 眼部超声和视网膜电图(ERG)有助于诊断，尤其是儿童患者。
- OCT 可用于评估视盘周围葡萄肿。
- 视野显示中心暗点，尤其是视力下降的眼睛。
- 脑部 MRI 适用于面部中部异常的儿童。

鉴别诊断

- MGDA。
- 视盘缺损。
- TDS。

治疗

- 原发性疾病没有特殊的治疗方法。
- 需要进行弱视治疗和斜视手术。
- 视网膜脱离需要手术治疗。
- 戴镜矫正屈光不正。

预后

- 视网膜脱离的风险。

视盘玻璃膜疣(假性乳头水肿)

- 视盘玻璃膜疣是位于视盘内的无细胞钙化沉积物。
- 视盘玻璃膜疣通常在早期被掩埋在视盘中,后期向浅表突出。
- 通常是双侧的。
- 最常见的假性乳头水肿:与颅内压增高无关的视盘异常突起。

病因学

- 病因尚不清楚,认为是由轴索代谢紊乱、轴浆流速减慢、先天性发育不良的视盘易于形成玻璃膜疣,或小巩膜管压迫视神经导致神经节细胞死亡、线粒体肿胀和钙化引起。
- 视盘玻璃膜疣可能是一种不规律的显性表现,通常具有家族性。

症状

- 通常无症状,无视觉损害。
- 偶尔(尤其是儿童)有短暂的视觉模糊,可能是继发短暂性视盘缺血。

体征

- 视盘隆起,边缘模糊。
- 视盘血管清晰可见,无充血,无毛细血管扩张或静脉充血。
- 无渗出物和棉絮斑。
- 常伴视网膜血管系统异常,睫状视网膜动脉异常的发生率较高。
- 可能存在传入瞳孔阻滞和获得性色觉异常,它们是视神经病变的表现。
- 视野可显示周边缺损,随着时间的延长,其发生频率会增加。进展通常很慢。最常见的视野缺损是鼻侧缺损、向心性缩窄和盲点扩大。
- 视盘周围或视盘出血、脉络膜新生血管膜(CNVM)、非动脉炎性前部缺血性视神经病变(NAION)和视网膜动脉或静脉阻塞可能是视盘玻璃膜疣的并发症。

相关情况

- 据报道,视盘玻璃膜疣与多种眼部和全身疾病有关。
- 占位性病变可能被视盘玻璃膜疣隐藏,并有进行性视力丧失。
- 最常见的相关情况包括:
  - 视网膜色素变性。
  - 弹性纤维性假黄瘤和血管样条纹。
  - Alagille 综合征。

诊断评估

- B 超:玻璃膜疣表现为高反射率和后部阴影。
- 眼底自发荧光:玻璃膜疣显示自发荧光(埋入式玻璃膜疣自发荧光差)。
- 荧光素血管造影:玻璃膜疣晚期染色。有助于区分视盘玻璃膜疣与真性视盘水肿。

- OCT：位于外丛状层和外核层后方的局灶性高反射团块伴内、外节段光感受器连接缺失（鉴别隐匿性玻璃膜疣与真性视盘水肿的可靠性差）。
- 一旦儿童能够配合，应尽快进行视野检测。
- 眼眶CT显示视盘钙化。
- 所有伴有进行性视力丧失的患者应进行脑部MRI检查。

鉴别诊断

- 视神经炎。
- 后巩膜炎。
- 弓形虫病。
- 特发性颅内高压。
- 缺血性视神经病变。
- 压迫性视神经病变。
- 视神经浸润。
- 乳头水肿。
- 结节病。
- 视神经肿瘤。
- Leber遗传性视神经病变。

治疗

- 只有玻璃膜疣不需要药物治疗。
- CNVM可能需要激光光凝或玻璃体内抗VEGF治疗。
- 在没有玻璃膜疣的情况下处理缺血性并发症（NAION和视网膜血管阻塞）。

预后

- 通常很好，但可能会出现并发症。
- 视野缺损在51%的儿童中发生，并随着年龄的增长变得更为常见。
- 并发出血：毛细血管周围或视盘出血。
- CNVM。
- NAION。
- 视网膜动脉或静脉阻塞。

参考文献

Dutton GN. Congenital disorders of the optic nerve: excavations and hypoplasia [review]. *Eye (Lond)*. 2004;18(11):1038–1048.

Hoyt C, Taylor D. *Pediatric Ophthalmology and Strabismus*. 4th ed. St. Louis, MO: Elsevier Saunders; 2013:543–560.

Maguire JI, Murchison AP, Jaeger EA. *Wills Eye Hospital 5-Minute Ophthalmology Consult*. Philadelphia, PA: Lippincott Williams & Wilkins; 2012.

（王艳华　译）

第8章 视网膜疾病

Best 病

Barry N. Wasserman

病因学

• 本病为一种常染色体显性遗传疾病，也称卵黄样黄斑营养不良。Best病导致视网膜色素上皮层（RPE）萎缩，继而累及黄斑区的感光细胞层。

• 突变导致卵黄状黄斑病蛋白功能异常，一种 Ca^{2+}敏感的 Cl^{-}蛋白通路。脂褐质聚集于 RPE 细胞，产生特征性的“类似鸡蛋黄”样物质（因此取名卵黄）积聚于黄斑区及中心凹，并且伴有多灶性黄斑区损伤。多种基因被发现，包括与成人型相关的 BEST1 和 PRPH2，家族基因未发现上述两种，IMPG1 以及 IMPG2 则容易被发现。

症状

• 疾病早期无明显症状，但晚期可出现视物变形和视力下降。

• 症状不稳定，且双眼不对称，患者成年后可有明显的视力下降。

体征

• 根据黄斑的不同表型进行分期，双眼的发展可不对称。早期视网膜黄斑区表现相对正常或仅为斑点状色素紊乱。随后卵黄样物质聚集于黄斑区 0.5~5.0mm 直径大小的病灶，呈卵黄样外观。清亮的液体在病灶外周缓慢聚集，最终形成带有液平面的囊样外观（图 8–1A）。以上病变继续发展，后期可以退变为“煎蛋样”外观（图 8–1B）。晚期可能还包括黄斑区纤维瘢痕、黄斑变性、视力明显下降及脉络膜新生血管形成。

鉴别诊断

- Stargardt 病。
- Sorsby 黄斑营养不良。
- 图形样营养不良。
- 北卡罗来纳黄斑。
- 日光性视网膜病变。
- 多发基底部片状玻璃膜疣。
- 中心性浆液性视网膜病变合并纤维蛋白渗出。
- 年龄相关性黄斑变性合并 RPE 层脱离。
- 成人中心凹营养失调。
- 年龄相关性黄斑变性。

诊断

- 诊断依据临床症状及电生理检查，表现为正常 ERG 和异常 EOG。此外，眼底造影自发强荧光。
- OCT：视网膜下物质积聚。
- 基因检查发现 bestrophin 相关基因的突变。

治疗

- 早期无有效治疗方法，但是晚期的脉络膜新生血管可以通过玻璃体腔注射贝伐单抗类药物予以缓解。
- 推荐家族成员做基因筛查并开展低视力和职业治疗。

预后

- 部分患者可终身保有视力(20/40)。
- 病程早期可有视力(20/20~20/50)，随着黄斑区萎缩和瘢痕，其视力可在 50~60 年后降至 20/200 以下。

参考文献

Goodwin P. Hereditary retinal disease. *Curr Opin Ophthalmol.* 2008;19:255–262.

Leu J, Schrage NF, Degenring RF. Choroidal neovascularisation secondary to Best's disease in a 13-year-old boy treated by intravitreal bevacizumab. *Graefes Arch Clin Exp Ophthalmol.* 2007;245(11):1723–1725.

Meunier I, Manes G, Bocquet B, et al. Frequency and clinical pattern of vitelliform macular dystrophy caused by mutations of interphotoreceptor matrix *IMPG1* and *IMPG2* genes. *Ophthalmology.* 2014;121:2406–2414.

Spaide RF, Noble K, Morgan A, et al. Vitelliform macular dystrophy. *Ophthalmology.* 2006;113:1392–1400.

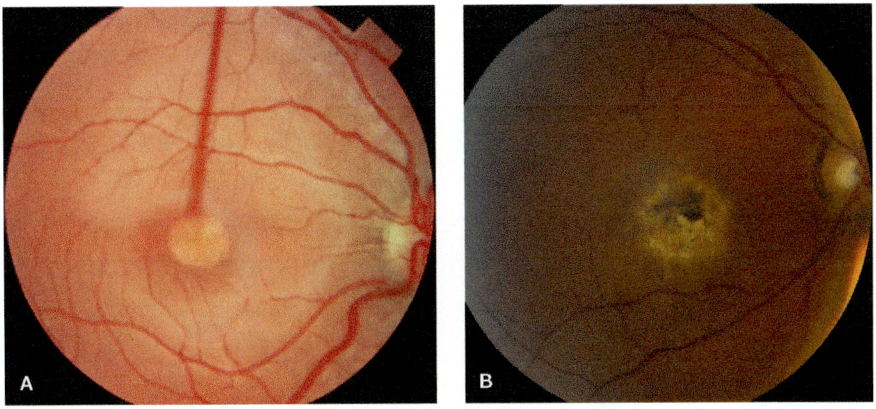

图 8–1　Best 病。(A)早期 Best 病患者黄斑区卵黄样外观。(B) 晚期 Best 病患者黄斑区渗出瘢痕化。

无脉络膜症

Barry N. Wasserman

病因学

• 无脉络膜症是一种X连锁隐性遗传病，临床表现为进行性视网膜萎缩。男性患者脉络膜毛细血管及RPE层视网膜萎缩。男性缺失。女性基因携带者，可伴有轻微症状，眼底局限性视网膜病变及对应的视野缺损，通常双眼不对称发病。

• CHM基因的突变导致REP-1蛋白功能异常。病变起始于视网膜赤道部，且逐渐向黄斑区及周边部进展。

症状

• 患者在疾病早期表现为夜盲及周边部视力缺失。

• 中心视力可以维持约50年且最终完全丧失。

体征

• 眼底检查早期可见RPE层及脉络膜毛细血管缺失，显示出脉络膜大血管(图8-2)。残余RPE层呈现椒盐状外观。

• 病情进展，晚期眼底可见大片巩膜暴露区，可伴发后囊性白内障。

鉴别诊断

• 晚期视网膜色素变性。

• 回旋状脉络膜视网膜萎缩。

• 病理性近视。

• 脉络膜视网膜炎(如急性视网膜坏死、巨细胞病毒性视网膜炎)。

诊断

• X连锁遗传，男性患者伴有特征性眼底改变。

• 视野向心性缩小。

• FFA：RPE层及脉络膜毛细血管缺失而暴露脉络膜大血管。

• ERG：早期呈视锥视杆营养不良，但最终会消失。

• 基因学分析法评估CHM基因突变，外周血采样分析提示突变导致REP-1蛋白缺失。女性携带者表现为局灶性眼底改变及RPE层不规则改变。

• SD-OCT显示中心凹下脉络膜厚度降低，随着疾病进展，尽管视力无变化，中心凹厚度增加。

治疗

• 患者家族基因谱系分析。

• 低视力评估及相关治疗。

• 基因治疗在一些动物模型研究中获得成功。

预后

• 患者夜盲，周边视野进行性丢失。

• 中心视力可维持到成年，但最终会全部丢失。

参考文献

Kamron KN, Islam F, Moore AT, et al. Clinical and genetic features of choroideremia in childhood. *Ophthalmology*. 2016;123(10):2158–2165.

Lee TK, McTaggart KE, Sieving PA, et al. Clinical diagnoses that overlap with choroideremia. *Can J Ophthalmol*. 2003;38(5):364–372.

MacDonald IM, Russell L, Chan CC. Choroideremia: new findings from ocular pathology and review of recent literature. *Surv Ophthalmol*. 2009;54(3):401–407.

MacDonald IM, Smaoui N, Seabra MC. Choroideremia. In: Pagon RA, Bird TC, Dolan CR, Stephens K, eds. *GeneReviews* [Online]. Seattle: University of Washington; 2010.

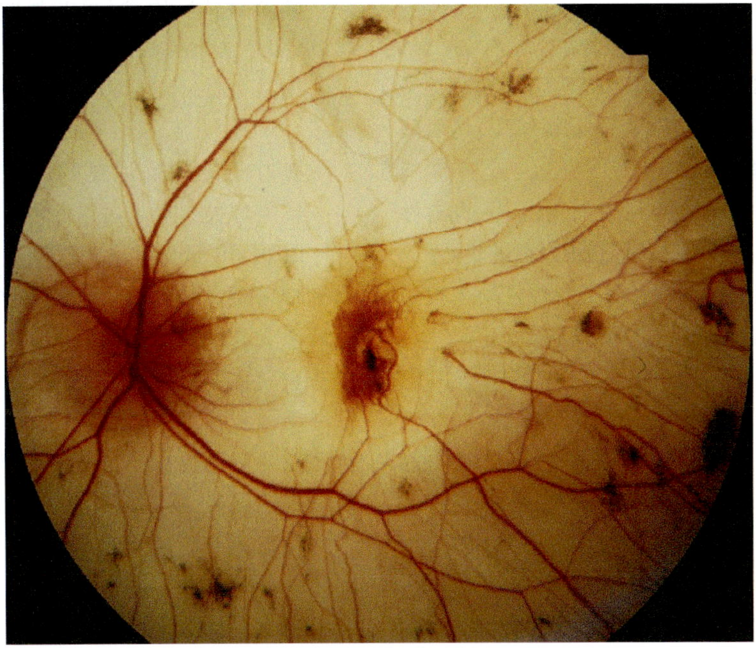

图 8–2 无脉络膜症。晚期无脉络膜症，RPE 层及脉络膜毛细血管完全缺失。

回旋状脉络膜视网膜萎缩

Barry N. Wasserman

病因学

• 回旋状脉络膜视网膜萎缩是常染色体隐性遗传病，由线粒体酶、鸟氨酸转氨酶缺乏引起。

• 鸟氨酸的积聚对 RPE 层的毒性作用，造成夜盲及周边视野渐进性丢失。

• 已经证实为鸟氨酸转氨酶相关染色体(10q26)的突变所致。

症状

• 夜盲和视野丢失可在发病的前 20 年有所表现，但部分患者在发病的前 50 年间都无明显症状。一旦发病，两眼病情对称发展。

• 中心视力可在发病后的第 40~50 年时才会受累，之后便不断下降。

• 不同年龄段的患者，症状和体征差异较大。

体征

• 眼底检查早期为 RPE 层和脉络膜毛细血管的花瓣状萎缩和地图样萎缩(图 8-3)。

• 黄斑区功能晚期受累，或同时伴有黄斑前膜及囊样黄斑水肿的发生。

• 患者会伴发白内障和近视。

鉴别诊断

• 无脉络膜症。

• 视网膜色素变性。

• 脉络膜萎缩。

• 脉络膜视网膜炎(急性视网膜坏死、巨细胞病毒性视网膜炎)。

诊断

• 视力轻度下降，近视多见。

• 裂隙灯检查可见白内障。

• 眼底：中部及周边部视网膜 RPE 和脉络膜毛细血管层地图样萎缩。RPE 未受累区域可见色素沉着。

• 黄斑区早期未受累，OCT 检查可发现囊样水肿。

• 晚期可见视神经萎缩及视网膜血管黄斑变细。

• 视野典型向心性丢失，ERG 显示暗适应下降。

• SD-OCT 显示视网膜下囊样空腔以及神经节细胞层超反射物质沉积。

• 一些晚期患者可见外层视网膜套管样结构，外核层发现蔷薇状结构。

• 血浆鸟氨酸浓度异常升高。

治疗

• 基因学筛查。

• 限制精氨酸摄入，延缓视力的下降。

• 低视力助视治疗。

预后

- 饮食上对精氨酸的控制可以延缓视功能的丧失，但大部分患者黄斑功能最终会受累。

参考文献

Kaiser-Kupfer MI, Caruso RC, Valle D, et al. Use of an arginine-restricted diet to slow progression of visual loss in patients with gyrate atrophy. *Arch Ophthalmol.* 2004;122:982–984.

Peltola KE, Nanto-Salonen K, Heinonen OJ, et al. Ophthalmologic heterogeneity in subjects with gyrate atrophy of choroid and retina harboring the L402P mutation of ornithine aminotransferase. *Ophthalmology.* 2001;108:721–729.

Sergouniotis PI, Davidson AE, Lenassi E, et al. Retinal structure, function, and molecular pathologic features in gyrate atrophy. *Ophthalmology.* 2012;119(3):596–605.

Tamara TL, Andrade RE, Muccioli C, et al. Cystoid macular edema in gyrate atrophy of the choroid and retina: a fluorescein angiography and optical coherence tomography evaluation. *Am J Ophthalmol.* 2005;140:147–149.

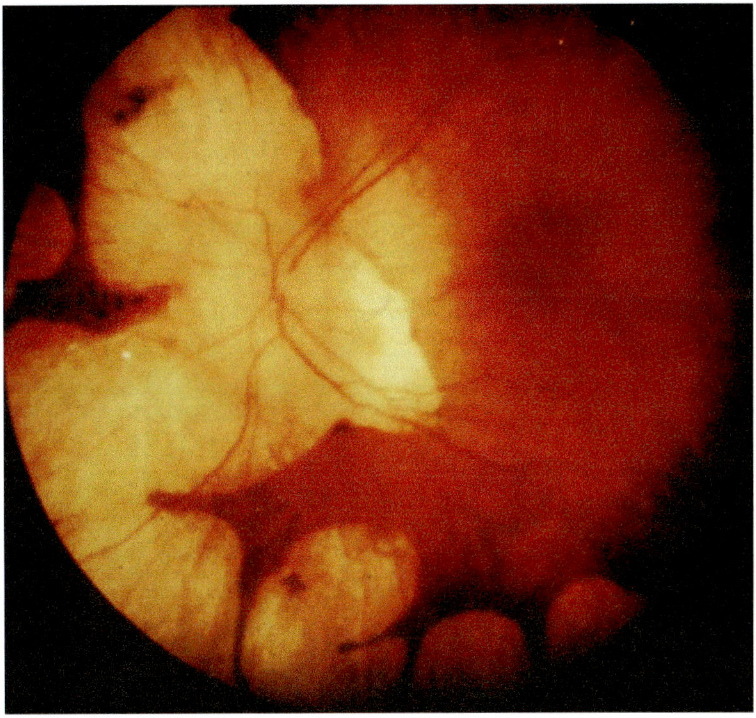

图 8–3 回旋状脉络膜视网膜萎缩。RPE 层和脉络膜毛细血管的花瓣状萎缩和地图样萎缩。早期黄斑区未受累。

Leber 先天性黑蒙

Barry N. Wasserman

病因学

• Leber 先天性黑蒙是一种严重的先天性视网膜营养失调，可同时累及视网膜视锥视杆细胞。患者视力通常低于 20/200。

• 已确认有超过 14 个基因位点突变，且多为常染色体隐性遗传，罕见显性遗传。

症状和体征

• 一般在 2~3 月龄时出现眼球震颤，患儿出现低视力表现，部分患儿会自发性地揉戳眼睛(指眼反射)。

• 眼底对光反射迟钝。

• 眼底检查不同患儿间差异较大，部分患儿眼底未见明显病变。

• 眼底病变包括视网膜脉络膜萎缩、黄斑区缺损(图 8-4A)、RPE 层色素紊乱、钱币样色素异常(图 8-4B)及视网膜下斑点改变。

• 常伴有视网膜血管变细及视盘变白征象。

• 可伴发白内障、圆锥角膜及斜视。

鉴别诊断

• 全色盲。

• 视锥细胞营养不良。

• Goldman-Farve 病。

• Refsum 植烷酸贮积病。

• Bassen-Kornzweig 综合征(β 脂蛋白缺乏症)。

• 青少年视网膜营养不良。

• 弓形体病（伴黄斑区缺损表现时)。

诊断

• 详细询问家族遗传病史，可能查出同族血亲或远亲中受累的个体。

• 仔细的眼底检查合并 ERG 结果有诊断意义。

• 分子基因学筛查已逐渐普及。

• 全身查体及血液学检测可以排除一些治疗性因素，如 Refsum 植烷酸贮积病。

• 本病常合并肝肾系统及听力系统异常，推荐对肝肾及听力系统行适当检测。

治疗

• 低视力评估及相关治疗。

• 基因转导治疗：通过腺相关病毒(AAV) 载体编码技术将其转导入视网膜下的方法，对于部分 RPE65 基因位点突变的患者有一定效果。

• RPE65 突变占该病的6%~16%，采用重组 AAV 载体表达 RPE65 治疗未见严重不良事件，随访研究发现部分患者有着持久的改善。早期研究改善的幅度未随时间而减少。

预后

- 大多数患儿视力较差。
- 未来基因治疗前景广阔。

参考文献

Goodwin P. Hereditary retinal disease. *Curr Opin Ophthalmol.* 2008;19:255–262.

Simonelli F, Maguire AM, Testa F, et al. Gene therapy for Leber's congenital amaurosis is safe and effective through 1.5 years after vector administration. *Mol Ther.* 2010;18(3):643–650.

Traboulsi EI. The Marshall M. Parks memorial lecture: making sense of early-onset childhood retinal dystrophies—the clinical phenotype of Leber congenital amaurosis. *Br J Ophthalmol.* 2010;94(10):1281–1287.

Weleber RG, Pennesi ME, Wilson DJ, et al. Results at 2 years after gene therapy for RPE65-deficient Leber congenital amaurosis and severe early childhood onset retinal dystrophy. *Ophthalmology.* 2016;123(7):1606–1620.

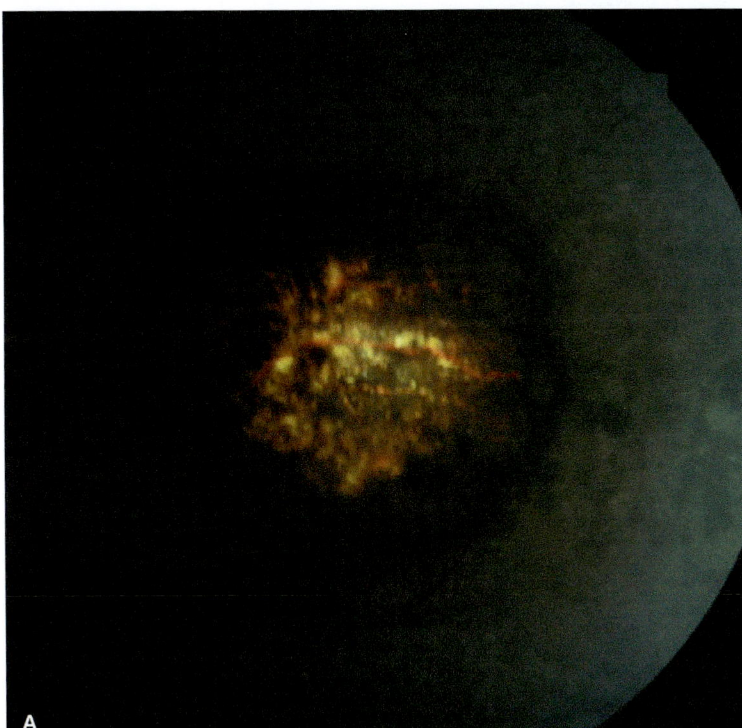

图 8–4　Leber 先天性黑蒙。(A)Leber 先天性黑蒙伴发黄斑区缺损。(待续)

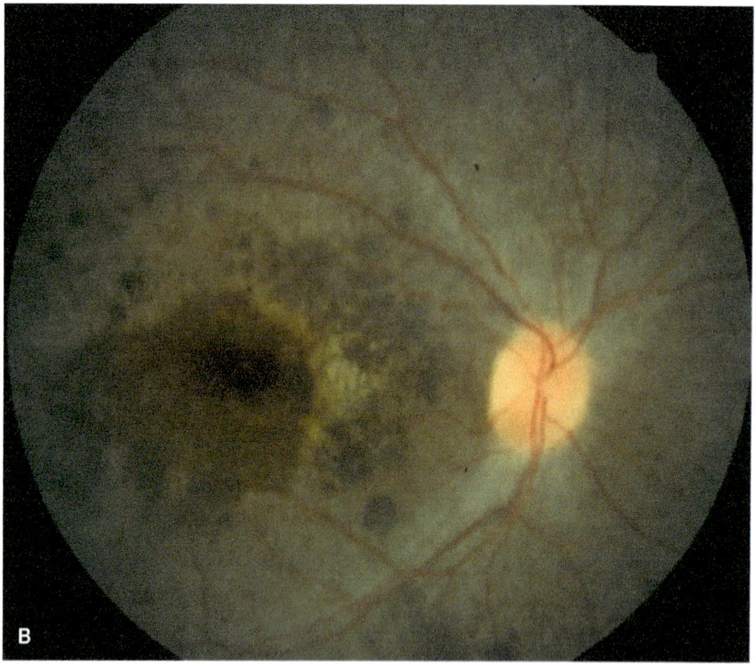

图 8-4 （续）(B)钱币样色素异常。

星形细胞错构瘤

Anuradha Ganesh

- 星形细胞错构瘤是一种神经胶质类肿瘤，起源于视网膜神经纤维层。常与结节性硬化（Bourneville 病）相关，但罕见单发个体或与神经纤维瘤病合并。
- 本病被认为是先天性疾病，在幼儿期不易早期发现。患者通常合并无症状性的眼部病变。

流行病学和病因学

- 本病大多与结节性硬化病相关联，同时合并癫痫、精神发育迟缓及皮肤损伤。
- 结节性硬化发病率为 1:(15 000~100 000)，常染色体显性遗传。约 60% 的患者为散发突变。染色体 9q34 和 16p 13 上的 TSC1 或 TSC2 基因突变可导致结节性硬化病（表 8-1）。

表 8-1　结节性硬化病的临床表现

皮肤病变（发病率<95%）
脱色斑
面部血管纤维瘤（皮脂腺腺瘤）
神经系统
癫痫（发病率<90%）
发育迟缓（发病率<60%）
其他临床表现
甲周纤维瘤
胸膜囊肿和自发性气胸
肾脏血管平滑肌脂肪瘤
心脏横纹肌瘤
肝脏、甲状腺、胰腺或睾丸错构瘤

体征

- 50%的结节性硬化患者可患有星形细胞错构瘤，其中约 50%为双眼发病。
- 瘤体通常较小，直径为 0.5~5cm。临床上分为两型：Ⅰ型，小而且平滑，呈半透明状，边界不清的神经纤维层增厚（图 8-5A）。随着病情发展，瘤体会变混浊且内部钙化，或许与视网膜下液体和视网膜囊样水肿有关。Ⅱ型，视神经存在大的、不透明的、钙化的黄白色结节肿块（“桑葚状病灶”）（图 8-5B）。视野检查可见瘤体对应区域的缺损。SD-OCT 显示起源于神经纤维层的似虫蚀样区域。
- 偶有伴发玻璃体积血、玻璃体腔种植、视网膜下出血或视网膜脱离。视网膜感觉细胞层及视网膜下层的黄色脂蛋白类物质的沉积较少见。
- 虹膜及 RPE 层脱色素及睫状体错构瘤较少见。
- 视网膜或视神经星形错构瘤患者应该接受结节性硬化病筛查。结节性硬化病特征是癫痫、智力发育迟缓和皮肤病变，其他表现包括多脏器错构瘤。结节性硬化病的诊断标准对于诊断错构瘤有一定帮助。

鉴别诊断

- 视网膜母细胞瘤。
- 视网膜细胞瘤。
- 有髓神经纤维。
- 视网膜和视神经肉芽肿。
- 视盘玻璃膜疣。
- 视盘炎或视盘水肿。
- 视神经浸润(如肺结核、肉瘤、白血病)。

诊断

- OCT:星形细胞错构瘤替代正常的视网膜结构,表现为光学的高反射信号肿块、视网膜组织结构破坏、虫蚀样区域以及后部阴影。
- 荧光素血管造影:肿物在动脉期表现为相对弱荧光。静脉期,肿物表面有血管走行。晚期,肿物呈现均匀一致的强荧光素着染。很少需要做这项检查。
- B型超声检查:大而钙化的病灶,经常表现为一个分离的、椭圆形、固体肿块,前方边界锐利。
- 活组织检查:在少数病例中,为了区别于视网膜母细胞瘤(年轻患者)或脉络膜黑色素瘤(老年患者),需要进行针吸活检。
- 成像或超声技术:为了在脑中或身体其他部位包括胸腔和腹腔发现星形细胞瘤。

治疗和预后

- 大多数视网膜星形细胞错构瘤无症状,不需要治疗。
- 在少数病例中,某些肿物侵入引起出血、视网膜脱离或更不常见的新生血管性青光眼。
- 定期随访。
- 视网膜脱离可以用激光光凝术治疗。
- 进展性病灶需要采取一些措施,如手术切除、短程放射疗法。有时还需要摘除术。
- 家族成员应该进行结节性硬化病的检查。基因检测有助于确诊及识别患病亲属,监测早期发现的结节性硬化病。因此,早期治疗可产生较好的效果。

参考文献

Northrup H, Sing Au K. Tuberous sclerosis complex Bourneville disease. In: Pagon RA, Bird TC, Dolan CR, et al, eds. *GeneReviews*. Seattle: University of Washington; 2009.

Roach ES, Sparagana SP. Diagnosis of tuberous sclerosis complex. *J Child Neurol*. 2004;19:643–649.

Shields CL, Benevides R, Materin MA, et al. Optical coherence tomography of retinal astrocytic hamartoma in 15 cases. *Ophthalmology*. 2006;113:1553–1557.

Shields CL, Say EA, Fuller T, et al. Retinal astrocytic hamartoma arises in nerve fiber layer and shows "moth-eaten" optically empty spaces on optical coherence tomography. *Ophthalmology*. 2016;123:1809–1816.

Shields JA, Eagle Jr RC, Shields CL, et al. Aggressive retinal astrocytomas in 4 patients with tuberous sclerosis complex. *Arch Ophthalmol*. 2005;123:856–863.

Shields JA, Shields CL. *Atlas of Intraocular Tumors*. Philadelphia, PA: Lippincott Williams and Wilkins; 1999:269–286.

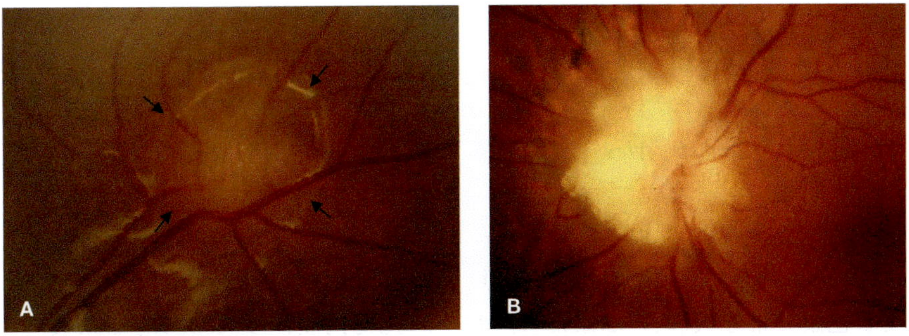

图 8–5　星形细胞错构瘤。(A) 小且边界不清的神经纤维层增厚。箭头指示病灶边界。(B)大且不透明、钙化、固定的黄白色结节肿块("桑葚状病灶")多出现在视神经区域。

色素失调症

Anuradha Ganesh, Alex V. Levin

- 色素失调症或者 Bloch-Sulzberger 综合征，是一种少见的 X 连锁显性皮肤色素异常性疾病，伴随眼部、牙齿和中枢神经系统的表现。

流行病学和病因学

- 在出生儿童中的发病率为 1/40 000。
- 大多数病例由染色体 Xq28 上的 NEMO(NF-kB 的基本调节子）基因突变引起。
- 由于是 X 连锁显性遗传病，在男性中通常是致死性的，所以仅见于女性婴儿中。患有 Klinefelter 综合征(XXY）或者基因镶嵌的男性很少能存活。
- 色素失调症指的是色素上皮的基底层有黑色素细胞“失调”的组织学特点，在皮肤表面能发现这种表现。

病史

- 出生时即可表现典型的皮肤损伤。
- 在幼儿期或者有时在生命后期才发现眼部病变。
- 家族史也许可以揭示有男性婴儿流产的情况。

体征

- 超过 40%的患者会累及到眼部，特点是周边视网膜毛细血管无灌注(图8-6)。这种视网膜无血管区被周边新生血管形成的环形区域或异常的视网膜血管分开，这使人联想到早产儿视网膜病变(ROP)的临床表现。视网膜缺血导致动静脉吻合和新生血管化。该病可以自行愈合，但是 10%的婴儿发展成视网膜皱襞、牵拉以及孔源性视网膜脱离，随之视力障碍。眼部异常通常是不对称的。其他的眼部表现通常是继发性的，包括 1/3 的婴儿会有斜视、白内障，伴有斑驳样视网膜色素改变、弥漫性色素减退和黄斑中心凹发育不全。
- 皮肤表现包括出生后水泡，之后发展为脱屑性红斑(图 8-7A)，继而是漩涡样色素沉着(大理石样花纹表现；图 8-7B)以及瘢痕形成。
- 超过 90%的受累患者可发生牙部异常，包括牙发育不良、延迟出牙、畸形、锥形牙冠。相关的中枢神经系统异常包括癫痫、痉挛性麻痹以及智力障碍。

鉴别诊断

- ROP。
- 家族性渗出性玻璃体视网膜病变。
- 镰状细胞贫血(发生在大龄儿童)。
- 其他引起婴儿视网膜无附着或脱

离的原因也应该引起重视。

诊断

• 色素失调症的诊断依据临床标准(表 8-2)。检测能够帮助确诊,包括皮肤活体组织检查(尽管对于以上表现的描述诊断上差别较大)、神经影像学(大脑萎缩、胼胝体发育不良)、荧光素血管造影(视网膜周边无血管区,有血管-无血管连接部异常的血管),以及基因检测(NEMO 基因的突变)。

• 对患者母亲的皮肤、牙齿、眼部进行仔细检查有助于了解基因的差异性表达。

表8-2　色素失调症的诊断标准*

主要标准

从婴儿到成年皮肤病变的 4 期:

A. 1 期　线性囊泡和大泡

B. 2 期　黑棕色疣状丘疹和硬块

C. 3 期　浅棕色旋转的色素沉着过度

D. 4 期　白色萎缩斑

次要标准

A. 牙齿:牙发育不全、无牙或小牙

B. 头发:脱发、金属丝般毛发

C. 指甲:轻微的隆起或凹陷

D. 视网膜:周边新生血管化

* 色素失调症的临床诊断至少有一个主要标准。次要标准的出现支持临床诊断;次要标准完全缺乏高度怀疑诊断。

Adapted from Landy SJ. Donnai D. Incontinentia pigmenti(Bloch-Sulzberger syndrome). *J Med Genet*. 1993;30:53–59.

治疗和预后

• 有色素失调症的患者,在婴儿早期就应该仔细检查视网膜以发现视网膜周边无灌注。如果存在病变,密切随访可能早期发现一些病变改变,这些发现可能提示视网膜新生血管、血管渗漏和牵拉的发展。

• 没有治疗,除非以上的改变发展。在这种情况下使用激光光凝术试图阻止视网膜牵拉和脱离的进展。一项长期的随访研究发现,对于一些牵拉性视网膜脱离的儿童患者以及孔源性视网膜脱离的成人患者,其视网膜脱离呈双峰分布。

• 终身需进行随访,基因遗传咨询也高度推荐。

参考文献

Chen CJ, Han IC, Tian J, et al. Extended follow-up of treated and untreated retinopathy in incontinentia pigmenti: analysis of peripheral vascular changes and incidence of retinal detachment. *JAMA Ophthalmol.* 2015;133:542–548.

Holmstrom G, Thoren K. Ocular manifestations of incontinentia pigmenti. *Acta Ophthalmol Scand.* 2000;78:348–353.

Landy SJ, Donnai D. Incontinentia pigmenti (Bloch-Sulzberger syndrome). *J Med Genet.* 1993;30:53–59.

Scheuerle A, Ursini MV. Incontinentia pigmenti (Bloch-Sulzberger syndrome). In: Pagon RA, Bird TC, Dolan CR, Stephens K, eds. *GeneReviews*. Seattle, WA: University of Washington; 2010.

Smahi A, Courtois G, Vabres P, et al. Genomic rearrangement in NEMO impairs NF-kappaB activation and is a cause of incontinentia pigmenti. The International Incontinentia Pigmenti (IP) Consortium. *Nature.* 2000;405:466–472.

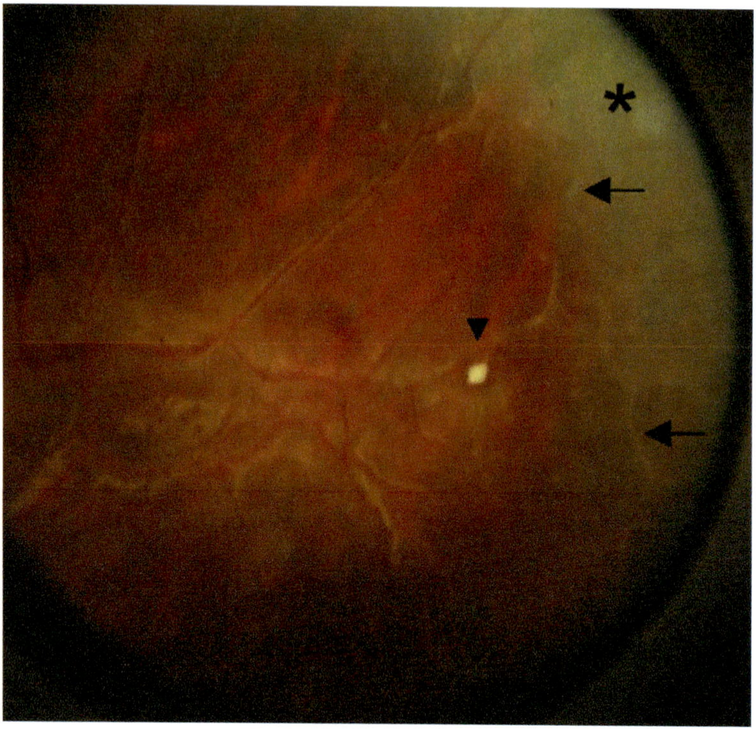

图 8-6 色素失调症。色素失调症患者的眼底显示周边视网膜毛细血管无灌注（星号）、动静脉吻合（箭头）和渗出（三角箭头）。

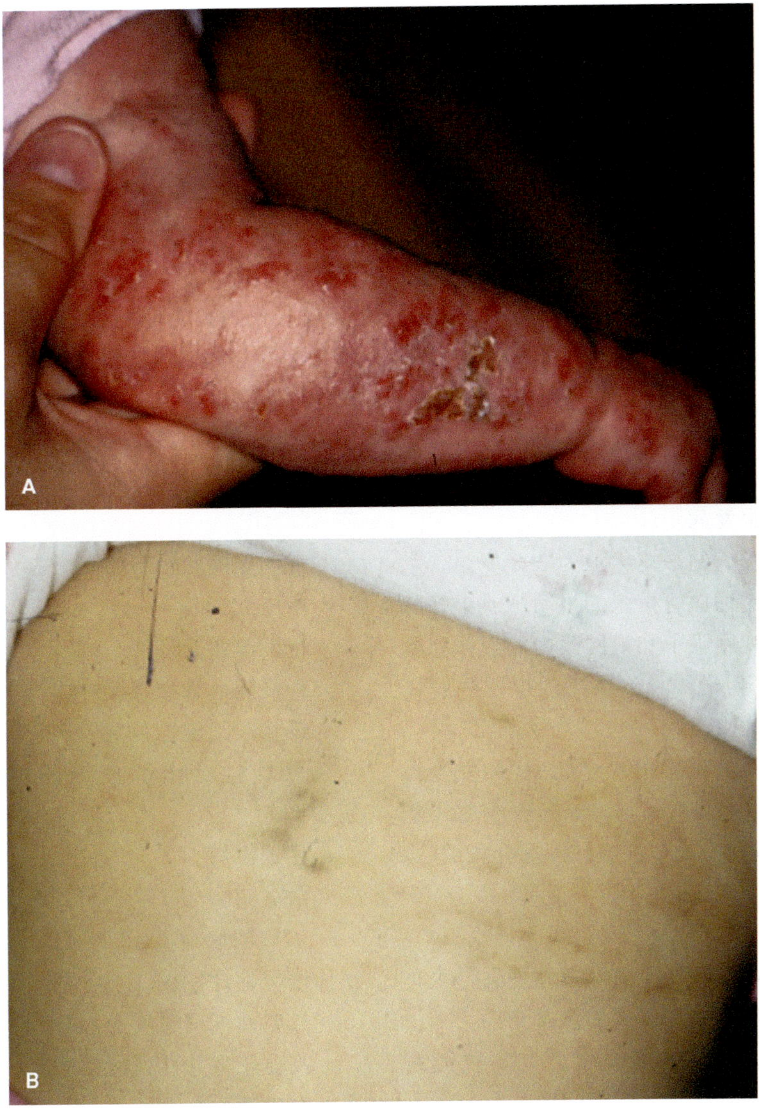

图 8–7　色素失调症。色素失调症患者的皮肤表现。水疱、脱屑性红斑伴有色素失调症(A)和漩涡样色素沉着(大理石样花纹表现)(B)。

Coats 病

Barry N. Wasserman, Carol L. Shields

Coats 病是非遗传性视网膜病变，特点为单眼视网膜毛细血管扩张、渗出以及渗出性视网膜脱离，通常在青少年中发病。

病因学

- Coats 病通常发生在男性，一般是单眼发病。
- 发病的平均年龄为 2~8 岁。
- 毛细血管扩张的小动脉或小静脉导致视网膜下和视网膜内的液体和脂质渗出，最终导致渗出性视网膜脱离和视力丧失。
- 一些证据提示 Coats 病和发生在 Norrie 病蛋白基因(NDP)或卷曲 4 基因(FZD4) 的体细胞基因突变相关。

症状

- 症状包括无痛性视力丧失，尤其当疾病发生在较大年龄时。
- 青少年患者经常患有斜视或黄变症。
- 少数患者出现新生血管性青光眼和眼红、疼痛。
- 针对 150 例 Coats 病的病例分析发现，症状包括视力减退(43%)、斜视(23%)、黄变症(20%)、疼痛(3%)、异色症(1%)、眼球震颤(1%)和无症状(8%)。

体征

- Coats 病眼底表现包括毛细血管扩张(100%)、视网膜渗出(99%)、渗出性视网膜脱离(81%)、视网膜出血(13%)、视网膜囊样变(11%)、血管增殖性肿物(6%)、视盘新生血管(2%)、视网膜新生血管(1%)、虹膜新生血管(8%)。前房胆固醇沉着占 3%。

鉴别诊断

- 视网膜网状细胞瘤。
- ROP。
- 视网膜血管母细胞瘤。
- 视网膜血管增殖性肿物。
- 镰状红细胞性视网膜病变。
- 家族性渗出性玻璃体视网膜病变。
- 弓蛔虫病。
- 白血病。
- 永存胚胎血管[PFV；永存原始玻璃体增生症(PHPV)]。
- 放射性视网膜病变。
- 高血压危象性视网膜病变。
- 白内障。
- 眼缺损。

诊断

- 通过检眼镜检查临床特点进行诊断。视网膜毛细血管扩张伴有梭形和结节状血管扩张，邻近有无灌注区，典型性特征出现在颞侧象限。也能观察到相关的视网膜内和视网膜下渗出，经常发现视网膜脱离(图 8–8 和图 8–9)。

- 荧光素血管造影可确认这些发现，并提示血管渗漏和黄斑水肿的存在。由 Shields 等人提出的 Coats 病分类如下：
  - 阶段 1：视网膜毛细血管扩张(T)。
  - 阶段 2：T+渗出(E)。
  - 阶段 3：T+E+视网膜下液(F)。
  - 阶段 4：T+E+F+新生血管性青光眼(G)。
  - 阶段 5：T+E+F+G+眼球痨。

治疗

- 激光光凝术或冷冻疗法常常用于封闭渗漏的血管。
- 玻璃体腔内注射抗–VEGF 类药物的作用正在探索中。
- 严重病例可行睫状体平坦部玻璃体切割术联合视网膜下放液术。

预后

- 视力预后差。一项针对 150 例病例的分析显示，阶段 1 没有发现视力为 20/200 或更差的患者，但是在阶段 2 中占 50%，阶段 3 占 70%，阶段 4 和 5 的患者差视力占 100%。
- 治疗目的是使眼睛稳定，解决视网膜脱离和渗出，预防新生血管性青光眼和视力损失。
- 不涉及全身疾病。然而，患有双眼 Coats 病时，要对全身综合征进行评估。

参考文献

Morris B, Foot B, Mulvihill A. A population-based study of Coats disease in the United Kingdom I: epidemiology and clinical features at diagnosis. *Eye (Lond).* 2010;24(12):1797–1801.

Mulvihill A, Morris B. A population-based study of Coats disease in the United Kingdom II: investigation, treatment, and outcomes. *Eye (Lond).* 2010;24(12):1802–1807.

Shields JA, Shields CL, Honavar S, et al. Coats disease. Clinical variations and complications of Coats' disease in 150 cases. The 2000 Sanford Gifford Memorial Lecture. *Am J Ophthalmol.* 2001;131:561–571.

Shields JA, Shields CL, Honavar SG, et al. Classification and management of Coats disease. The 2000 Proctor lecture. *Am J Ophthalmol.* 2001;131:572–583.

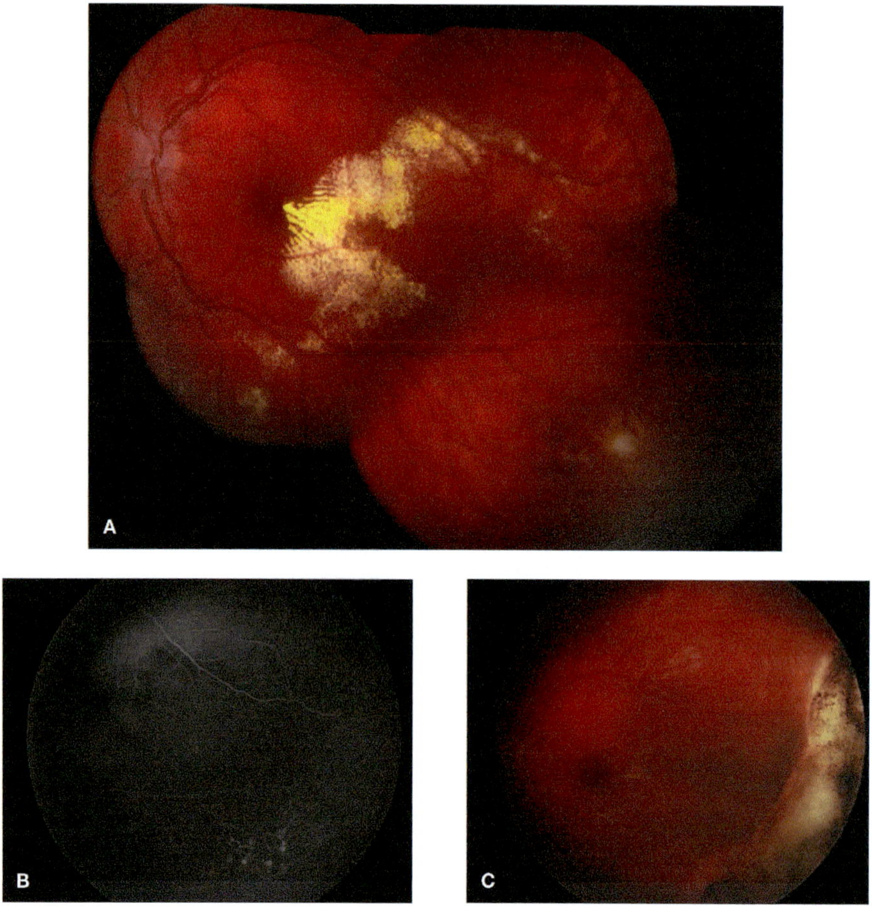

图 8-8 Coats 病。Coats 病(阶段 2)黄斑颞侧轻度渗出(A),来自毛细血管扩张(B),治疗后得到恢复,治疗采用(C)冷冻疗法和激光光凝术,视力预后良好。

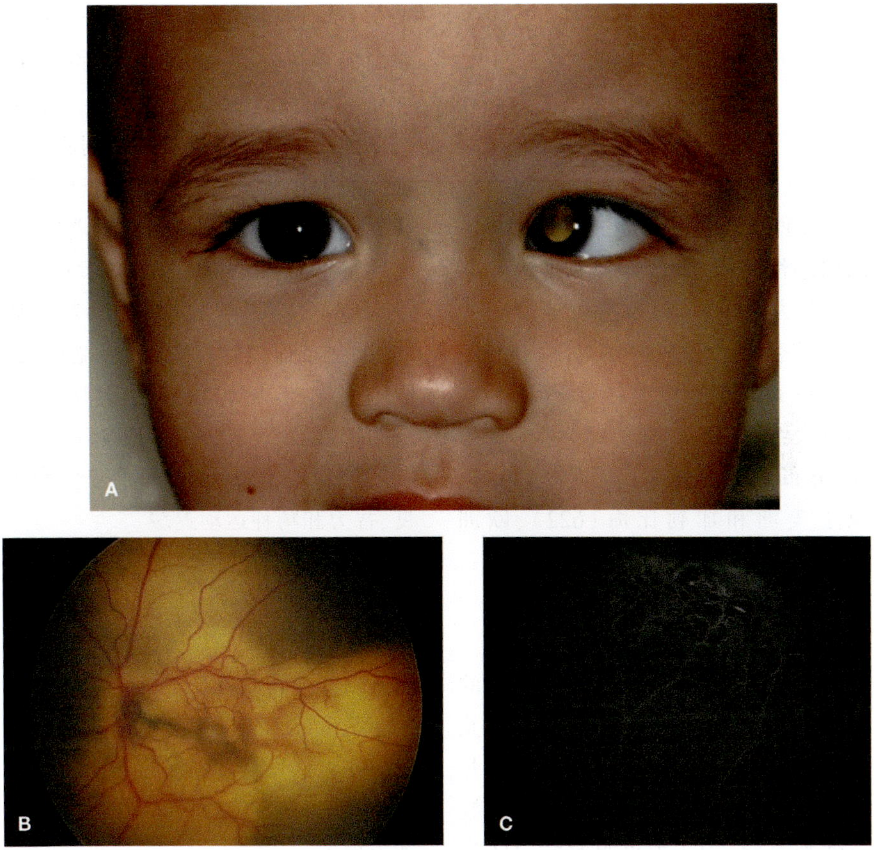

图 8-9　Coats 病。Coats 病(阶段 3)伴有黄变症(A),大量的视网膜下渗出(B)及渗漏的视网膜毛细血管扩张(C)。

视网膜母细胞瘤

Carol L. Shields

视网膜母细胞瘤是儿童最常见的眼内恶性肿瘤，占全部儿童期癌症的4%，分为单眼或双眼患病，亚群分为散发或家族性。这种肿瘤出现在幼儿，经常在1岁前发生。据统计，全世界每年有大约7200例视网膜母细胞瘤患儿，分布于亚洲(4086)、非洲(1792)、拉丁美洲和加勒比海(622)、欧洲(414)、北美洲(258)和大洋洲(21)。

病因学

• 视网膜母细胞瘤在人口出生中的发病率大约为1/15 000。双眼患病儿童通常在12个月时确诊，单眼患病儿童大约在18个月时确诊。该病无种族或性别差异。2/3为单眼发病，1/3为双眼发病。

• 视网膜母细胞瘤由位于13q14染色体的视网膜母细胞瘤基因突变引起。1971年，Knudson提出了视网膜母细胞瘤的"二次打击"假说。1980年，研究证实视网膜母细胞瘤个体存在13q14染色体视网膜母细胞瘤(RB1)等位基因的突变。现在，有关于基因组不稳定性和异倍性的争论，这可能是视网膜母细胞瘤的成因。

• 双眼和家族性视网膜母细胞瘤来源于视网膜母细胞瘤基因胚系突变，单眼发病通常是体细胞突变的结果，但是在15%的病例中也可能是胚系突变的结果。胚系突变的视网膜母细胞瘤倾向于多灶性，可能与全身癌症相关，如松果体母细胞瘤和远端癌症。视网膜母细胞瘤患者的一小部分分支呈现13q综合征，出现在13号染色体的突变，特征包括小头畸形、宽鼻梁、眼距过宽、小眼、内眦赘皮、上睑下垂、小颌畸形、短颈、低位耳、面部不对称、肛门与生殖器畸形、指和脚趾发育不良、智力和精神运动迟缓。

症状

• 视网膜母细胞瘤大多数表现为无痛性白瞳症或斜视形成(图8-10)。经常由父母或祖父母发现。

• 儿童偶发继发性青光眼引起的疼痛，占患者的17%。很少有儿童主诉视力损失。

体征

• 眼前节典型性特征表现为白瞳症，这一特点与肿瘤大小相关。偶尔也会发现虹膜新生血管。

• 眼底检查发现视网膜母细胞瘤是视网膜内的黄白色固体肿物，在视网膜内、视网膜下(外生型)、玻璃体(内生型)以及扁平部(弥散型)表现不同的生长类型。小的肿物在视网膜内伴有轻微的动脉和静脉扩张。随着肿瘤的扩大，血管扩张并轻微迂曲。肿块内会形成钙化。随后会形成视网膜下液、视网膜下种植及玻璃体腔种植。种植偶尔会延伸到前房，产生肿瘤假性积脓。晚期肿瘤导致虹膜新生血管性青光眼、视网膜新生血管伴有玻璃体积血，侵入视神经和脉络膜。

鉴别诊断

- 视网膜母细胞瘤导致的视网膜脱离相似于：
  - Coats 病。
  - 永存原始玻璃体增生症（永存胚胎血管）。
  - 弓蛔虫病。
  - 视网膜星形细胞错构瘤。
  - 视网膜星形细胞瘤。
  - 视网膜和 RPE 联合错构瘤。
  - 视网膜脱离。
  - 家族性渗出性玻璃体视网膜病变。
  - ROP。
  - 色素失调症。
- 视网膜母细胞瘤导致的玻璃体播散类似于：
  - 眼内炎症。
  - 感染性眼内炎。
  - 玻璃体积血。
  - 白血病浸润。
- 视网膜母细胞瘤导致的白瞳症类似于：
  - 白内障。
  - 青光眼。

诊断

- 视网膜母细胞瘤经由有经验的检查者用间接检眼镜检查后确诊。
- 在麻醉下检查并详细分析每只眼的情况，确诊后治疗。
- 在超声中确认肿物为钙化的圆顶状肿块。
- 荧光素血管造影显示内部丰富的血流。
- 合作儿童的 OCT 显示视网膜下液。
- CT 证实肿块内的钙化，但是大多数临床医师更偏向于 MRI 而不是 CT，因为前者没有辐射暴露。MRI 显示眼内肿块增强，能用于眼眶和大脑的成像，评估视神经的侵入和松果体母细胞瘤。
- 应该避免针吸活检。
- 患眼可按视网膜母细胞瘤的国际标准分类（图 8-11）：
  - A 组：视网膜母细胞瘤≤3mm。
  - B 组：视网膜母细胞瘤>3mm，或者位于黄斑，或者伴有透明的视网膜下液。
  - C 组：视网膜母细胞瘤向视网膜下或玻璃体的播种≤3mm。
  - D 组：视网膜母细胞瘤向视网膜下或玻璃体的播种>3mm。
  - E 组：广泛的视网膜母细胞瘤填充眼球>50%或者有玻璃体积血或

者虹膜新生血管。

治疗

• 视网膜母细胞瘤的处理复杂，取决于多方面因素，包括肿物的偏重、累及的黄斑、肿物大小、玻璃体或视网膜下播种、肿物与周围组织的关系（包括视盘、脉络膜、虹膜、巩膜和眼眶）、患者的年龄和健康状况、家族成员的意愿。激光光凝术、冷冻疗法、温热疗法和斑块放疗对于某些有条件的视网膜母细胞瘤的治疗是至关重要的。眼摘除术、静脉内化学减容术、动脉内化学疗法、外部放疗用于严重的视网膜母细胞瘤。外部放射通常作为最后的治疗选择，因其有多种副作用，对于胚系突变儿童来说有迟发癌症的危险。

• 晚期可应用眼摘除术，尤其是单眼肿物。术后眼球应该被送病理学检查，评估风险。

• 全身静脉内化学减容术应用于双眼病例，伴有多发肿瘤和播种（图 8-12）。A、B、C 组超过 90%的化学减容术取得成功，D 组大约 50%成功。E 组眼经常被摘除。

• 动脉内化学疗法可以作为一线疗法用于视网膜母细胞瘤，以及其他方法治疗失败后。依据我们的初步经验，C、D 组视网膜母细胞瘤 100%得到控制，E 组有 33%得到控制（图 8-13）。A 和 B 组视网膜母细胞瘤目前没有提供动脉内化学疗法，因为存在潜在危险，如脑血管意外和眼动脉阻塞。

• 在少数病例中，视网膜母细胞瘤可自行退化，临床特征为肿瘤在没有治疗干预的情况下完全消除。偶尔会导致眼球痨。

预后

• 视网膜母细胞瘤是高度恶性肿瘤，若不治疗则几乎 100%死亡。在发达国家，大多数儿童在有高危表现之前就被发现，因此可获得较好的预后。一项世界范围内有关视网膜母细胞瘤的分析显示，该病死亡率和国家的发展水平相关。

• 组织病理学因素预示疾病的转移，包括视神经侵入到筛板后、大量的脉络膜侵入超过 3mm、巩膜侵入、眼眶侵入和前房侵入。某些视网膜细胞瘤眼球摘除后会有高危因素表现，如筛板后视神经侵入或广泛的葡萄膜侵入超过 3mm。有这些表现的患者需要接受额外的化学治疗。

• 遗传性视网膜母细胞瘤患儿会在他们整个生命过程中增加形成其他原发恶性肿瘤的危险性。这些肿瘤主要包括颅内视网膜母细胞瘤、长骨的骨源性肉瘤、软组织的肉瘤。超过 30 岁时，30%的患者存在这种风险，体外放射会增加放射区域的风险。

参考文献

Eagle RC Jr. High-risk features and tumor differentiation in retinoblastoma: a retrospective histopathologic study. *Arch Pathol Lab Med.* 2009;133:1203–1209.

Kivela T. The epidemiological challenge of the most frequent eye cancer: retinoblastoma, an issue of birth and death. *Br J Ophthalmol.* 2009;93:1129–1131.

Shields CL, Shields JA. Basic understanding of current classification and management of retinoblastoma. *Curr Opin Ophthalmol.* 2006;17:228–234.

Shields JA, Shields CL. Retinoblastoma. In Shields JA, Shields CL, eds. *Atlas of Intraocular Tumors.* Philadelphia: Lippincott Williams & Wilkins; 2008: 293–365.

Shields CL, Shields JA. Retinoblastoma management: advances in enucleation, intravenous chemoreduction, and intra-arterial chemotherapy. *Curr Opin Ophthalmol.* 2010;21:203–212.

Wong FL, Boice JD Jr, Abramson DH, et al. Cancer incidence after retinoblastoma. Radiation dose and sarcoma risk. *JAMA.* 1997;278:1262–1267.

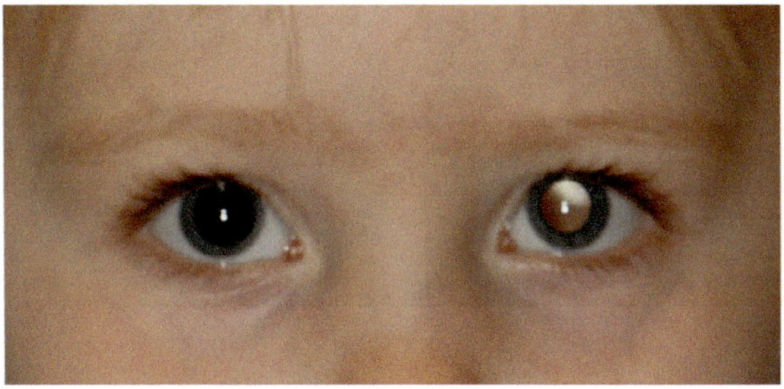

图 8–10　视网膜母细胞瘤。视网膜母细胞瘤导致的白瞳症(左眼)。

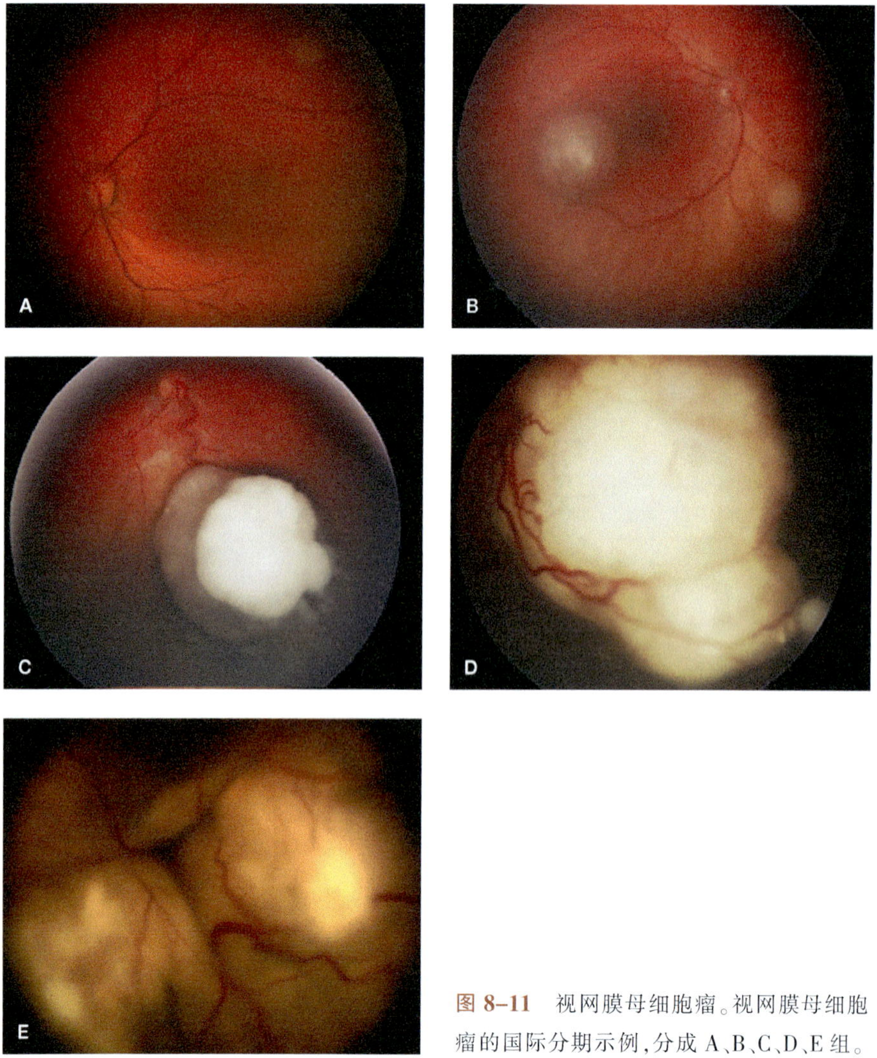

图 8-11 视网膜母细胞瘤。视网膜母细胞瘤的国际分期示例，分成 A、B、C、D、E 组。

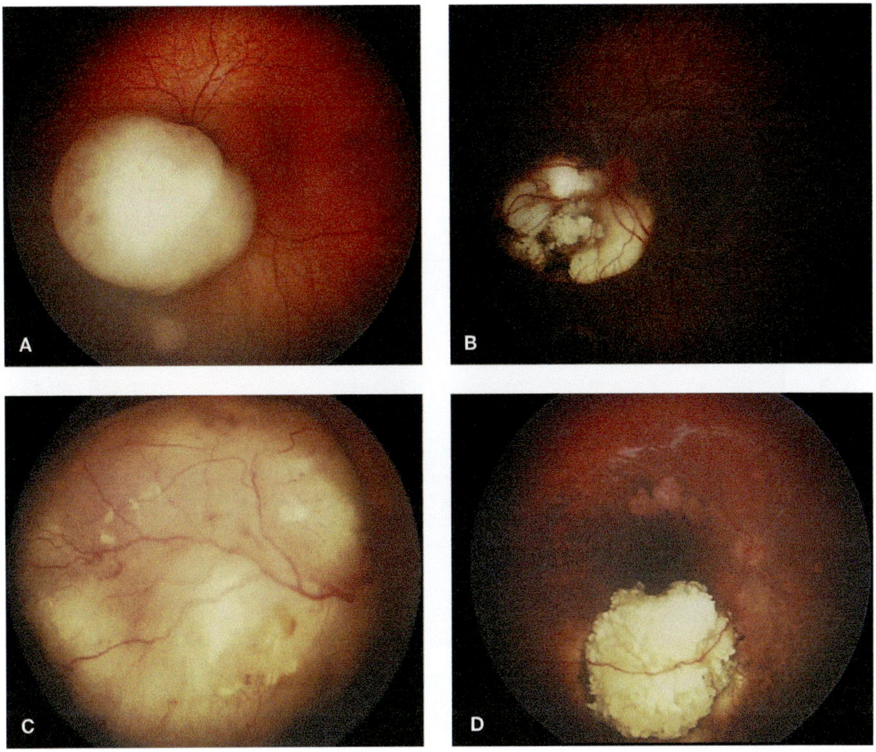

图 8–12　视网膜母细胞瘤。2 例视网膜母细胞瘤病例静脉内化学减容术反应，治疗前(A，C)和治疗后(B，D)。

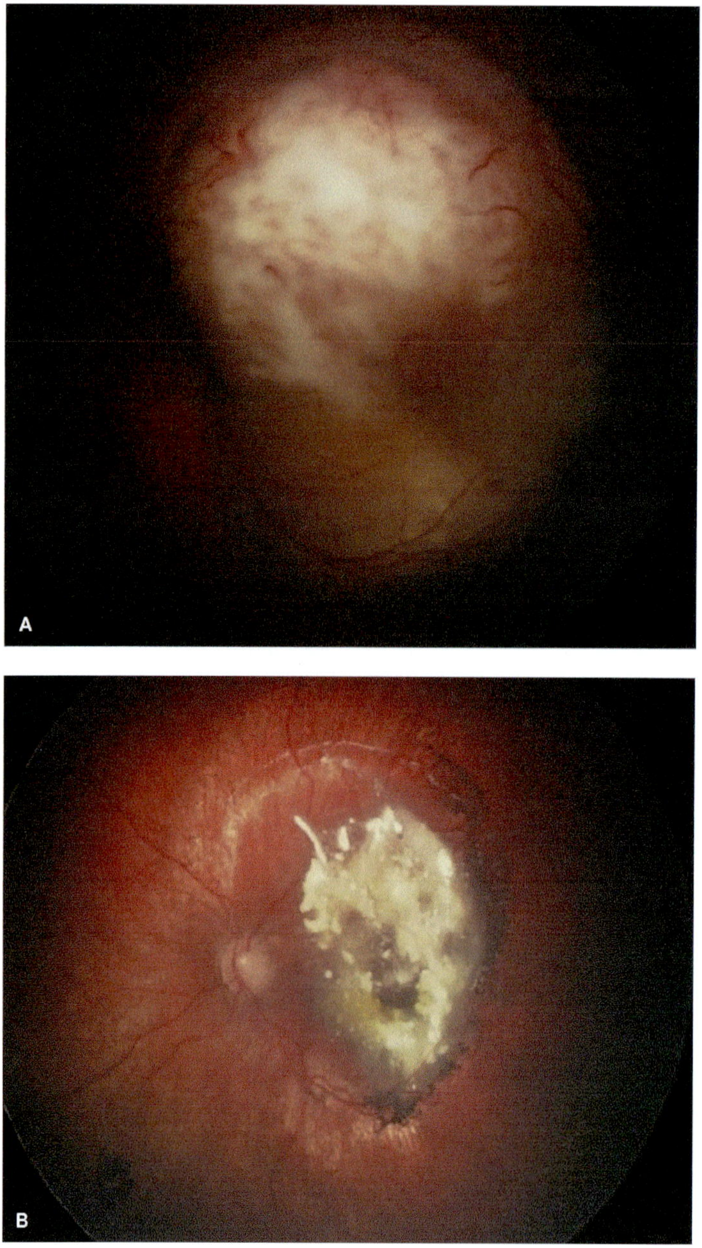

图 8-13 视网膜母细胞瘤。视网膜母细胞瘤病例动脉内化学减容术反应，治疗前(A)和治疗后(B)。

先天性视网膜色素上皮肥大

Anuradha Ganesh, Alex V. Levin

先天性视网膜色素上皮肥大(CHRPE)是RPE层的一个或更多个边界清楚、色素过度沉积的良性肿瘤，双眼不对称。

流行病学和病因学

- 单发的CHRPE在人群中的发病率约为1:60，且没有种族特异性的报道。
- 组织病理学上，病灶有一局限性区域的RPE细胞较高且与黑素小体致密聚集。与正常RPE组织相比，黑素小体更大、更圆。黑素小体稀疏的区域为脱色素控制晕环或“尾状”。

病史

- 双眼不对称发病。多在检眼镜检查时偶然发现。

体征

CHRPE分为两型。

- 孤立型CHRPE：是最常见的类型。特征是单侧深色素化，扁平，圆形病变，且边界清楚。肿瘤可能很小或2~3个视盘直径。肿瘤可为纯黑色，边缘为低色素化晕环。病变内可见脱色素腔隙。
- 多发型CHRPE：80%的患者合并家族性腺瘤性息肉病或Gardner综合征。家族性的结肠息肉或肠外性骨瘤或纤维瘤如不经治疗最终会进展成为结肠肿瘤。病变为双侧，多发且呈分散分布，通常呈现彗星状结构，低色素化的彗尾位于病变近黄斑一侧(图8-14)。

鉴别诊断

- 脉络膜黑色素瘤。
- 脉络膜色素痣。
- 视网膜和RPE联合错构瘤。
- RPE反应性增生(如外伤后)。
- 熊迹。
- 脉络膜视网膜瘢痕(如弓形体病、先天性水痘)。

诊断

- CHRPE特征性眼底表现有助于医师诊断并与其他疾病相鉴别。荧光素血管造影除了在缺损或者晕环区外皆为弱荧光表现，在腔隙或晕环区为透见强荧光。病变不伴随视网膜下液及橘色色素。加强OCT显示病变区不规则RPE及缺损区RPE缺失。或许是外核层和视网膜感光细胞的丢失，抑或是视网膜下间隙。

治疗和预后

- 尽管部分感光细胞丢失和 RPE 改变可能会导致视野缺损，但CHRPE 通常为良性且无症状，对视力和视野几乎没有影响。
- 随着时间推移，病变轻微扩大，并形成隆起结节，可能为罕见的腺瘤或腺癌。所以，应定期随诊观察病变生长。
- 双侧或单眼多发病变患者，见于 FAP 或 Gardner 综合征，建议从 7~8 岁开始定期性结肠镜的检查。

参考文献

Fung AT, Pellegrini M, Shields CL. Congenital hypertrophy of the retinal pigment epithelium: enhanced-depth imaging optical coherence tomography in 18 cases. *Ophthalmology*. 2014;121:251–256.

Shields JA, Eagle RC Jr, Shields CL, et al. Malignant transformation of congenital hypertrophy of the retinal pigment epithelium. *Ophthalmology*. 2009;116:2213–2216.

Shields JA, Shields CL. Tumors and related lesions of the pigment epithelium. In: Shields JA, Shields CL, eds. *Intraocular Tumors. A Text and Atlas*. Philadelphia, PA: WB Saunders; 1992:437–460.

Traboulsi EI, Maumenee IH, Krush AJ, et al. Congenital hypertrophy of the retinal pigment epithelium predicts colorectal polyposis in Gardner's syndrome. *Arch Ophthalmol*. 1990;108:525–526.

Traboulsi EI. Ocular manifestations of familial adenomatous polyposis (Gardner syndrome). *Ophthalmol Clin North Am*. 2005;18:163–166.

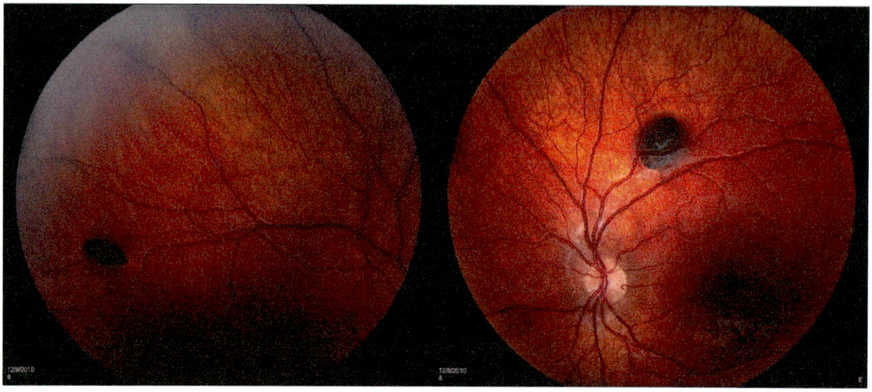

图 8–14 先天性视网膜色素上皮肥大。Gardner 综合征患者眼底照相显示双眼受累，眼底特征性色素沉着。其右眼色素斑呈彗星状，其尾部呈低色素性指向黄斑区。病变周边有一个脱色素晕环。

家族性渗出性视网膜病变

Anuradha Ganesh, Alex V. Levin

家族性渗出性视网膜病变(FEVR)是一种遗传性周边视网膜血管化障碍,可继发新生血管、视网膜皱褶,并最终造成视网膜牵拉、脱离。

流行病学和病因学

- FEVR 是一种罕见的眼底先天性异常,其人群中患病率未有报道,90% 的患者双眼不对称发病。
- FEVR 是一种多基因位点疾病,与FZD4(常染色体显性遗传)、LRP5(常染色体显性及隐性遗传)、NDP(X 连锁隐性遗传)、TSPAN12(常染色体显性遗传)位点的突变有关。本病以常染色体显性遗传为主要特点。

病史

- FEVR 临床表现差异较大,即使是同一家族内的个体也不尽相同。如症状重的患者可致盲,而症状较轻的患者可视力良好。
- 婴幼儿患者常因视网膜脱离产生白瞳和斜视症状。
- 无证据显示其发生与早产儿吸氧有关。

体征

- FEVR 新生儿双眼发病不对称,且临床表现差异较大。FEVR 典型表现是周边视网膜可见血管无灌注区(图 8-15)。无血管区通常在颞侧,也可延伸到全周 360°范围。
- 疾病可能维持稳定不进展,或可能导致周边视网膜新生血管,新生血管位于后部血管化和前部无血管化网膜的交界处(图 8-16)。随着病情发展,患者可出现视网膜皱褶、周边纤维血管肿块、玻璃体积血。最终由于纤维血管增殖发生牵拉性或合并孔源性视网膜脱离,也可伴有视网膜内和视网膜下渗出。
- 严重病例可合并视网膜脱离、白内障、带状角膜病、新生血管性青光眼及肺结核。
- 无症状的个体,仅在眼底检查时可见周边无血管区、动静脉吻合征象,或仅在血管造影时发现。

鉴别诊断

- ROP。
- 色素失调症。
- Coats 病。
- 永存原始玻璃体增生症。
- 镰状红细胞性视网膜病变。
- 其他引起新生儿视网膜脱离的疾病。

诊断

- 诊断依据家族遗传病史、具有常染色体显性遗传、常染色体隐性遗传或X连锁隐性遗传特征和双侧周边视网膜无灌注区。
- 对于可疑FEVR患者，可以对其无症状的家族成员行眼底检查以确诊。辅助检查包括荧光素血管造影（周边视网膜毛细血管网突然中断、异常血管分布）和基因学检测。SD-OCT显示后极部透明膜状组织、黄斑囊样水肿以及视网膜内外异常。

治疗和预后

- 对眼底周边视网膜无血管区及新生血管区进行视网膜激光光凝术，可以预防纤维血管膜增殖并发症的发生。
- 预防性治疗一直存在争议，多数学者认为预防性治疗的标志是新生血管的出现，且在视网膜脱离前治疗的效果明显好于视网膜脱离后。
- FEVR是终身疾病，新生血管、视网膜脱离及玻璃体积血等症状可发生于任何年龄。高危个体需做围生期筛查，并推荐将筛查持续至生后几年。

参考文献

Robitaille JM, Zheng B, Wallace K, et al. The role of Frizzled-4 mutations in familial exudative vitreoretinopathy and Coats disease. *Br J Ophthalmol*. 2011;95(4):574–579.

Shukla D, Singh J, Sudheer G, et al. Familial exudative vitreoretinopathy (FEVR). Clinical profile and management. *Indian J Ophthalmol*. 2003;51:323–328.

Toomes C, Downey L. Familial exudative vitreoretinopathy, autosomal dominant. In: Pagon RA, Bird TC, Dolan CR, Stephens K, ed. *GeneReviews*. Seattle: University of Washington; 2008.

Yonekawa Y, Thomas BJ, Drenser KA, et al. Familial exudative vitreoretinopathy: spectral-domain optical coherence tomography of the vitreoretinal interface, retina, and choroid. *Ophthalmology*. 2015;122:2270–2277.

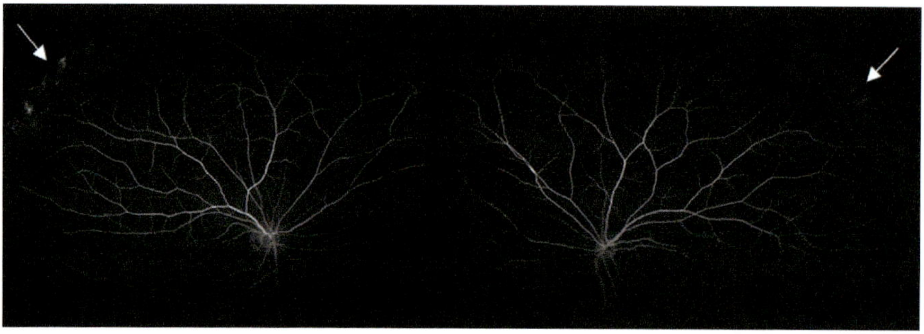

图 8-15 家族性渗出性视网膜病变。FFA显示FEVR患者双眼眼底周边视网膜毛细血管无灌注区及渗漏（箭头）。

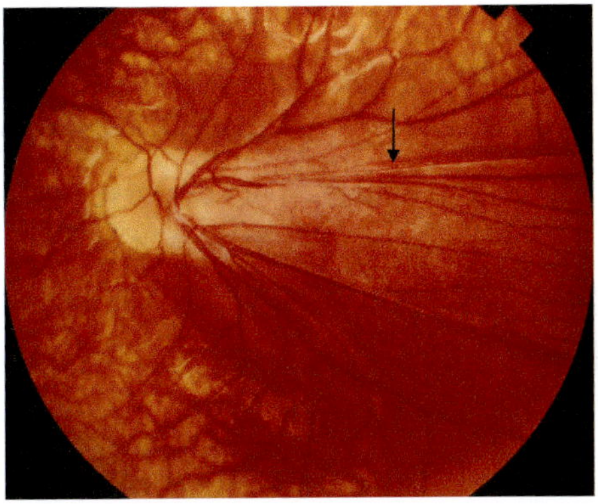

图 8-16　家族性渗出性视网膜病变。眼底视网膜牵拉性皱褶(箭头),视盘区血管被拉直。

永存原始玻璃体增生症

Alok S. Bansal

永存原始玻璃体增生症(PFV),系胚胎期原始玻璃体未退化而继续增生所致的一种玻璃体先天性异常,包括原始的晶状体组织、虹膜组织的残余等。

PFV 通常单眼发病,非遗传性。如双眼发病(约占 10%),常合并全身疾患,并有遗传倾向(表 8-3)。

体征

- PFV 按位置可分多种类型。
- 孤立型前部 PFV(图 8-17A):特点为晶状体后血管膜、程度不等的白内障、睫状突残余(图 8-17B)、对周边视网膜的牵拉造成前部玻璃体表面变形、浅前房、瞳孔对光反射迟滞、小眼畸形等。
- 较严重类型的后部 PFV:可见晶状体后部至视盘之间的纤维膜组织,可以合并视网膜皱褶及牵拉性视网膜脱离(图 8-17C)、黄斑区色素脱失、视盘不同程度发育不良。孤立型 PFV 中的晶状体可不受累。

鉴别诊断

- Norrie 病。
- Coats 病。
- 弓蛔虫病。
- ROP。
- FEVR。
- 色素失调症。
- 视网膜发育不良。
- 视网膜脱离(明显或隐蔽的损伤)。

诊断

- 检眼镜下详细检查眼底可诊断。根据患儿年龄,可以考虑在全身麻醉

表 8-3 眼病的全身和基因基础

综合征	遗传型	染色体	基因	功能
Wagner型	AD	5q14.3	CSPG2	结合玻璃体的透明质
Knobloch型	AR	21q22.3	COL18A1	内皮抑素
PFV	AR	10q11~21	未知	
PFV	XLR	Xp11.4	NDP	眼部形成信号传递
ASMD	AD	10q22.3~25	PITX3	调控眼部形态

AD,常染色体显性遗传;AR,常染色体隐性遗传;ASMD,前节间质发育不良;CSPG,硫酸软骨素蛋白多糖;COL18Al,18 型胶原 α1;NDP,Norrie 假神经胶质瘤;PFV,永存原始玻璃体增生症;PITX3,成对同源结构域 3。

下检查。

- 如果介质屈光混浊遮挡眼底，B型超声检查可见玻璃体腔纤维条索或视网膜脱离。详细虹膜检查可揭示永存玻璃体血管前部的特征。

治疗

- 治疗的目的包括使屈光通路通畅，视力得以发育，并预防未治疗PFV的并发症，如青光眼和视网膜脱离。
- 角膜前缘或平坦部入路，即晶状体摘除术、晶状体后纤维膜切除术、玻璃体切割术均可采用。
- 需要应用无晶状体眼接触镜积极治疗弱视以获得最佳视力，单纯前部PFV 预后要好于后部 PFV。

参考文献

Goldberg MF. Persistent fetal vasculature (PFV): an integrated interpretation of signs and symptoms associated with persistent hyperplastic primary vitreous (PHPV). LIV Edward Jackson Memorial Lecture. *Am J Ophthalmol.* 1997;124(5):587–626.

Lambert SR, Buckley EG, Lenhart PD, et al. Congenital fibrovascular pupillary membranes: clinical and histopathologic findings. *Ophthalmology*. 2012;199:634–641.

Pollard, ZF. Persistent hyperplastic primary vitreous: diagnosis, treatment, and results. *Trans Am Ophthalmol Soc.* 1997;95:487–549.

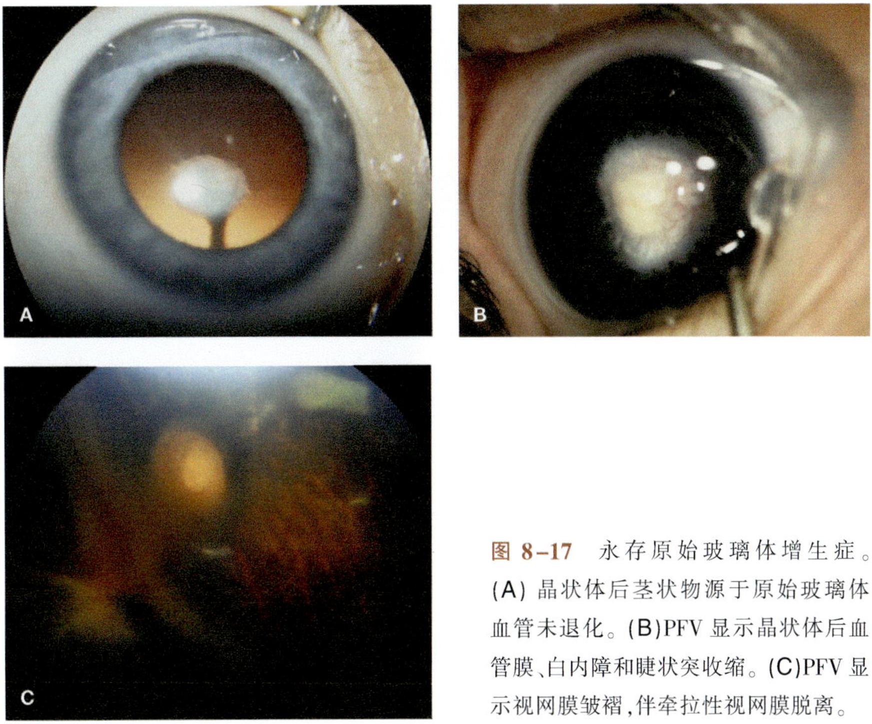

图 8–17 永存原始玻璃体增生症。(A) 晶状体后茎状物源于原始玻璃体血管未退化。(B)PFV 显示晶状体后血管膜、白内障和睫状突收缩。(C)PFV 显示视网膜皱褶，伴牵拉性视网膜脱离。

青少年性视网膜劈裂症

Barry N. Wasserman

病因学

- 青少年性视网膜劈裂症是一种X连锁隐性遗传病，是黄斑病变最常见原因，患者绝大多数是年轻男性。
- XLRS1基因的突变导致视网膜功能异常，致使视网膜神经上皮层劈裂为内、外两层，同时伴有星形黄斑病变。

症状

- 患者视力缓慢下降，可降至20/400以下，虽然一项长达12年的随访研究显示儿童患病无显著进展。
- 视力丧失归因于中心凹劈裂或视网膜脱离。

体征

- 眼底检查可见黄斑中心凹轮辐状劈裂。50%的患者出现周边视网膜神经纤维层劈裂，从内层裂孔发展至全层视网膜脱离。
- 眼底中周边部和周边部(雪片)可见白点或白斑改变，被认为是异常Müller细胞的足板。
- 眼底色素分界线提示全层脱离的病史。
- 由视网膜内层桥接血管引起自发性玻璃体积血。

鉴别诊断

- 烟酸黄斑病变。
- 孔源性视网膜脱离。
- Goldman-Favre病。
- Wagner玻璃体视网膜变性和其他玻璃体视网膜病变。
- 黄斑囊样水肿。
- Norrie病。

诊断

- 详细询问家族病史。
- 眼底检查发现中心凹呈星形外观，与黄斑囊样水肿相似(图8-18)。
- FFA检查无渗漏。
- RPE层色素改变和视网膜劈裂。
- OCT显示视网膜劈裂可延伸至周边视网膜(图8-19)。一项应用SD-OCT的研究提示中心凹视网膜厚度增加，旁中心凹视网膜厚度变薄，其与视力更差相关。
- ERG显示B波波幅消失，EOG表现可正常。

治疗

- 对于X连锁特征患者家属，应行基因筛查。
- 部分黄斑囊样水肿患者口服或局部应用碳酸酐酶抑制剂后视力改善。
- 不建议行预防性激光光凝治疗，

可导致视网膜脱离。

• 可采用玻璃体切割术和巩膜扣带术治疗玻璃体积血或视网膜脱离。

预后

• 部分患者成年后仍可保有良好的视力，但大部分患者视力皆有不同程度受损，尤其是周边视网膜存在劈裂时。

参考文献

Andreoli MT, Lim JI. Optical coherence tomography retinal thickness and volume measurements in X-linked retinoschisis. *Am J Ophthalmol*. 2014;158:567–573.

Apushkin MA, Fishman GA. Use of dorzolamide for patients with X-linked retinoschisis. *Retina*. 2006;26:741–745.

Goodwin P. Hereditary retinal disease. *Curr Opin Ophthalmol*. 2008;19:255–262.

Kjellström S, Vijayasarathy C, Ponjavic V, et al. Long-term 12 year follow-up of X-linked congenital retinoschisis. *Ophthalmic Genet*. 2010;31(3):114–125.

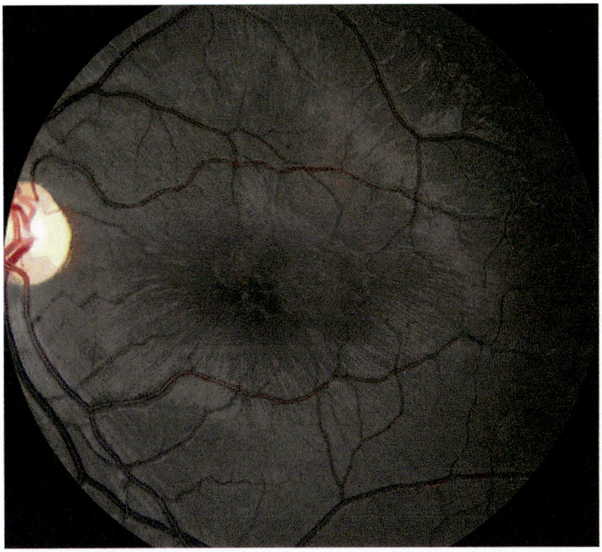

图 8–18 青少年 X 连锁视网膜劈裂。青少年 X 连锁视网膜劈裂合并黄斑囊样水肿。

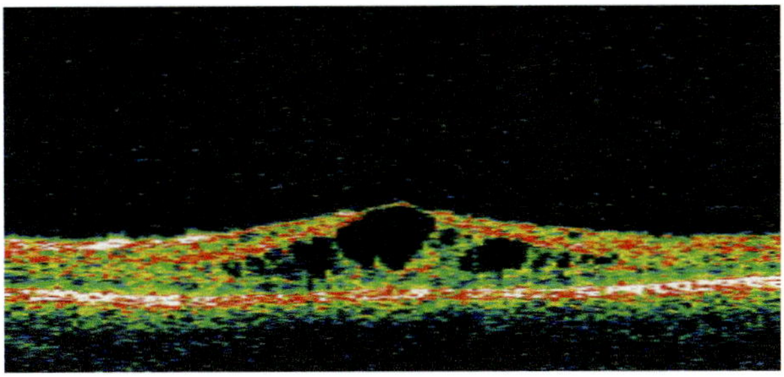

图 8–19 青少年 X 连锁视网膜劈裂。OCT 显示囊腔样劈裂。

早产儿视网膜病变

Anuradha Ganesh, Barry N. Wasserman

早产儿视网膜病变(ROP)是一种早产儿或低体重出生婴儿的增殖性视网膜病变。

流行病学和病因学

- 美国每年患病的早产儿或低体重出生婴儿为14 000~16 000人。
- 其中大多数(85%)患儿的病情可以自然消退,其余的ROP患儿病情则有可能继续发展,需要治疗。但是6%~7%的患儿即使接受治疗,最终仍然会致盲。妊娠期小于32周或出生体重小于1500g,且有吸氧史的新生儿具有高危性。
- 在早产儿,视网膜血管发育不完全。出生后血管不能继续从视盘沿视网膜平面向前发展,血管移行停止,导致视网膜无血管区。视网膜无血管的程度主要取决于出生时未成熟的程度。(无血管化)导致的缺氧刺激血管内皮生长因子(VEGF)之类物质生成,这些物质触发新生血管形成,被称为视网膜外纤维血管增殖(ERFP),离开了视网膜表面。ERFP可导致出血和牵拉,结果为视网膜脱离。在很多病例中,视网膜病变未经治疗自行消退。

病史

- 妊娠期小于32周或出生体重小于1500g的新生儿为高危人群,需筛查ROP。出生体重在1500~2000g或妊娠期大于32周的患儿,如临床病程不稳定,包括需心肺支持的新生儿,由新生儿科医师判断是否需要POR筛查。

体征

- ROP的国际分类标准(ICROP),根据发病部位分区或根据严重程度分期。
- 此外,还应评估是否合并附加病变(表8-4,图8-20)。至少2个象限有静脉扩张,或后极部有动脉迂曲,称为附加病变(图8-20C)。附加病常合并虹膜充血、瞳孔强直、玻璃体混浊、眼底出血等。附加病变提示严重程度增加。前附加病变指后极部出现轻度静脉扩张及动脉迂曲,但还未到附加病变的程度。
- "爆米花"样病变是指病变类似蓬松的爆米花漂浮在视网膜前。提示在视网膜嵴或分界线后血管组织新生增殖。只有当"爆米花"样病变是活动性ERFP的一部分时才是严重的。玻璃体积血和视网膜前出血有时可见于严重ERFP病变。
- 在急进性后极部ROP患者中,附加血管化仅发生在Ⅰ区,且合并附加病变。这一ROP亚型以前又称为急速

表8-4 ROP国际分类标准

病变部位	
Ⅰ区	以视盘为中心,2 倍黄斑视盘距离为半径的圆形区域内
Ⅱ区	以视盘为中心,Ⅰ区至鼻侧锯齿缘的距离为半径的圆形区域
Ⅲ区	除去Ⅰ区和Ⅱ区的剩余月牙形区域
扩展	
钟点位分级	
严重程度分期	
1 期	境界线期,进行性增殖的视网膜血管组织与视网膜前无血管区之间出现分界线
2 期	境界线增宽增高、隆起,血管向玻璃体内增殖
3 期	伴随纤维血管组织增殖
4 期	次全视网膜脱离
4A期	视网膜脱离累及周边象限
4B期	视网膜脱离累及黄斑
5 期	全视网膜脱离呈漏斗状

进展病变,其特点为病情发展急骤,可短期内进展为 4~5 期。

- 对阈值 ROP 进行治疗之后,大部分复归消退或瘢痕化,结局视力良好。这类病变可伴有各种后遗症,如周边视网膜无血管化、视网膜血管异常分支、视网膜色素紊乱、视网膜皱褶、玻璃体视网膜分界面改变及黄斑区异位等。
- ROP 患儿的典型特征常见于早产、出生体重轻且有过吸氧史患儿。其他伴随疾病有败血症、脑室出血、贫血症及喂养困难等。

鉴别诊断

鉴别诊断依据疾病分期情况。

- 轻度 ROP 患儿合并周边眼底血管改变及视网膜牵拉时,应考虑:
  - 色素紊乱症。
  - 家族性渗出性视网膜病变。
  - 永存原始玻璃体增生症。
  - 其他造成新生儿视网膜脱离的疾病。
- 晚期瘢痕期 ROP 鉴别与视网膜脱离或白瞳症相同:
  - 视网膜母细胞瘤。
  - 白内障。
  - Coats 病。
  - 弓蛔虫病。

诊断

- 患儿 ICU 治疗期间应间接检眼镜详查眼底,或出院后对早产儿行定期随访。随访时间推荐在出生后的第 4~6 周,或妊娠后或停经后(出生时的孕龄+实际年龄)的第 31~33 周。
- 眼底影像采集与记录。

治疗和预后

- 筛查 ROP 的目的是确定进展 ROP 的婴儿,如不进行治疗,可发展为视网膜脱离。阈值病变(此级别 ROP 患者如不经治疗,50%可能发展为视网膜脱离）是指眼底连续 5 个钟点 ERFP 病变合并附加病变。阈值前病变是指任意区的 1 期 ROP 或Ⅱ区+2 期+ROP/3 期 ROP/3 期+ROP 但不如阈值病变严重。一项早期治疗 ROP（ET-ROP）的研究将阈值前 ROP 分为两型（表 8-5）。推荐所有Ⅰ型阈值前 ROP 行周边视网膜冷凝术。

- 冷冻或激光光凝可用于消融周边视网膜，即前部无血管区。对于阈值 ROP，间接检眼镜下激光光凝已经取代冷冻术，激光治疗的视力预后更好（图 8-21）。4 期和 5 期 ROP 患儿，需行巩膜扣带术或玻璃体切割术，或二者都可。对于已有视网膜脱离的患儿，视力预后差。
- 尽管进行了早期筛查和及时干预治疗，仍有部分患儿 ROP 持续进展。这引导了更新、更有效治疗方法的研究。最新的研究评估了玻璃体腔注射抗-VEGF 药物，如贝伐单抗的安全性和有效性，显示其与视网膜激光治疗相比预后更佳。但在每 1~2 周（持续 55 周）的随诊中发现，抗-VEGF 药物的使用与 ROP 的复发相关，该药物引起血管系统发育暂时的损害。一项研究提示，对于使用抗-VEGF 药物治疗 ROP 的儿童患者，应警惕发育迟缓的发生率增高。

表8-5 早期治疗阈值前期ROP的分型

Ⅰ型
- Ⅰ区：各期 ROP 伴附加病变
- Ⅰ区：3 期 ROP 无附加病变
- Ⅱ区：2 期或 3 期 ROP 伴附加病变

Ⅱ型
- Ⅰ区：1 期或 2 期 ROP 无附加病变
- Ⅱ区：3 期 ROP 无附加病变

参考文献

Davitt BV, Wallace DK. Plus disease. *Surv Ophthalmol.* 2009;54:663–670.

Kemper AR, Wallace DK, Quinn GE. Systematic review of digital imaging screening strategies for retinopathy of prematurity. *Pediatrics.* 2008;122:825–830.

Mintz-Hittner HA, Geloneck MM, Chuang AZ. Clinical management of recurrent retinopathy of prematurity after intravitreal bevacizumab monotherapy. *Ophthalmology.* 2016;123:1845–1855.

Mintz-Hittner HA, Kuffel RR Jr. Intravitreal injection of bevacizumab (avastin) for treatment of stage 3 retinopathy of prematurity in zone I or posterior zone II. *Retina.* 2008;28:831–838.

Morin J, Luu TM, Superstein R, et al; Canadian Neonatal Network and the Canadian Neonatal Follow-Up Network Investigators. Neurodevelopmental outcomes following bevacizumab injections for retinopathy of prematurity. *Pediatrics.* 2016;137:e20153218.

Patel JR, Ranjan SS, Wasserman BN. Antivascular endothelial growth factor in the treatment of retinopathy of prematurity. *Curr Opin Ophthalmol.* 2016;27:387–392.

Reynolds JD. Retinopathy of prematurity. *Int Ophthalmol Clin.* 2010;50:1–13.

Section on Ophthalmology American Academy of Pediatrics; American Academy of Ophthalmology; American Association for Pediatric Ophthalmology and Strabismus. Screening examination of premature infants for retinopathy of prematurity. *Pediatrics.* 2006;117(2):572–576.

Vander JF, McNamara JA, Tasman W, et al. Revised indications for early treatment of retinopathy of prematurity. *Arch Ophthalmol.* 2005;123:406–407.

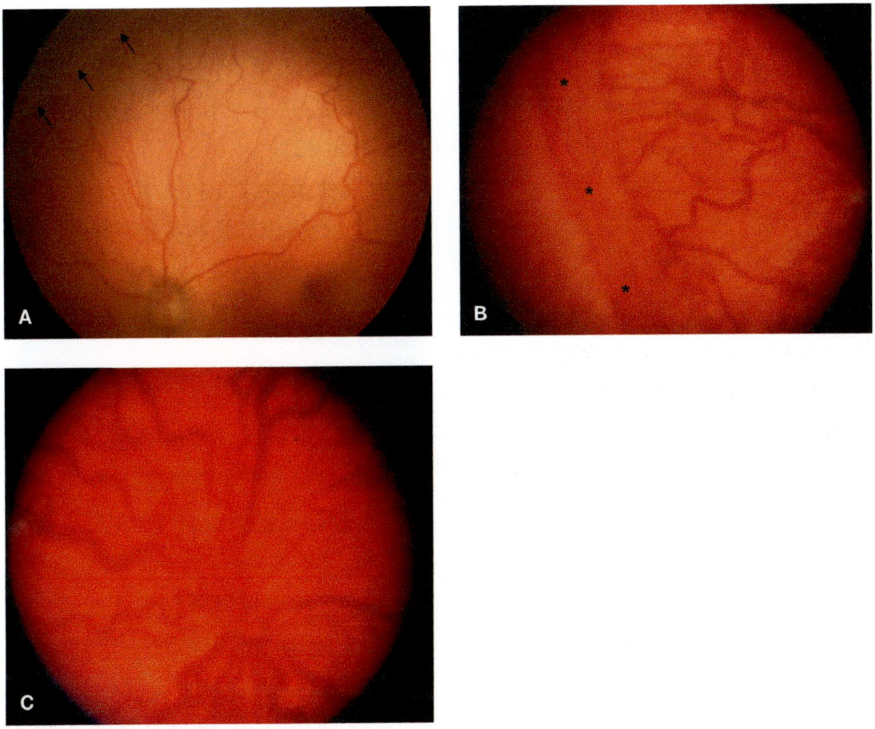

图 8–20　ROP 分期。(A) Ⅱ区 2 期:轻度至中度附加病变,上方象限视网膜血管发育停止,可见白色的嵴(箭头),嵴上视网膜可见无血管区。(Courtesy of Sharon Lehman, MD.)(B) Ⅱ区 3 期合并附加病变,嵴上新生血管化长入玻璃体腔(星号)。(Courtesy of William Tasman, MD.)(C)附加病变:严重的血管扩张和迂曲。(Courtesy of William Tasman, MD.)

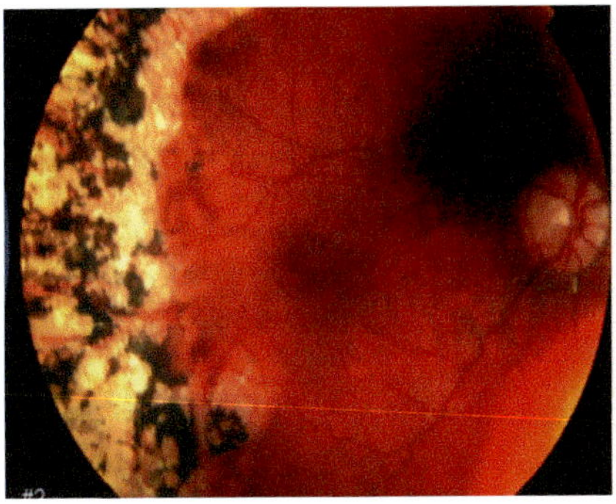

图 8–21　ROP 激光光凝治疗后,可见明显的周边脉络膜视网膜瘢痕。(Courtesy of William Tasman, MD.)

视网膜色素变性

Barry N. Wasserman

病因学

• 视网膜色素变性是一组进展缓慢的疾病。其特点主要为夜盲、无痛性周边视野缺失、进行性视网膜电图异常。

• 实际上，本病的各种遗传类型均有报道，超过 70 个基因如突变均与此病的发生相关。其表型和遗传异质性较普遍。

• 共同发病途径为视网膜感光细胞凋亡。

• 视网膜色素变性可单发，也可合并全身或神经系统退行性疾病。

症状

• 本病常起始于儿童期、青春期或成年早期，伴有夜盲和暗适应能力减退。

• 患者也可主诉周边视野缺失。

• 其他症状包括畏光、视力变化、色觉异常。

体征

• 患者视力发生变化，从 20/20 至无光感，疾病早期视力正常。

• 周边视野进行性向心性缩小。

• 成年患者易发生后囊下白内障。

• 儿童早期眼底改变可轻微，但最终典型的中周边网膜骨细胞样色素沉着发生，伴有动脉细窄、视盘颜色蜡黄（图 8-22）。

• 其他黄斑改变包括黄斑中心凹反光消失、内界膜异常和黄斑囊样病变等。

• ERG 波幅降低，进展直至消失。

鉴别诊断

• 视网膜色素变性可以分为非综合征型和综合征型。非综合征型多为常染色体显性遗传、隐性遗传及 X 连锁遗传。较罕见的线粒体 DNA 突变也可发生。

• 综合征型视网膜色素变性的症状变异较大，包括：

- Usher 综合征。
- 伴随耳聋，综合征多见于代谢异常，包括无 β 脂蛋白血症（Bassen-Kornzweig 病）；Zellweger 综合征（脑肝肾综合征）；Refsum 病；黏多糖贮积症Ⅰ、Ⅱ、Ⅲ；神经元蜡样脂褐质症（Batten 病）。
- Kearns-Sayre 综合征。
- 合并肾脏疾病：Fanconi 综合征、胱氨酸病、Senior-Loken 综合征。
- 畸形综合征：Cohen 综合征、Jeune 综合征、Cockayne 综合征。
- 色素性视网膜病变：假性视网膜色素变性。
- 癌症相关视网膜病。
- 先天获得性感染：梅毒、风疹和

巨细胞病毒。

- 药物相关视网膜病变：吩噻嗪类和氯喹类所致。
- 视网膜血管阻塞。

诊断

- 眼部检查可显示典型表现，但疾病早期可无异常。
- 视野检查提示缩窄。ERG 示视锥视杆细胞信号减低或熄灭。对比敏感度有时减低。
- 基因学检测有助于确定亚型和判断预后。

治疗

- 建议遗传学咨询。
- 维生素 A 的应用存在争议。
- 口服或局部应用碳酸酐酶抑制剂治疗黄斑水肿。
- 白内障摘除术（但易引起术后黄斑囊样水肿）。
- 基因治疗（正处于研发阶段）。
- RPE 细胞移植和电子视网膜植入（处于研发阶段）。
- 疾病进展推荐低视力相关支持治疗。

预后

- 超过半数 40 岁患者的视力维持在 20/40 以上。但约 25%的患者视力会低于 20/200 或发展为法定盲。无光感的发生率为 1:1000。
- X 连锁基因型的视网膜色素变性预后较差，常染色体显性遗传类型视网膜色素变性大多保有较好视力。

参考文献

Goodwin P. Hereditary retinal disease. *Curr Opin Ophthalmol.* 2008;19:255–262.

Grover S, Fishman GA, Anderson RJ, et al. Visual acuity impairment in patients with retinitis pigmentosa at age 45 years or older. *Ophthalmology.* 1999;106(9):1780–1785.

Hamel C. Retinitis pigmentosa. *Orphanet J Rare Dis.* 2006;1:40.

Jackson H, Garway-Heath D, Rosen P, et al. Outcome of cataract surgery in patients with retinitis pigmentosa. *Br J Ophthalmol.* 2001;85(8):936–938.

Jacobson SG, Cideciyan AV. Treatment possibilities for retinitis pigmentosa. *N Engl J Med.* 2010;363:1669–1671.

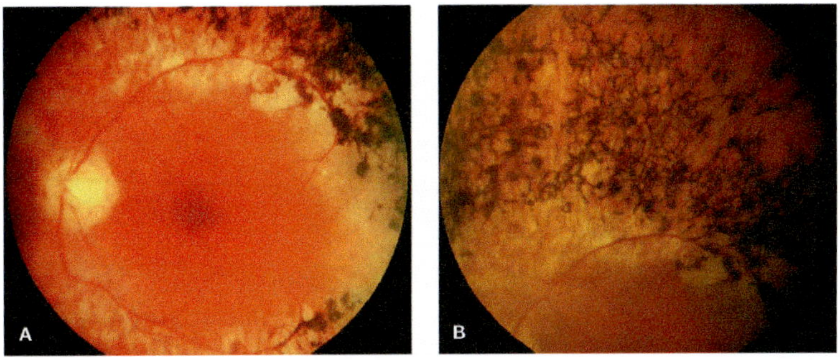

图 8–22 视网膜色素变性。(A)视网膜色素变性患者眼底可见视盘蜡黄样变、视网膜血管狭窄和中周部骨细胞样沉着。(B)高放大倍数眼底像显示中周部骨细胞样色素沉着。

有髓神经纤维

Barry N. Wasserman

病因学

- 白色斑片状髓磷脂沿视网膜神经纤维层分布，多见于单眼。髓磷脂由少突胶质细胞生成。正常情况下沿视神经分布，但不超过筛板。
- 异位的少突胶质细胞伴髓磷脂位于视网膜神经纤维层，通常靠近视神经处。
- 人群中可有约1%眼存在有髓神经纤维，可单独发生，也可伴发其他异常，包括多发神经纤维瘤病和Gorlin综合征。

症状

- 可无症状，亦可合并高度轴性近视和受累眼弱视。

体征

- 检查视力低下，同时眼底检查发现灰白色羽毛状斑片位于视网膜神经纤维层，它们多见于视神经处，并沿血管弓分布，以上血管弓为多（图8-23A）。
- 亦有纤维斑片不与视神经相连（图8-23B）。
- 高度近视散光合并屈光参差性弱视多有报道。
- 如果范围大，有髓神经纤维可造成白瞳症（图8-24）。

鉴别诊断

- 分支动脉阻塞。
- 棉绒斑。
- 如广泛分布，有髓神经纤维可造成白瞳症，需排除以下疾病：
  - 视网膜母细胞瘤。
  - Coats病。
  - 眼部组织缺损。
  - 白内障。
  - ROP。
  - 永存原始玻璃体增生症。
  - 家族性渗出性视网膜病变。

诊断

- 眼底检查可诊断有髓神经纤维。灰白色羽毛状斑片于神经纤维层表面沿血管弓分布，且大多邻近视乳头。
- 视野检查可见对应部位的视野缺损。
- SD-OCT显示视网膜神经纤维层增厚，但中心凹形态正常，提示弱视来自屈光参差而不是解剖异常。

治疗

- 无症状的有髓神经纤维无须治疗。
- 如发生屈光参差性弱视，应及时治疗弱视。

预后

- 如伴发重度弱视，则有髓神经纤维的预后不乐观。
- 如合并高度近视并有斜视病史，则预后较差。

参考文献

Gharai S, Prakash G, Kumar DA, et al. Spectral domain optical coherence tomographic characteristics of unilateral peripapillary myelinated retinal nerve fibers involving the macula. *J AAPOS*. 2010;14:432–434.

Lee MS, Gonzalez C. Unilateral peripapillary myelinated retinal nerve fibers associated with strabismus, amblyopia, and myopia. *Am J Ophthalmol*. 1998;125:554–556.

Shelton JB, Digre KB, Gilman J, et al. Characteristics of myelinated retinal nerve fiber layer in ophthalmic imaging: findings on autofluorescence, fluorescein angiographic, infrared, optical coherence tomographic, and red-free images. *JAMA Ophthalmol*. 2013;131:107–109.

Tarabishy AB, Alexandrou TJ, Traboulsi EI. Syndrome of myelinated retinal nerve fibers, myopia, and amblyopia: a review. *Surv Ophthalmol*. 2007;52:588–596.

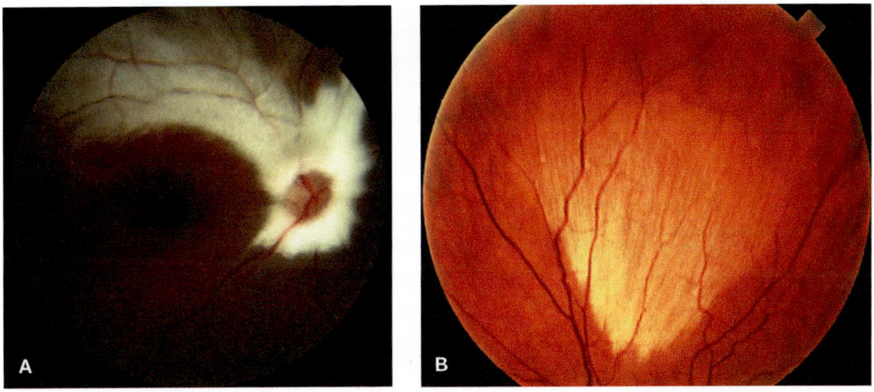

图 8–23　有髓神经纤维。(A)眼底照相可见白色羽毛状有髓神经纤维，从视盘向各个方向扩散分布。(B)视盘上方有髓神经纤维不与视盘相连。(Courtesy of William Tasman，MD.)

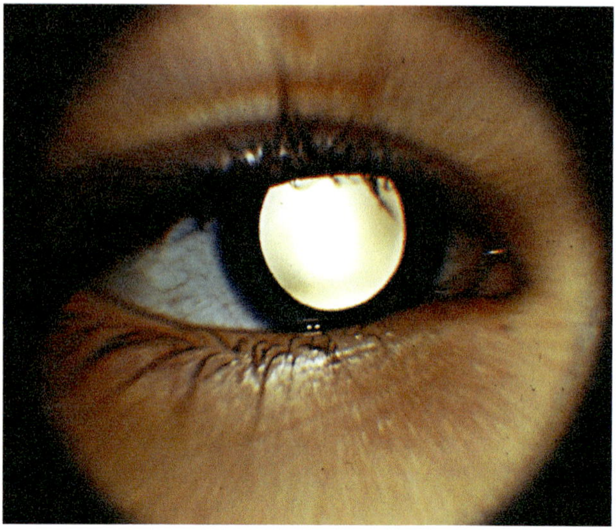

图 8–24 有髓神经纤维。眼底弥漫性有髓神经纤维分布引起的白瞳症。(Courtesy of William Tasman, MD.)

Stargardt 病

Barry N. Wasserman

病因学

- 以常染色体隐性遗传为主的一类遗传性黄斑营养不良。Stargardt 病伴随位于 1 号染色体短臂上的 ABCA4 基因突变。与眼底形态改变和电生理改变对应的特异突变位点还未被找到。该基因可作为导致其他类型视网膜营养不良基因的调节基因。
- RPE 层的脂褐质沉积为该病视力下降的主因。
- Stargardt 病的其他类型包括 ELOVL4 或 PROM1 及线粒体基因的突变。

症状

- 10~20 岁时中心视力急剧下降，视力下降后眼底可无明显改变。
- 30 多岁时，视力缓慢、无痛、进行性下降至 20/200。

体征

- 发病时视力下降至不同程度。早期病例的眼底可表现正常或仅表现为中心凹反光消失(图 8-25)。但是，晚期可见视网膜下黄色斑点。典型的黄色斑点在 Stargardt 病变中心，伴随进展性视力丧失。黄斑在中周边视网膜，视力预后较好。黄色斑点被描述为“鱼鳞状”，所以称为鱼形斑。最终黄斑呈“碎铜样”外观，有时为牛眼状黄斑病变。
- 大多数患者的 FFA 显示脉络膜荧光湮没，因为 RPE 层沉积脂褐素遮挡了脉络膜血管显影(图 8-26)。
- 晚期，萎缩的中央黄斑区表现为强荧光现象。
- 早期 ERG 可能正常，但一部分患者 ERG 有改变并伴随暗适应延长。多焦 ERG 常表现为轻度异常。

鉴别诊断

- 白点状视网膜变性。
- 视锥细胞营养不良。
- Batten 病。
- 羟化氯喹中毒。
- 常染色体显性玻璃膜疣。
- 多灶型 Best 病。
- Doyne 蜂窝状视网膜变性。
- Sorsby 营养不良。
- Malattia leventinese 黄斑营养不良。
- Best 病。

诊断

- 儿童视力下降。荧光素眼底血管造影显示脉络膜荧光湮没，有时可见视网膜下黄色鱼形斑。
- 视野检查常见中心暗点，但旁中

心暗点及其他变体也可见到。

• ERG 有助于排除其他引起儿童视力丧失的疾病，但在 Stargardt 病早期表现经常是正常的。

• SD-OCT 显示高反射不仅出现在视网膜层，也可见于脉络膜层，包括 Bruch 膜-PRE 复合体、脉络膜毛细血管。

• 对患儿父母及其他家族成员进行基因检测常是有帮助的。

治疗

• 建议遗传咨询和低视力支持治疗。目前暂无有效疗法。

• 避免维生素 A 摄入。

预后

• 本病晚期中心视力会有轻度至重度下降。

参考文献

Goodwin P. Hereditary retinal disease. *Curr Opin Ophthalmol*. 2008;19:255–262.

Oh KT, Weleber RG, Stone EM, et al. Electroretinographic findings in patients with Stargardt disease and fundus flavimaculatus. *Retina*. 2004;24(6):920–928.

Piri N, Nesmith BLW, Schaal S. Choroidal hyperreflective foci in Stargardt disease shown by spectral-domain optical coherence tomography imaging: correlation with disease severity. *JAMA Ophthalmol*. 2015;133:398–405.

Testa F, Melillo P, Di Iorio V, et al. Macular function and morphologic features in juvenile Stargardt disease. *Ophthalmology*. 2014;121:2399–2405.

Westerfeld C, Mukai S. Stargardt's disease and the *ABCR* gene. *Semin Ophthalmol*. 2008;23(1):59–65.

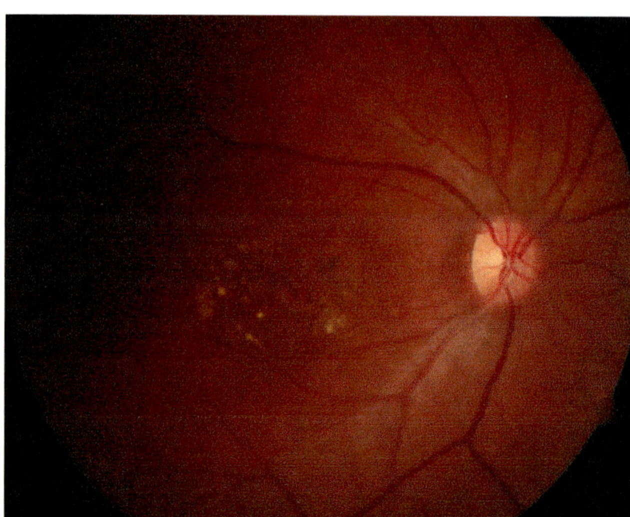

图 8-25 Stargardt 病。眼底照相显示黄斑区视网膜下斑片状渗出。

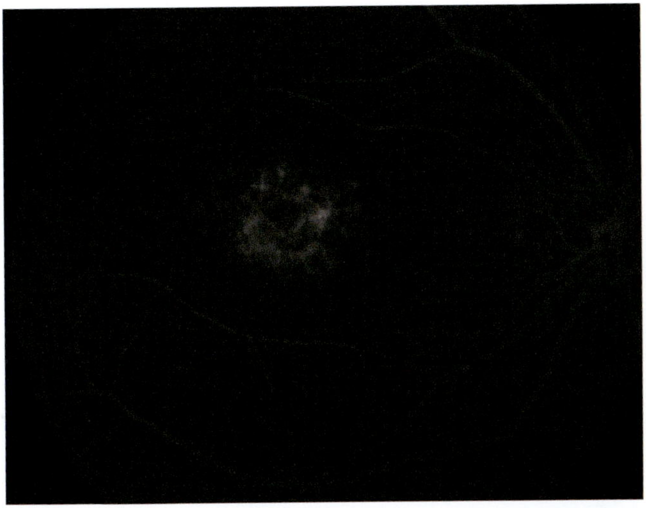

图 8-26 Stargardt 病。FFA 显示脉络膜荧光湮没，提示脉络膜血管被 RPE 层的脂褐素遮挡。

（徐青林 译）

第 9 章

眼睑异常

Kammi B. Gunton

睑缘粘连

病因学

- 正常的眼睑在妊娠第 5 个月融合，但由于外胚层发育异常、上皮细胞发育受阻及间充质快速增生，从而使睑缘过早融合。
- 散发，或与以下外胚层综合征相关：睑缘粘连–外胚层发育不良–唇腭裂综合征（AEC）（TP63 基因缺陷）；伴有下肢蹼的翼状胬肉综合征（IRF6 基因缺陷）；卷发–睑缘粘连–指甲发育不良综合征。
- 可并发脑膜脑膨出、脑积水、动脉导管未闭或室间隔缺损，伴有青光眼的虹膜发育不良、肛门闭锁、双侧并指畸形。

症状

- 睁眼困难。
- 单眼发病或双眼同时发病。

体征

- 沿皮肤走行方向，部分或完全睑缘粘连（图 9–1）。
- 垂直方向睑裂缩短。

鉴别诊断

- 隐眼症：眼睑结构分化失败，角膜与眼睑皮肤粘连。
- 先天性眼睑缺损：眼睑部分缺损、小缺口或全部眼睑缺失。
- 下睑赘皮：下眼睑眼轮匝肌过多，形成皱襞，使睫毛向内翻转，但眼睑无粘连。

诊断

- 睑缘和眼睑皮肤有丝状或网状粘连。
- 角膜和眼球结构完整未受影响。
- 需排除与外胚层相关的其他疾病。
- 必要时可进行 TP63 或 IRF6 突变的分子遗传学检测。

治疗

- 可自行缓解，但为避免发生弱视也可手术矫治。
- 钳夹并切除皮肤系带或网状丝带。缝合结膜边缘和眼睑边缘，防止与皮肤再度粘连。

预后

手术治疗，预后良好。

参考文献

Alami B, Maadane A, Sekhsoukh R. Ankyloblepharon filiforme adnatum: a case report. *Pan Afr Med J*. 2013;15:15.

Jain S, Atkinson A, Hopkisson B. Ankyloblepharon filiforme adnatum. *Br J Ophthalmol*. 1997;81(8):705.

Lopardo T, Loiacono N, Marinari B, et al. Claudin-1 is a p63 target gene with a crucial role in epithelial development. *PLoS One*. 2008;3(7):e2715.

Scott MH, Richard JM, Farris BK. Ankyloblepharon filiforme adnatum associated with infantile glaucoma and iridogoniodysgenesis. *J Pediatr Ophthalmol Strabismus*. 1994;31(2):93–95.

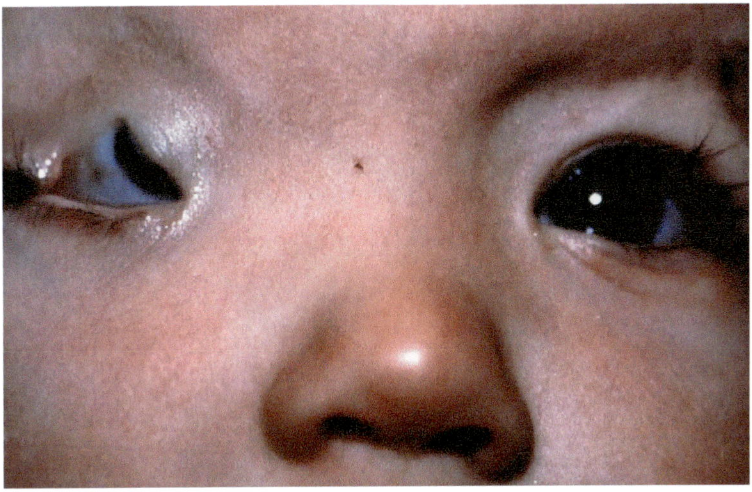

图 9-1　右眼睑缘粘连及部分缺损。(Courtesy of Robert Penne, MD, Department of Oculoplastics, Wills Eye Hospital, Philadelphia.)

小睑裂综合征(BPES)

病因学

• 常染色体显性遗传病。

• 与 FOXL2 基因突变有关。

症状

• 先天性疾病。

• 重度上睑下垂可引起屈光不正性弱视,并导致视物模糊。

• 代偿头位为下颌上抬。

体征

• 水平方向睑裂缩短,相关表现为内眦距过宽(眼睑间距离增宽,瞳孔间距离正常)、内眦赘皮(下眼睑的皮肤皱褶向上延伸)和严重上睑下垂(图 9-2)。

• 可伴有下眼睑内翻、鼻梁发育不良、上眼眶缘发育不全、耳朵位置低、人中部短、屈光不正、斜视、弱视、高度近视、下眼睑泪点外侧移位、FOXL2 基因突变相关的智力异常。

• Ⅰ型 BPES(睑裂、上睑下垂、内眦赘皮综合征),伴卵巢功能障碍,导致卵巢早衰。

• Ⅱ型 BPES,不伴有卵巢功能障碍及卵巢早衰。

鉴别诊断

• 不伴有其他体征的先天性上睑下垂。

• 单独发生的内眦赘皮。

诊断

• 典型的四联征:小睑裂、上睑下垂、内眦赘皮和内眦间距过宽。

• 评估可能伴有的其他眼科疾病。

• FOXL2 基因检测,评估卵巢功能障碍风险。

• 如果有卵巢功能障碍的迹象,请咨询内分泌科医生,进行盆腔超声检测以及骨密度评估。

治疗

• 根据体征分步治疗,3~5 岁时,可进行 Z 形或 Y-V 形内眦成形术和内眦韧带固定术,以矫正内眦间距过宽;之后,可根据上睑下垂的程度进行双侧额肌悬吊术或提上睑肌切除术,但对于双侧屈光不正性弱视患者,可适当提前行上睑下垂的矫正手术,从而为治疗弱视争取最佳治疗时间。

• 对部分患者可行内眦成形术联合上睑下垂矫正术,对下睑移位矫正有一定的帮助。

预后

• 通过手术矫正,可明显改善外观。

• 视力的预后与弱视的治疗密切相

关，而选择合适的手术矫正时机是避免弱视的关键。

- 卵巢功能障碍可用激素替代治疗，生殖问题可以通过生殖技术（胚胎或卵子捐献）解决。

参考文献

Decock CE, Claerhout I, Leroy BP, Kesteleyn P, Shah AD, De Baere E. Correction of the lower eyelid malpositioning in the blepharophimosis-ptosis-epicanthus inversus syndrome. *Ophthal Plast Reconstr Surg*. 2011;27:368–370.

Sebastiá R, Herzog Neto G, Fallico E, Lessa S, Solari HP, Ventura MP. A one-stage correction of the blepharophimosis syndrome using a standard combination of surgical techniques. *Aesthetic Plast Surg*. 2011;35:820–827.

Verdin H, DeBaere E. Blepharophimosis, ptosis and epicanthus inversus. In: Pagon RA, Adam MP, Ardinger HH, et al, eds. *GeneReviews*. Seattle: University of Washington; 2015.

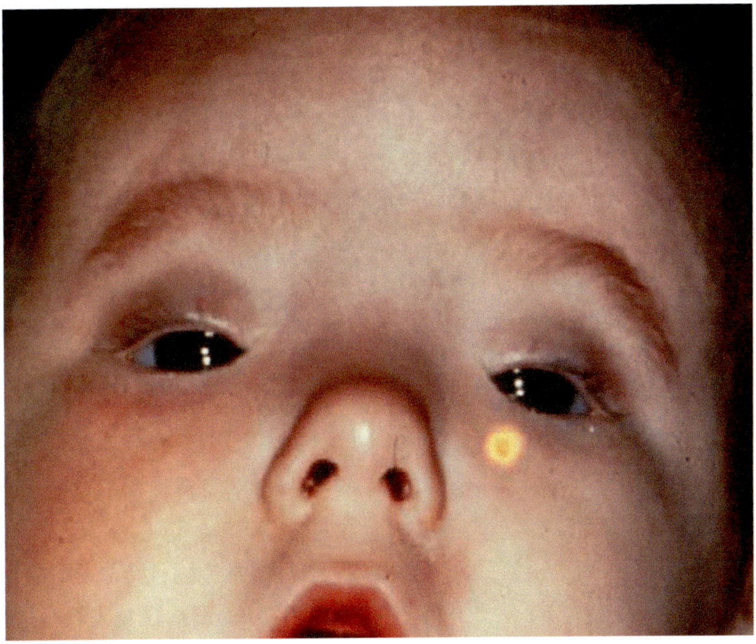

图 9–2 小睑裂综合征患儿。注意睑裂小伴内眦间距宽（内眦角之间的间距增宽）、内眦赘皮和严重上睑下垂。（Courtesy of Robert Penne，MD，Department of Oculoplastics，Wills Eye Hospital，Philadelphia.）

先天性睑外翻

病因学

- 可为原发性,也可为继发性。
- 先天性睑板和前板缺失或萎缩导致原发性睑外翻。
- 在儿童发育期,麻痹性、瘢痕性或机械性的原因导致前板垂直长度缩短,形成继发性睑外翻。例如,伴有皮肤挛缩的先天畸形、眼睑松弛综合征、外伤、烧伤、鱼鳞病(瘢痕性)、药物引起的炎症、产伤(分娩期间的双侧眼睑外翻),伴有眼轮匝肌痉挛的过敏或肿瘤(机械性)。
- 常并发小睑裂综合征、广泛眼睑畸形、小眼球、眼眶囊肿和唐氏综合征。

症状

- 慢性溢泪、结膜充血、异物感、畏光、视力下降。

体征

- 垂直方向的皮肤缺陷导致睑缘外翻,下眼睑更常见(图 9-3)。
- 暴露性角膜炎及结膜炎。

鉴别诊断

- 先天性睑板弯曲:上睑睑板呈 180°向内折叠,导致上睑内翻。
- 先天性睑内翻:下睑睑板远端向内弯曲,导致下睑内翻。
- 广泛性眼睑畸形:外侧睑裂增大导致下眼睑颞部向下移位。

诊断

- 外眼检查,眼睑向外翻转。

治疗

- 症状轻者可采用人工泪液或眼膏润滑眼部。
- 角膜暴露者,可行眼睑颞侧缝合术或外侧眦成形术,以消除水平眼睑松弛,从而将眼睑重新贴敷于眼球上。
- 严重的病例,可采用全层皮肤移植。
- 眼睑发育不全者,可用耳软骨作为移植物。

预后

- 皮肤纵向缺损者,通过手术矫正和植皮,预后良好。
- 幼年期,暴露性角膜炎导致的永久性角膜瘢痕,影响视觉发育,从而导致弱视。

参考文献

Bedran EG, Pereira MV, Bernandes TF. Ectropion. *Semin Ophthalmol*. 2010;25:59–65.

Cavuoto KM, Hui JI. Congenital eyelid eversion. *J Pediatr Ophthalmol Strabismus*. 2010;47:Online:e1-3 doi:10.3928/01913913-20100507-02.

Fea A, Turco D, Actis AG, et al. Ectropion, entropion, trichasis. *Minerva Chir*. 2013;68:27–35.
Piskiniene R. Eyelid malposition: lower lid entropion and ectropion. *Medicina (Kaunas)*. 2006;42:881–884.
Vallabhanath P, Carter S. Ectropion and entropion. *Curr Opinion Ophthalmol*. 2000;11:345–351.

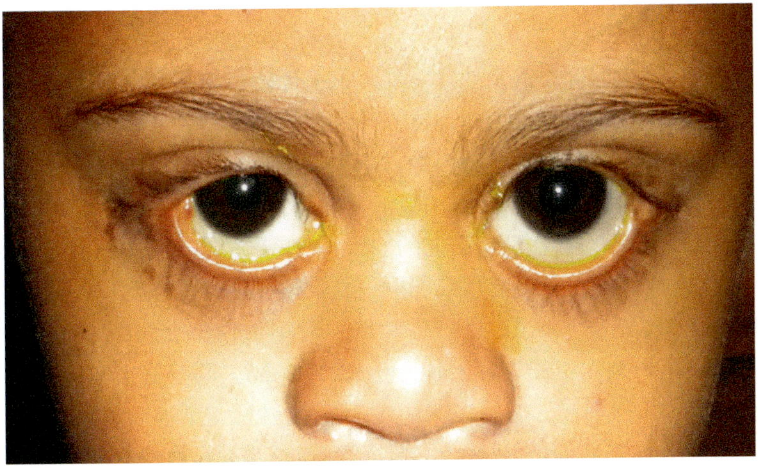

图 9–3　睑外翻。注意下眼睑外翻。（Courtesy of Jacqueline Carrasco，MD，Department of Oculoplastics，Wills Eye Hospital，Philadelphia.）

先天性睑内翻

病因学

- 可为原发性，也可为继发性。
- 眼睑后唇缺少支撑，比如睑板缺失或者睑板弯曲，导致原发性睑内翻。
- 沙眼、Stevens-Johnson 综合征、带状疱疹、化学伤、药物毒性反应引起的急性痉挛、退行性病变和瘢痕，导致继发性睑内翻。
- 进行性睑内翻在亚洲人群中较为常见。
- 常合并眼睑赘皮、内眦赘皮、小眼球及眼球内陷。

症状

- 溢泪、揉眼、畏光。
- 异物感、眼痛、结膜充血、视力下降。

体征

- 眼睑向内翻转。
- 常见下眼睑受累。
- 病变区眼睑皮肤无皱褶(图 9–4)。
- 睫毛的机械摩擦引起角膜擦伤或角膜炎。

鉴别诊断

- 倒睫。
- 内眦赘皮。
- 眼睑赘皮。

诊断

- 外眼检查发现睑缘向内翻转。
- 评估睑板是否缺失或其他引起睑内翻的病因。

治疗

- 在手术矫正前，应用润眼眼药水或眼药膏预防角膜炎。
- 平行睑缘，水平方向切除眼轮匝肌约 3mm，同时缝合睑缘与睑板断端，增加睑板下部和眶隔前轮匝肌的力量，治疗下睑内翻。
- 皮肤和眼轮匝肌切除以翻转睑缘，从而治疗上睑内翻(Weis 术)。
- 其他手术方式包括缝线矫正法(Quickert)及轮匝肌移位术。

预后

- 如未发生角膜瘢痕，预后良好。
- 如发生角膜瘢痕，可继发屈光不正及弱视。

参考文献

Katowitz WR, Katowitz JA. Congenital and developmental eyelid abnormalities. *Plast Reconstr Surg*. 2009;124(suppl):93e–105e.

Pereira MG, Rodrigues MA, Rodrigues SA. Eyelid entropion. *Semin Ophthalmol*. 2010;25:52–58.

Takahashi Y, Ikeda H, Ichinose A, Kakizaki H. Congenital entropion: outcome of posterior layer advancement of lower eyelid retractors and histological study of orbicularis

oculi muscle hypertrophy. *Orbit*. 2014;33:444–448.
Vahdani K, Konstandinidis A, Thaller VT. A simple new technique for treatment of tarsal kink syndrome. *Ophthal Plast Reconstr Surg*. 2017;33(3S suppl 1):S77–S79.
Vallabhanath P, Carter S. Ectropion and entropion. *Curr Opinion Ophthalmol*. 2000;11:345–351.

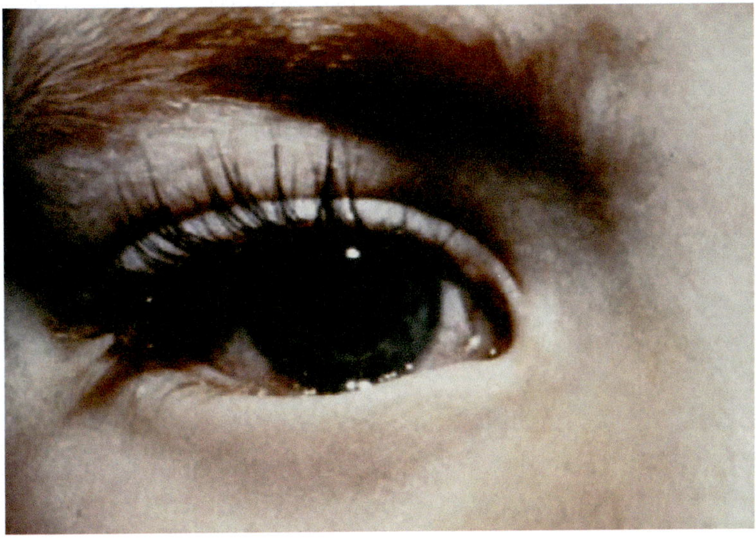

图 9–4　先天性睑内翻。下睑内翻。(From Levin AV, Wilson TW, Pashby R, et al. Lids and adnexa. In: Levin AV, Wilson T, eds. *The Hospital for Sick Children's Atlas of Pediatric Ophthalmology*. Philadelphia, PA: Lippincott Williams & Wilkins; 2007:31–39.)

先天性上睑下垂

病因学

- 单独发病,多见单眼,35%与遗传、染色体或神经疾病有关。
- 多项组织学研究支持提上睑肌发育不良或神经支配异常。
- 不同种族或性别的患病率无差异。

症状

- 眼睑位置不对称。
- 1%~12%的上睑下垂患者继发弱视。

体征

- 上眼睑下垂引起睑裂垂直距离缩短(图 9-5)。
- 正常上眼睑位置在角膜上缘下方 1~2mm。
- 视远时,呈仰视代偿头位。

鉴别诊断

- Marcus-Gunn 下颌瞬目综合征。
- 慢性进行性眼外肌麻痹。
- 第三脑神经麻痹。
- Horner 综合征。
- 先天性眼外肌纤维化、先天性脑神经功能障碍。
- 重症肌无力。

诊断

- 评估眼睑位置、角膜映光点、提上睑肌运动幅度，观察是否存在额纹及代偿头位。
- 评估屈光不正及弱视。
- 评估眼外肌的运动功能，尤其是上直肌及其协同肌。此外，需关注瞳孔对光反应及双眼对称性。

治疗

- 根据提上睑肌功能和上睑下垂程度,可采用多种手术方式,包括额肌悬吊、提上睑肌缩短、Whitnall 韧带悬吊。对于少数轻度上睑下垂患者,也可行 Müller 肌切除术。

预后

- 如伴有屈光参差性弱视，术后需及时治疗。
- 术后不改变屈光状态。
- 术后如眼睑闭合不全，成年前需关注角膜暴露问题,尤其是对于没有 Bell 现象的患者。
- 随着面部的发育，额肌悬吊缝线松弛,上睑下垂有复发可能。

参考文献

Byard SD, Sood V, Jones CA. Long-term refractive changes in children following ptosis surgery: a case series and a review of the literature. *Int Ophthalmol.* 2014;34:1303–1307.

Finsterer J. Ptosis: causes, presentation, and management. *Aesthetic Plast Surg.* 2003;27:193–204.

Ho YF, Wu SY, Tsai YJ. Factors associated with surgical

outcomes in congenital ptosis: a 10-year study of 319 cases. *Am J Ophthalmol*. 2017;175:173–182.
Stein A, Kelly JP, Weiss AH. Congenital eyelid ptosis: onset and prevalence of amblyopia, associations with systemic disorders and treatment outcomes. *J Pediatr*. 2014;165:820–824.

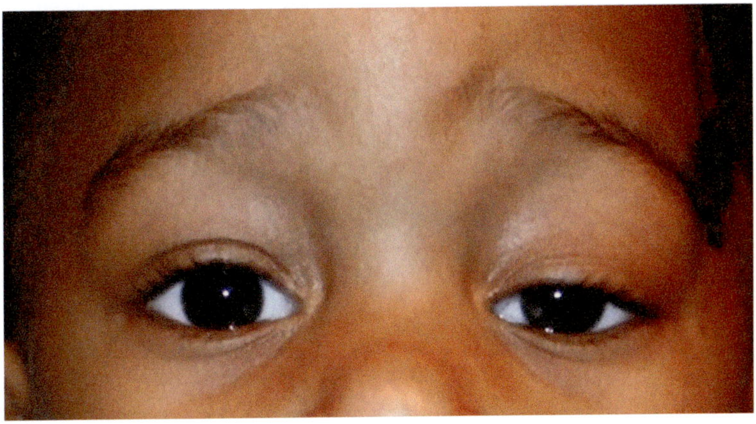

图 9–5　先天性上睑下垂。左眼先天性上睑下垂。

眼睑缺损

病因学

- 胚胎期，局部眼睑皱襞异常融合；眼睑皱襞间异常黏附；间充质（间叶细胞）未完全迁移至外胚层皱襞，导致已融合的眼睑开裂；或羊膜带引起发育异常。
- 单侧上眼睑受累较多见，单独发病约占1/3，其余2/3与眼部或颅面畸形相关。
- 伴有眼睑缺损的综合征包括CHARGE综合征、Fraser综合征、Goldenhar综合征（眼-耳郭-脊椎畸形综合征）、颅面骨发育不良、分裂障碍、羊膜带综合征、神经皮肤综合征、虹膜和脉络膜缺损。
- 单独发生的上眼睑缺损属于散发，无遗传性；下眼睑缺损具有广泛的显性遗传；伴有眼睑缺损的综合征具有遗传性。

症状

- 角膜、结膜外露导致溢泪，上眼睑缺损尤其严重。

体征

- 对于眼睑缺损范围，从微小的缺损到眼睑全长缺失各不相同（图9-6）。
- 单独发生的上眼睑缺损呈四边形或三角形，缺损区常位于眼睑鼻侧。
- 缺损区边缘缺失正常组织结构，由结膜组织包绕覆盖。
- 大的缺损区造成眼睑闭合不全，伴有角膜上皮糜烂及溃疡。

鉴别诊断

- 大睑裂。
- 先天性睑内翻。
- 睑板弯曲。

诊断

- 外眼检查可见部分睑缘全层缺失，包括睫毛。
- 检查是否合并眼部畸形、睑球粘连、脊索瘤、虹膜或眼底缺损、小眼球。
- 对相关综合征进行会诊和基因检测。

治疗

- 约1/3眼睑边缘的缺损可通过直接缝合修补；对于较大的缺损，可适当切开外眦部，缓解水平方向皮肤张力后，再缝合修补。
- 缝合眼睑可应用Cutler-Beard和Hughes术，但在儿童发育期，此手术方式可暂时性遮挡视轴，所以有导致弱视的可能。

预后

- 手术缝合后可有较好的外观。
- 需关注角膜瘢痕，预防弱视。

参考文献

Smith HB, Verity DH, O'Collin JR. The incidence, embryology, and oculofacial abnormalities associated with eyelid colobomas. *Eye*. 2015;29:492–498.

Tawfik HA, Abdulhafez MH, Fouad YA. Congenital upper eyelid coloboma: embryologic, nomenclatorial, nosologic, etiologic, pathogenetic, epidemiologic, clinical and management perspectives. *Ophthal Plast Reconstr Surg*. 2015;31:1–12.

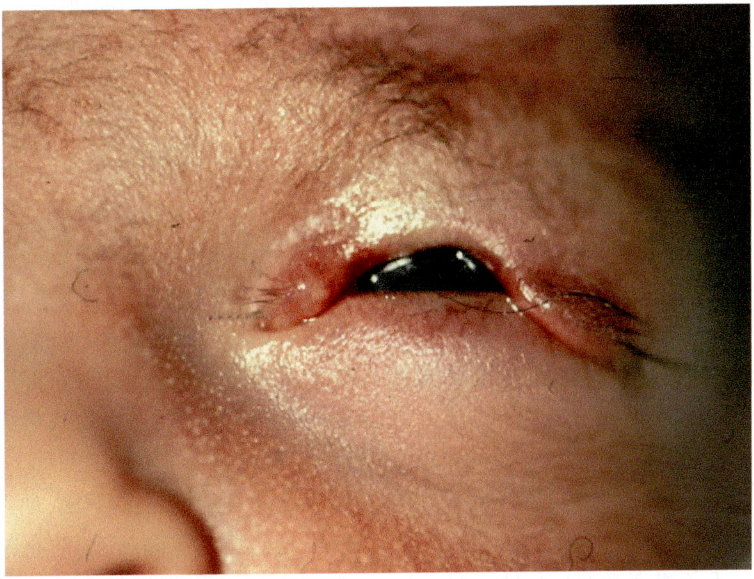

图 9-6　上睑缺损。(Courtesy of Robert Penne, MD, Department of Oculoplastics, Wills Eye Hospital, Philadelphia.)

眼睑赘皮

病因学

• 睑部眼轮匝肌与水平方向的皮肤层将睫毛推至垂直后倾方向。

• 过多皮肤产生的原因包括：睑部眼轮匝肌与睑板黏附不紧密；眼轮匝肌过度肥大；睑部眼轮匝肌相对应的皮下部分与其上方的皮肤未分隔，导致下睑缩肌与皮肤或眼轮匝肌黏附不紧密。

• 亚洲人群中较多见，常累及双眼下眼睑。

症状

• 无症状或睫毛垂直后倾。

• 严重的患者会有异物感、溢泪、结膜充血、畏光、揉眼的表现。

体征

• 上下睑缘处水平方向过多的皮肤导致睫毛垂直后倾，在眨眼时摩擦眼球表面（图 9–7）。

• 睑缘相对于眼球的位置正常。

• 重症者，角膜上皮损伤。

鉴别诊断

• 睑内翻：眼睑向眼球方向内卷。

诊断

• 外眼检查发现睑缘相对于眼球的位置正常；水平方向过多的皮肤皱褶将睫毛推至垂直后倾朝向眼球。

• 评估角膜染色检查情况。

治疗

• 在无角膜病理性变化时，不建议进行治疗。一般随着面部的发育，角膜与睫毛的接触会逐渐好转。

• 并发角膜炎时，手术矫正前应该用适合的润眼眼膏来保护角膜表面。

• 重症者，可近睑缘切除部分皮肤和下睑部眼轮匝肌，将皮肤边缘对位缝合，牵拉睫毛远离眼表面。

• 此外，还可热烧灼眶隔，使得眶隔前眼轮匝肌与眶隔粘连，防止眼轮匝肌向前滑行覆盖睑缘；还可缝合下睑板和其上方的皮瓣，进一步外卷睫毛，避免擦伤眼表面。

预后

• 随着面部发育，90%患者的症状自行缓解。

• 睑部眼轮匝肌切除，其疗效显著；Down 综合征患者的复发率稍高。

参考文献

Kakizaki H, Leibovitch I, Takahashi Y, et al. Eyelash inversion in epiblepharon: is it caused by redundant skin? *Clin Ophthalmol*. 2009;3:247–250.

Kim JS, Jin SW, Hur MC, et al. The clinical characteristics and surgical outcomes of epiblepharon in Korean children: a 9-year experience. *J Ophthalmol*. 2014;2014:156501.

Lee KM, Choung HK, Kim NJ, et al. Prognosis of upper eyelid epiblepharon repair in Down syndrome. *Am J Ophthalmol*. 2010;150:476–480.e1.

Woo KI, Kim YD. Management of epiblepharon: state of the art. *Curr Opin Ophthalmol*. 2016;27:433–438.

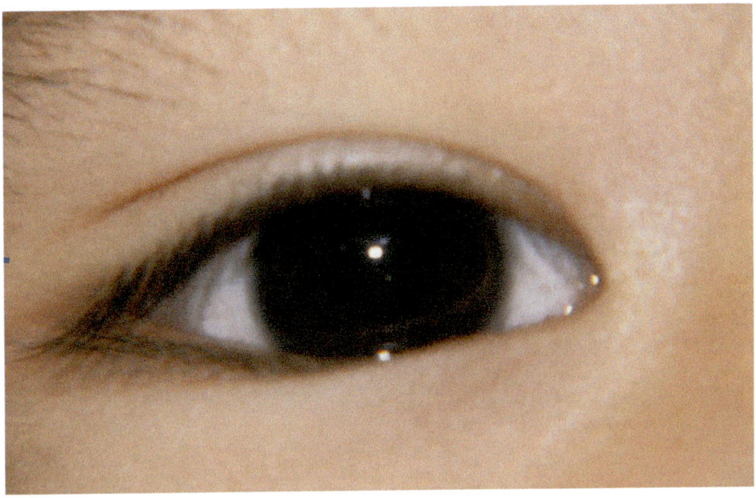

图 9–7　眼睑赘皮。注意下眼睑边缘过多的皮肤将睫毛推向垂直位置。(Courtesy of Alex Levin，MD，Department of Pediatric Ophthalmology，Wills Eye Hospital，Philadelphia.)

内眦赘皮

病因学

- 多为双侧性；可单独发生，也可合并上睑下垂或小睑裂综合征，尤其是反向型内眦赘皮，多为并发。
- 亚洲人较多见。
- 组织学研究发现，在小睑裂综合征中，可能存在内眦韧带的先天性发育异常和胶原排列紊乱，这些结构异常促成内眦赘皮的形成。

症状

- 无。

体征

- 半月形的皮肤皱襞从上睑内侧延伸到下睑缘。
- 四种类型：
  - 睑板型：皮肤皱褶在上睑最明显、最常见(图 9-8)。
  - 反向型：皮肤皱褶从内眦下方向上延伸；下睑最明显。
  - 眼睑型：皮肤皱褶平均分布在上睑和下睑之间。
  - 眉弓型：皮肤皱褶从内眦上方眉弓区域起始。

鉴别诊断

- 小睑裂综合征。
- 眶距增宽症；两眼眶间骨性距离增宽。

诊断

- 外眼检查可见明显的皮肤皱褶起始部位以及眼睑受累情况。

治疗

- 多数情况下无症状，不需要治疗；随着面部发育，赘皮外观逐渐好转，但反向型内眦赘皮除外。
- 严重者，在面部发育成熟后，可进行眼睑重建；眼睑型及反向型内眦赘皮可行 Y-V 形手术；睑板型内眦赘皮可在内眦处行小 V-Y 形手术；严重反向型内眦赘皮可行双 Z 形手术。

预后

- 手术矫正后，可明显改善外观。

参考文献

Johnson CC. Developmental abnormalities of the eyelids. *Ophthalmic Plast Reconstr Surg*. 1986;2:219–232.

Katowitz WR, Katowitz JA. Congenital and developmental eyelid abnormalities. *Plast Reconstr Surg*. 2009;124(suppl):93e–105e.

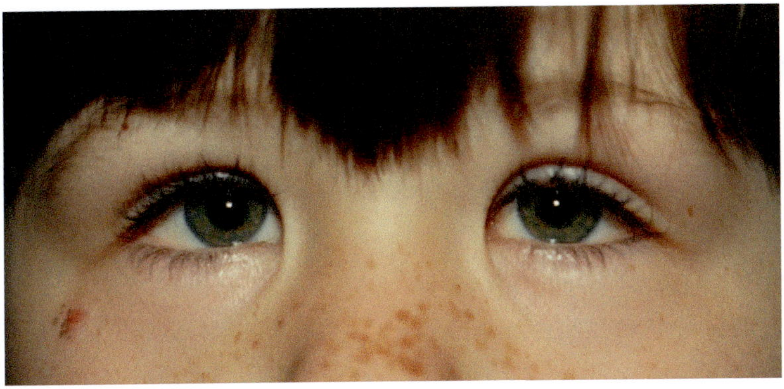

图 9–8　睑板型内眦赘皮。(Courtesy of Alex Levin, MD, Department of Pediatric Ophthalmology, Wills Eye Hospital, Philadelphia.)

毛细血管瘤

病因学

• 儿童期最常见的血管源性眼眶肿瘤。

• 病变无包膜，呈小叶状，由内皮细胞构成的血管腔和其间的纤维隔膜组成。

• 女性较多见。

• 发生于出生后几个月内；快速增生期为3~6个月，随后进入数年的静止期。在长期的静止期，纤维脂质沉积于内皮细胞周围，毛细血管瘤逐渐纤维化及退行性改变。

• 在增生期，碱性成纤维细胞生长因子(bFGF)和血管内皮生长因子(VEGF)促进毛细血管瘤快速增长。

症状

• 视物不清，上睑下垂，皮肤损伤。

体征

• 皮肤表面呈现典型表浅草莓痣样肿块样病变(图9-9)。

• 眼眶皮下的血管瘤呈蓝紫色。

• 眼眶深部血管瘤可导致眼球突出。

• 可伴有视力下降及屈光参差性散光。

鉴别诊断

• 淋巴管瘤：非草莓痣样改变，并伴有眶周偶发性出血。

• 横纹肌肉瘤：生长迅速，伴有眼球突出。

• 眼眶皮样囊肿：多位于颞上方，生长缓慢。

诊断

• 需要外眼检查和影像学检查以确定血管瘤的病变范围。

• 评估是否并发伴血小板减少的Kasabach-Merritt综合征、后颅窝脑畸形、血管瘤、动脉病变(头部或颈部)、胃贲门异常和眼部异常(青光眼、小眼球、视神经发育不全等)(PHACE)综合征。

治疗

• 并发弱视时，可给予口服类固醇、病灶内注射类固醇或硬化剂、氩激光消融、手术切除病灶，也可口服减量的普萘洛尔(心得安)。

• 普萘洛尔(心得安)每日剂量为2mg/kg，分3次口服，用药后24小时可见效果，大约需持续用药12个月。药物作用机制为普萘洛尔可引起血管快速收缩，并可降低VEGF和bFGF的表达或促进毛细血管内皮细胞凋亡，从而治疗血管瘤。普萘洛尔的副作用包括心动过缓、低血压和低血糖。因此，在治疗中，需要监测相应指标。治疗后局部可能残留瘢痕。

• 病变局部使用0.25%的噻吗洛尔

凝胶，每日两次，60%的病例效果良好，但对眼眶深部病变无效。

预后

- 5~7 岁内，血管瘤逐渐退化，到 7 岁时，75%~90%的患儿病变完全退化。
- 对于上眼睑病变、位于鼻侧眼睑且大于1cm 的病变及弥漫性眼眶病变，如伴有弱视，弱视难以治疗。

参考文献

Chambers CB, Katowitz WR, Katowitz JA, Binenbaum G. A controlled study of topical 0.25% timolol maleate gel for the treatment of cutaneous infantile capillary hemangiomas. *Ophthalmic Plast Reconstru Surg*. 2012;28:103–106.

Hernandez JA, Chia A, Quah BL, Seah LL. Periocular capillary hemangioma: management practices in recent years. *Clin Ophthalmol*. 2013;7:1227–1232.

Leaute-Labreze C, Dumas de la Roque E, Hubiche T, et al. Propranolol for severe hemangiomas of infancy. *N Engl J Med*. 2008;358:2649–2651.

Schwartz SR, Blei F, Ceisler E, et al. Risk factors for amblyopia in children with capillary hemangiomas of the eyelids and orbit. *J AAPOS*. 2006;10:262–268.

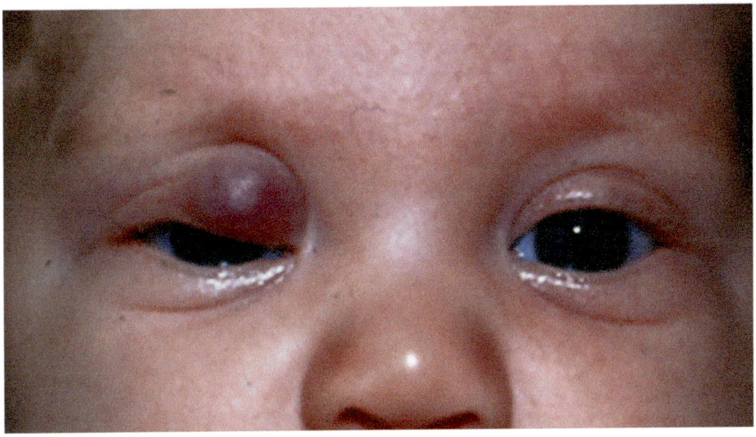

图 9–9　右眼上睑毛细血管瘤。(Courtesy of Judith Lavrich, MD, Department of Pediatric Ophthalmology, Wills Eye Hospital, Philadelphia.)

（林子丹　译）

第10章

泪道异常

Bruce M. Schnall, Leonard B. Nelson, Emily Schnall

先天性鼻泪管阻塞

先天性鼻泪管阻塞(NLDO)是最常见的婴儿泪器异常,婴儿的发生率为6%。

病因学

- 散发性。
- 鼻泪管末端的无孔膜是常见的致病原因。

症状

- 通常发生在生后数周内,合并持续性溢泪和睫毛缠结。
- 眼内有分泌物,但无结膜感染。

体征

- 典型表现为泪液流出下睑,受累眼有潮湿外观(图10-1)。
- 睫毛可以被黏性分泌物黏在一起。
- 结膜通常为白色且无炎症表现。

鉴别诊断

- 依据临床病史、症状和体征通常足以做出诊断。
- 可行荧光素染料消失试验(图10-2)。
- 可能与其他过度流泪的疾病相似,例如先天性青光眼。

治疗

- 尽管一直存在争论,大多数研究已显示80%~90%的受累婴儿在12月龄内自发减退。
- 按摩、眼睑卫生防护,有时需抗生素治疗。
- 如果13月龄时症状仍然存在,需行探通治疗(图10-3)。
- 如果反复的探通仍不能消除症状,患者可能需要行硅胶管或气囊导管插管术。

预后

• 大多数先天性鼻泪管阻塞可于 1 岁前自发消退，不需要探通。

• 大多数需要探通的先天性鼻泪管阻塞可依此治愈，不需要插管或气囊导管插管。

参考文献

El-Mansoury J, Calhoun JH, Nelson LB, et al. Results of late probing for congenital nasolacrimal duct obstruction. *Ophthalmology*. 1986;93:1052–1054.

Nelson LB, Calhoun JH, Menduke H. Medical management of congenital nasolacrimal duct obstruction. *J Pediatric Ophthalmol Strabismus*. 1985;76:172–175.

Pediatric Eye Disease Investigator Group. Primary treatment of nasolacrimal duct obstruction with nasolacrimal duct intubation in children less than four years old. *J AAPOS*. 2008;12:445–450.

Pediatric Eye Disease Investigator Group. Balloon catheter dilation and nasolacrimal duct intubation for treatment of nasolacrimal duct obstruction after failed probing. *Arch Ophthalmol*. 2009;127(5):633–639.

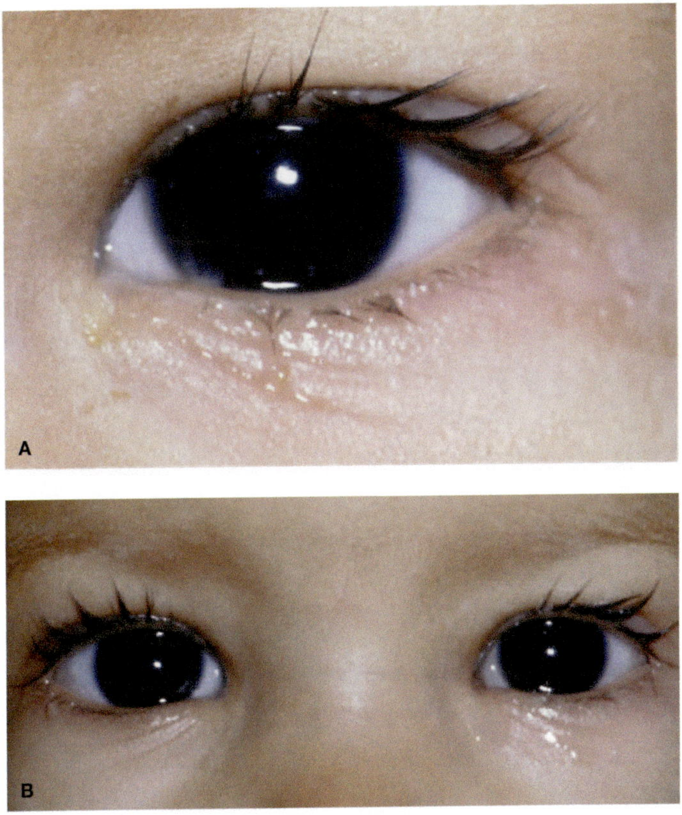

图 10–1 鼻泪管阻塞。(A)鼻泪管阻塞显示潮湿外观，睫毛缠结。(B)双侧鼻泪管阻塞，流泪和缠结的睫毛。注意结膜是清晰的。（待续）

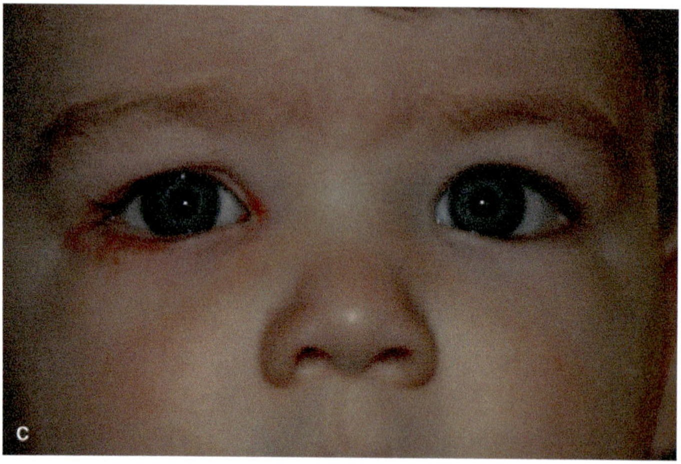

图 10-1 (续)(C)右眼鼻泪管堵塞,左眼无鼻泪管堵塞。注意仅右眼睫毛粘在一起。

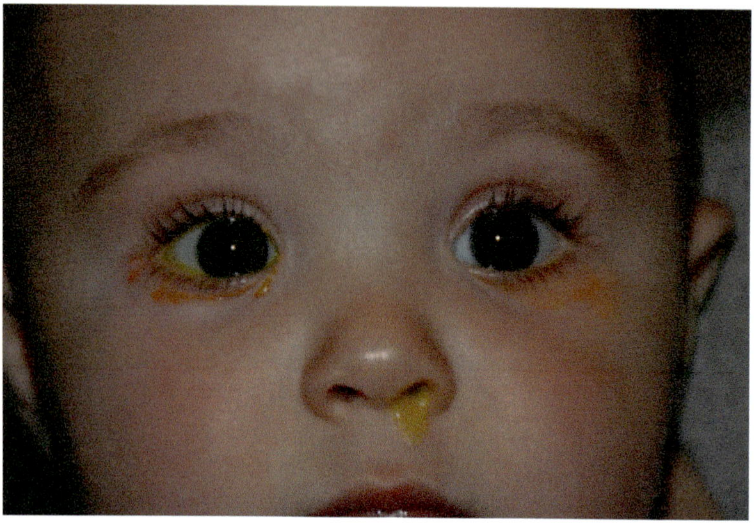

图 10-2 鼻泪管堵塞。染料消失试验:在双眼涂上荧光素染 10 分钟后进行拍照。荧光素残留在右眼,表明右眼鼻泪管阻塞。荧光素从左眼流入鼻内,可见从左鼻孔流出,表明左眼鼻泪管通畅。

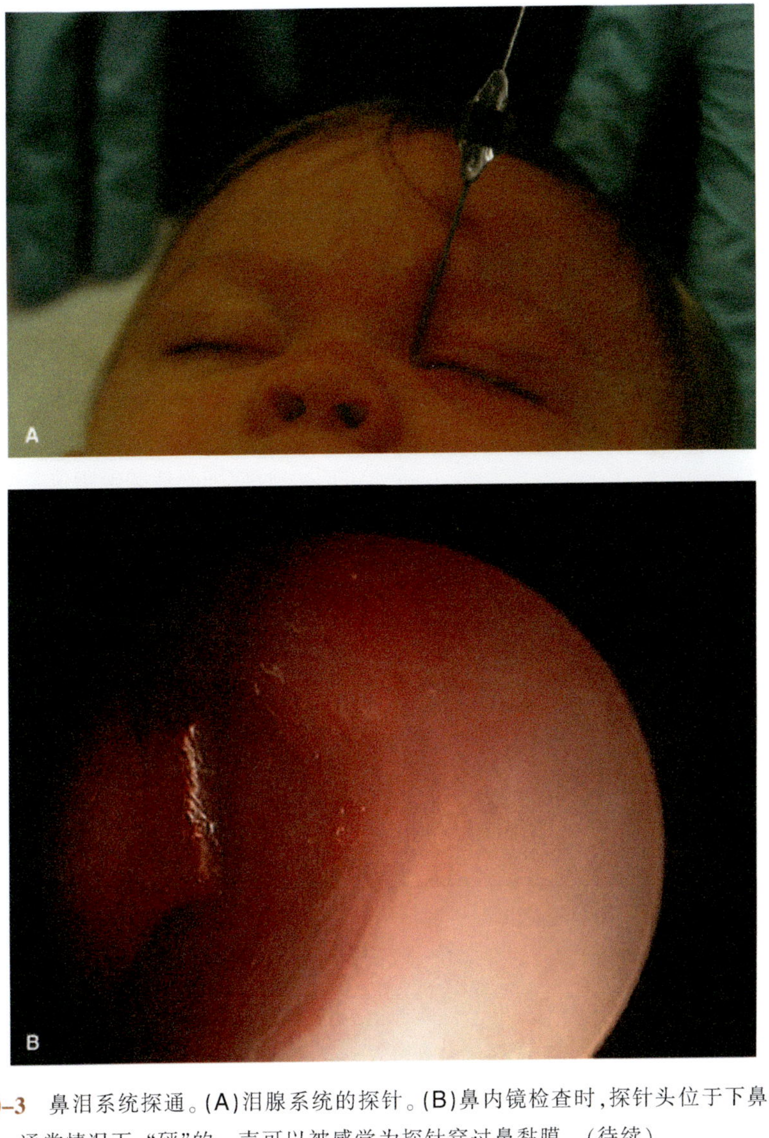

图 10-3　鼻泪系统探通。(A)泪腺系统的探针。(B)鼻内镜检查时，探针头位于下鼻甲黏膜下。通常情况下，“砰”的一声可以被感觉为探针穿过鼻黏膜。(待续)

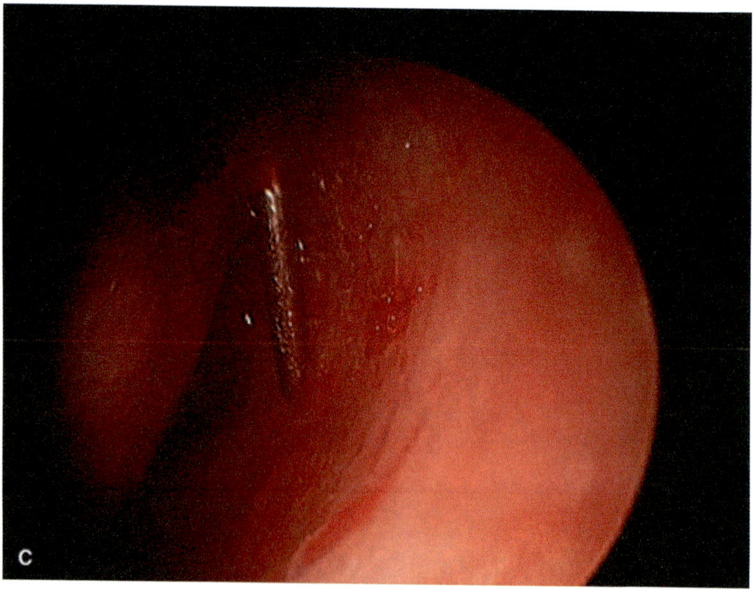

图 10–3 （续）(C)探针现在已经穿透鼻黏膜，可见于下鼻甲下。

泪囊囊肿

• 当新生儿泪道系统上部或下部发生阻塞时，液体蓄积导致泪囊膨胀，称为泪囊囊肿。伴在近鼻腔下眼睑处(内眦部)出现肿块。Hasner 瓣膜扩张进入鼻内，产生鼻内囊肿，也被称为羊膜囊肿和先天性黏液囊肿。

病因学

• 散发性。

• Hasner 瓣膜处的膜（鼻泪管末端——泪液系统进入鼻腔处）和 Rosenmüller 瓣膜的球阀作用(泪总管开口处——泪小管进入泪囊处)允许泪液在泪囊内积聚，导致泪囊膨胀。这一积液使 Hasner 瓣膜扩张进入鼻内，产生鼻内囊肿。

• 通常在出生时出现，但也可以在出生后不久出现。

症状

• 流泪。

• 伴鼻内囊肿可引起呼吸困难。

• 哺乳时，吸吮泪囊囊肿同侧乳房困难。

体征

• 出生时内眦韧带下方的蓝灰色肿胀(图 10–4)。

• 膨胀的泪囊会移位内眦肌腱上，引起眼睑裂向鼻上倾斜。

• 可能发生继发性感染（泪囊上方的组织红斑)(图 10–5)。

• 可向下延伸，沿下鼻甲下的鼻腔底部形成黏液下囊肿(图 10–6)。

鉴别诊断

• 血管瘤。

• 皮样囊肿。

• 脑膨出。

• 鼻神经胶质瘤。

• 吞噬性绒毛膜细胞瘤。

治疗

• 通常在几天内通过按摩、热敷和抗生素予以解决。

• 合并泪囊炎可进展迅速，需要全身抗生素和住院治疗。

• 最后，如果按摩不能在几天内缓解泪囊囊肿，推荐使用鼻内镜探通并切除相关鼻内肿瘤。有罕见的中枢神经系统感染并发症的报道，因此，有人推荐早期进行探通术。

• 对于合并泪囊感染的患者，在鼻腔囊肿切除前应给予 24 小时静脉抗生素治疗。

预后

• 保守治疗的治愈率约为 76%。

• 鼻内囊肿切除探通术有 95%的成功率。

参考文献

Harris GJ, DiClementi D. Congenital dacryocystocele. *Arch Ophthalmol*. 1982;100:1763–1765.

Paysee EA, Coats DK, Bernstein JM, et al. Management and complications of congenital dacryocele with concurrent intranasal mucocele. *J AAPOS*. 2000;4:46–53.

Schnall BM, Christian CJ. Conservative treatment of congenial dacryocele. *J Pediatr Ophthalmol Strabismus*. 1996;33:219–222.

Shekunov J, Griepentrog GJ, Diehl NN, Mohney BG. Prevalence and clinical characteristics of congenital dacryocystocele. *J AAPOS*. 2010;14:417–420.

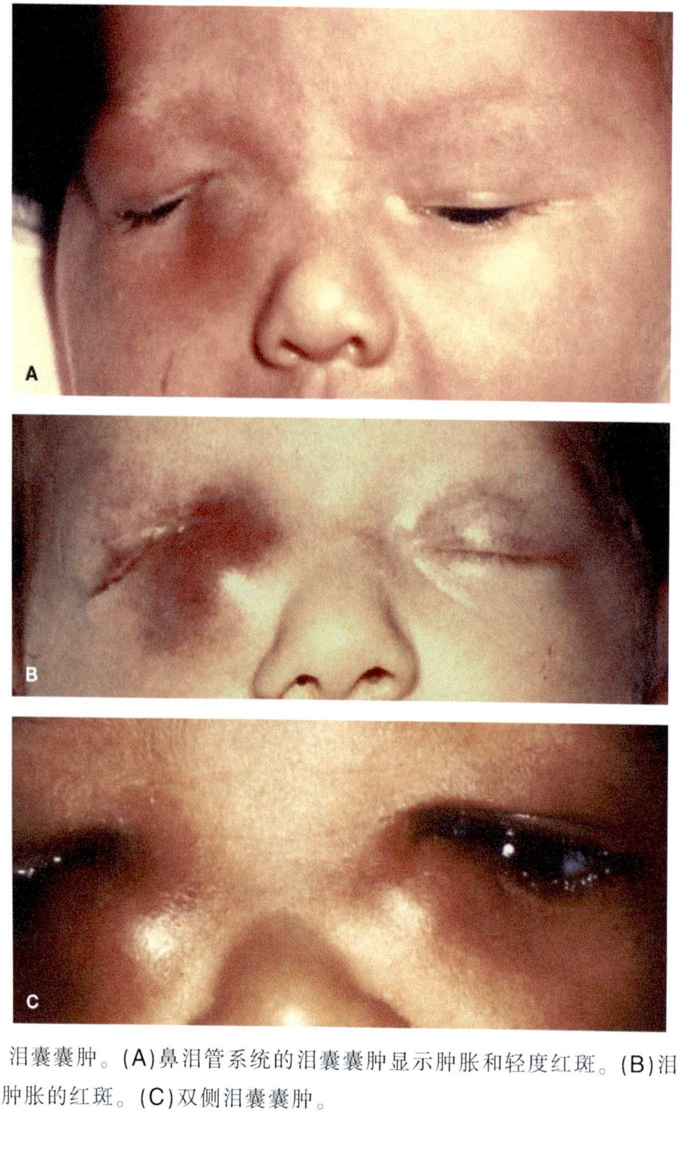

图 10–4 泪囊囊肿。(A)鼻泪管系统的泪囊囊肿显示肿胀和轻度红斑。(B)泪囊囊肿显示显著的肿胀的红斑。(C)双侧泪囊囊肿。

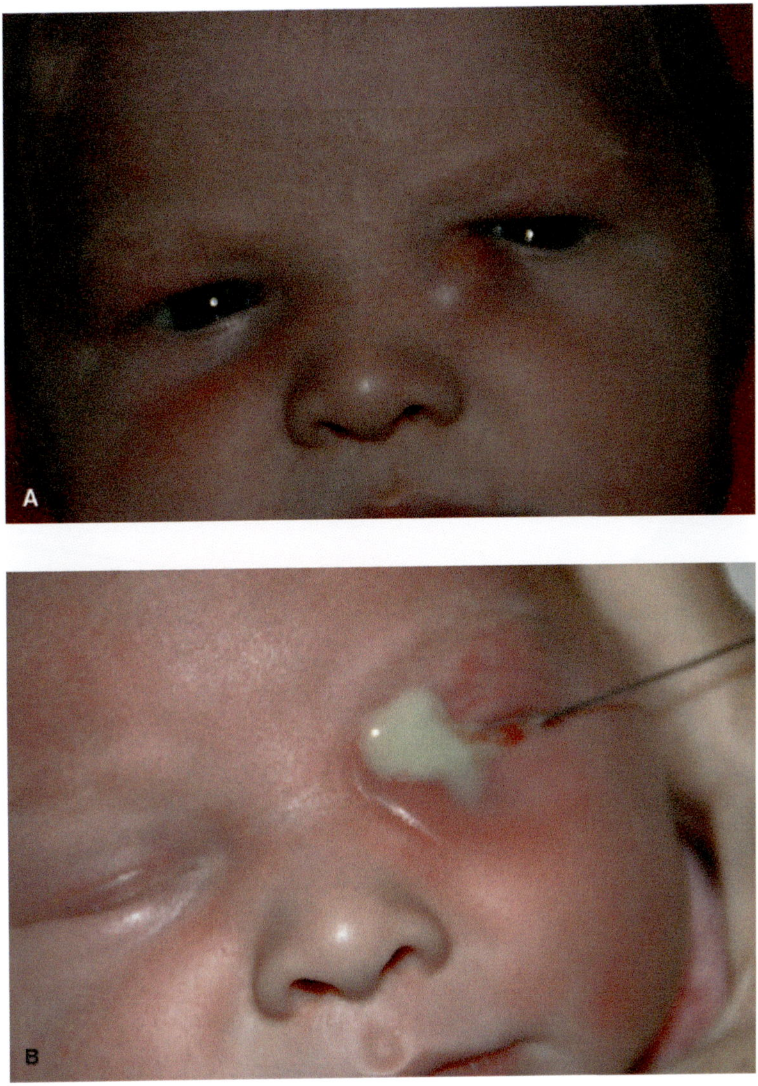

图 10-5　泪囊囊肿。(A)先天性泪囊囊肿探通前。(B)门诊探通时,同一患者有大量物质从泪囊流出。

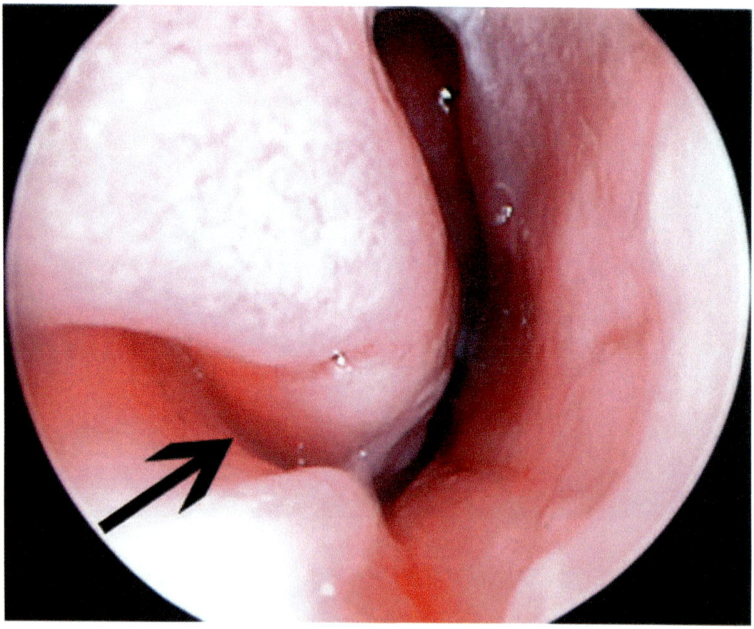

图 10-6 泪囊囊肿。在进行鼻内镜探查时，可见先天性泪囊囊肿合并鼻内囊肿（箭头）。在探查时，这个鼻内囊肿被切除。

泪瘘

• 从泪腺系统到表层皮肤的上皮层通道。

病因学

• 先天性。

• 可能发生在胚胎形成期间，上皮细胞从泪囊或泪小管到皮肤形成管状通道。

症状

• 通常无症状,但可伴有流泪或流脓。

体征

• 在鼻下至内眦的皮肤上出现一个瘘孔(图 10–7)。

鉴别诊断

• 临床表现通常足以确定诊断。探查瘘管可以证明它与泪腺系统是否相通。

治疗

• 如果无症状,则不需要治疗。

• 如果伴有流脓或撕裂，可以烧灼闭合或切除瘘管以及探查泪道。

预后

• 大多数先天性泪瘘不需要治疗。

参考文献

Birchansky LD, Nerad JA, Kersten RC, et al. Management of congenital lacrimal sac fistula. *Arch Ophthalmol.* 1990;108:388–390.

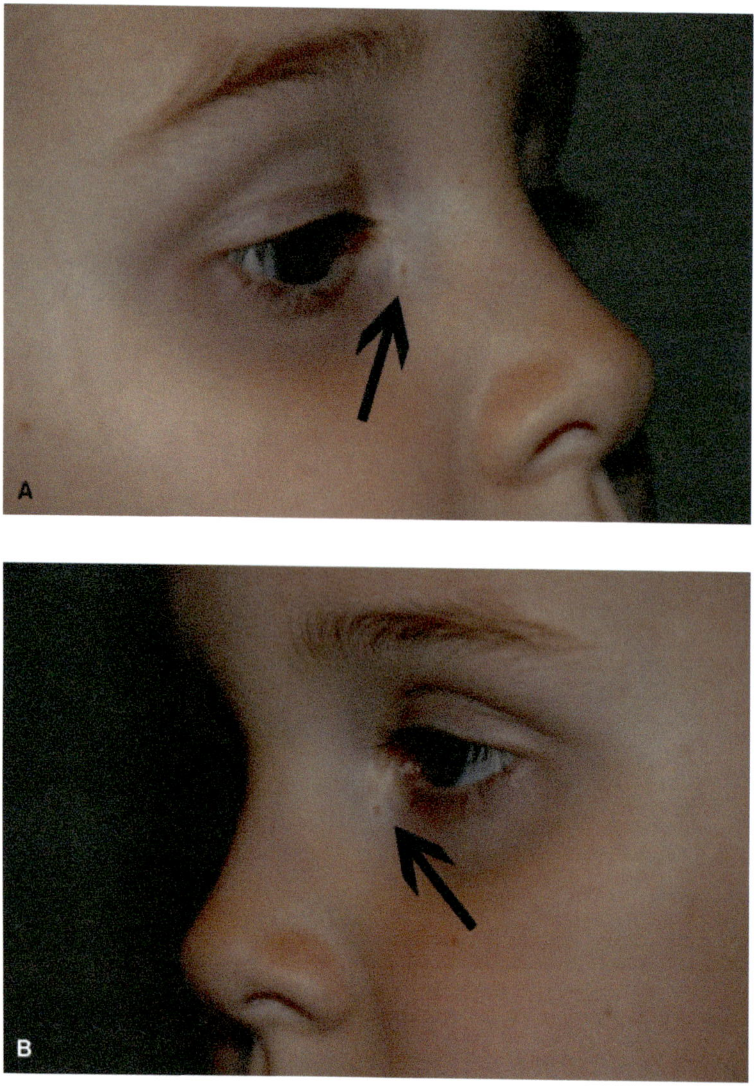

图 10-7　泪瘘。(A)先天性泪瘘(箭头)表现为鼻下至内眦的皮肤上存在一个瘘孔。(B)同一患者,左眼先天性泪瘘(箭头)。

（高倩　译）

第11章

斜视

Scott E. Olitsky, Leonard B. Nelson

假性内斜视

流行病学和病因学

- 假性内斜视是患儿就诊于眼科医师最常见原因之一。在一些序列病例研究中,多达一半被怀疑斜视的儿童,最终证实为假性内斜视。
- 假性内斜视的特征为:患者双眼视轴平行,外观给人内斜视的假象(图11-1)。

病史

- 引起假性内斜视的原因如下:鼻梁扁平且较宽,内眦赘皮,瞳距较小。这些因素导致鼻侧白色巩膜暴露较少,给人一种眼睛向内偏斜的假象,尤其当患儿向两侧注视时,内斜视假象更为明显。

鉴别诊断

- 小角度斜视。
- 间歇性斜视。

诊断

- 假性内斜视与真性斜视鉴别方法:如果角膜映光法检查双眼均正位或遮盖-去遮盖试验无眼球的再注视运动,则为假性内斜视。
- 捏起鼻梁,夹紧内眦赘皮,也可以有效演示所谓"斜视"不是真正的。
- 需进行系统的眼部评估,包括麻痹睫状肌验光,以排除可能导致间歇性内斜视的过高远视屈光度。

治疗

- 不需要治疗。告知家长,随着生长发育,大多数儿童的假性内斜视外观会得到改善。

预后

- 随着儿童成长，鼻梁变得更隆起，取代了原先的内眦赘皮，并且鼻侧所露巩膜也越来越多，基本和颞侧一样。家长应该警惕，和其他所有儿童一样，假性内斜视的儿童以后可能出现真性斜视。因此，如果外观发生变化，需要再次进行眼部检查。

先天性(婴儿型)内斜视

流行病学和病因学

- 先天性内斜视的病因不明。可能的发病机制包括两种学说：一是大脑先天知觉发育缺陷，导致异常眼位；另一种学说是原发"运动"理论，眼位异常被认为是原发异常，然后导致双眼视觉破坏。两种理论好像都存在，并共同解释了许多儿童异常发育问题。
- 先天性内斜视的发病率约为1/1000。

症状和体征

- 诊断为该病的患儿很少生下来就是内斜的。虽然家长经常认为患儿天生就有内斜的病史，新生儿和生后几周的幼儿罕见内斜视。
- 当幼儿在生后6个月内出现大角度(≥30PD)、恒定的内斜、外转到位、正常程度的远视，以及不具有可导致视力丧失进而继发斜视的眼部病变，即可确立诊断(图 11-2)。先天性内斜视的儿童往往表现出明显的外转不足。这种假性外转麻痹通常继发于交叉注视。如果患儿两眼视力相等，他(她)不需要外转某一只眼。患儿会用内转眼，或者说内斜眼注视对侧视野中的物体。在这种情况下，他(她)会表现为双侧假性外转麻痹。如果存在弱视，则只有视力好的眼会(表现为)交叉注视，这样使得弱视眼看起来外转不足。为鉴别真性外展麻痹和假性麻痹，可以采用娃娃头试验，或者可待婴儿遮盖一眼一段时间后，再检查外转功能。

鉴别诊断

- 假性内斜视。
- Duane 眼球后退综合征。
- Möbius 综合征。
- 先天性展神经麻痹。
- 早发型调节性内斜视。
- 知觉性内斜视。
- 神经系统损伤后内斜视。

诊断

- 怀疑先天性内斜视的儿童均应接受彻底检查，包括散瞳眼底检查和麻痹睫状肌验光，以除外可能的早发型调节性内斜视或继发性斜视(图 11-3)。
- 通过寻找注视偏好可以诊断

弱视。

- 如果考虑存在调节因素，患儿应充分麻痹睫状肌验光，并反复评估以找出导致斜视的因素。

治疗

- 斜视矫正手术是先天性内斜的主要治疗方法。如果伴发弱视，需要在弱视治疗后再行斜视手术，这很重要。对于语前的幼儿来说，如果存在内斜，则更容易跟踪弱视治疗的进展。此外，眼位矫正后，看起来“正常”了，父母的弱视治疗依从性会下降。

- 先天性内斜视治疗的首要目标是尽可能消除或减少偏斜。理想目标是双眼的视力均正常、眼位正常和双眼视觉发育正常。

预后

- 先天性内斜视的儿童通常无正常(中心凹对中心凹)双眼视觉。成功的治疗为患者提供了发展一定程度双眼视觉(单眼注视综合征)的机会，这将促使运动融合的发展，同时有助于保持眼位。

- 即使最初的治疗成功，许多有先天性内斜视病史的儿童也可能再次出现斜视或者弱视，所以在视觉发育未成熟阶段需要密切观察。

- 复发性水平斜视和垂直斜视均较常见。斜视可以在初次斜视矫正手术后的数月或数年后复发。两种最常见的垂直斜视是下斜肌亢进和垂直分离斜视。

参考文献

Archer SM, Sondhi N, Helveston EM. Strabismus in infancy. *Ophthalmology*. 1989;96:133.

Arthur BW, Smith JT, Scott WE. Long-term stability of alignment in the monofixation syndrome. *J Pediatr Ophthalmol Strabismus*. 1989;26:224.

Birch E, Stager D, Wright K, et al. The natural history of infantile esotropia during the first six months of life. *J AAPOS*. 1998;2:325–328.

Birch EE, Stager DR, Everett ME. Random dot stereoacuity following surgical correction of infantile esotropia. *J Pediatr Ophthalmol Strabismus*. 1995;32:231.

Ing M, Costenbader FD, Parks MM, et al. Early surgery for congenital esotropia. *Am J Ophthalmol*. 1966;62:1419.

Parks MM. The monofixation syndrome. *Trans Am Ophthalmol Soc*. 1969;67:609.

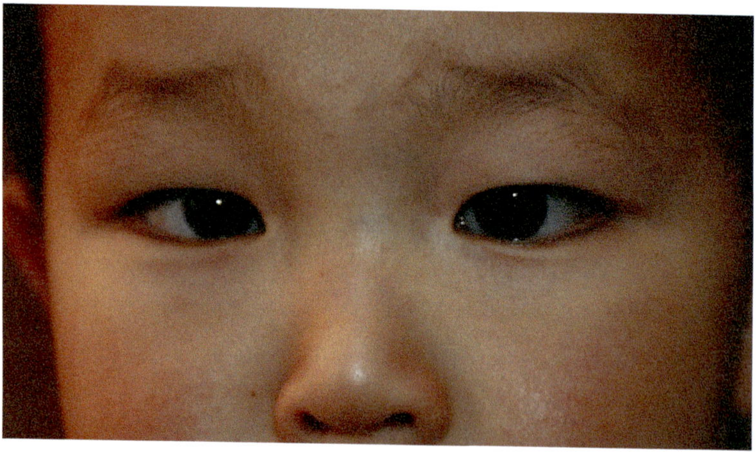

图 11-1 假性内斜视。宽鼻梁和内眦赘皮引起的假性内斜视。注意患儿稍微向左看,使得右眼鼻侧巩膜暴露更少,假性内斜视的外观更明显。

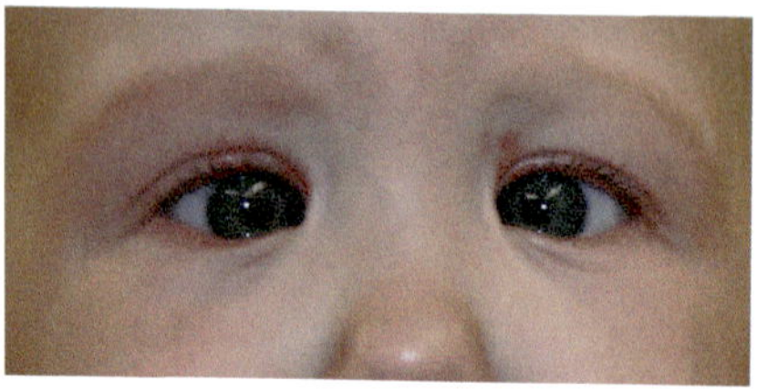

图 11-2 先天性(婴儿型)内斜视。(From Nelson LB, Olitsky SE. *A Color Handbook of Pediatric Clinical Ophthalmology*. London, England: Manson Publishing; 2011.)

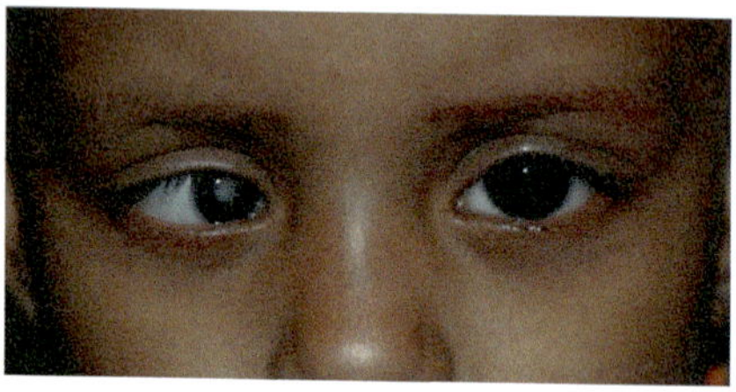

图 11-3 知觉性内斜视。右眼先天性白内障继发的知觉性内斜视。

下斜肌亢进

流行病学和病因学

- 下斜肌亢进(IOOV)有原发性和继发性两种类型。大多数原发性下斜肌亢进的患者都有先天性内斜视的病史,但下斜肌亢进也可以合并其他类型斜视。多达 80%的先天性内斜视患者可能合并下斜肌亢进。继发性下斜肌亢进发生于上斜肌麻痹的患者。

症状和体征

- 下斜肌亢进导致受累眼内转时上转(图 11-4)。

鉴别诊断

- 垂直分离性斜视。
- 伴上射的 Duane 综合征。

诊断

- 评估下斜肌在其功能位亢进的程度。下斜肌亢进可按程度分为Ⅰ~Ⅳ级。Ⅰ级代表内转眼在内上转位上斜 1mm。Ⅳ级表示上斜 4mm。判断双眼在功能位上的高低位,是比较每眼 6 点钟角膜缘的位置。还可以评估内转到什么程度能引出下斜肌亢进,这一点有助于确定治疗方案。

治疗

- 下斜肌亢进可以手术矫正。下斜肌手术的临界值是不同的,取决于是单独减弱下斜肌,或是下斜肌减弱同时联合水平斜视矫正术。如果单独减弱下斜肌,需要存在明显的下斜肌亢进。如果行水平斜视矫正术,较轻度的下斜肌亢进可以同时矫正。下斜肌后徙、下斜肌切断、下斜肌部分切除或下斜肌去神经根治术可以用来减弱下斜肌的功能。
- 下斜肌前转位也可限制眼球上转,当下斜肌亢进和垂直分离性斜视同时存在时,可选择此术式。

预后

- 手术通常能成功改善下斜肌亢进。手术时要倍加小心,避免漏掉任何肌纤维。

参考文献

Parks MM. A study of the weakening surgical procedure for eliminating overaction of the inferior oblique. *Am J Ophthalmol*. 1972;73:107.

Stager DR. Costenbader lecture. Anatomy and surgery of the inferior oblique muscle: recent findings. *J AAPOS*. 2001;5:203–208.

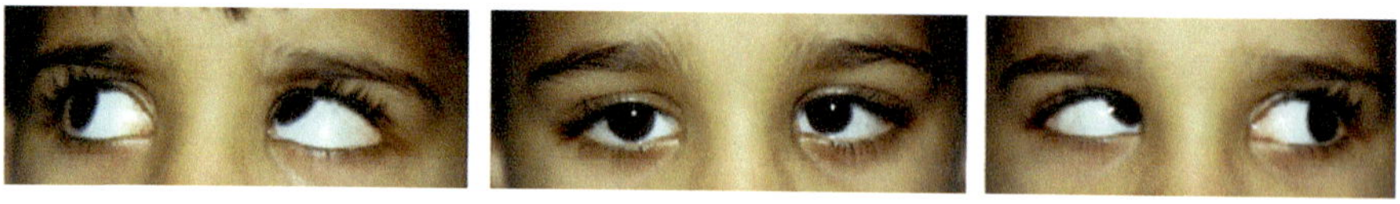

图 11-4 下斜肌亢进。双眼下斜肌亢进。注意内转时，每只内转眼均上斜。

垂直分离性斜视

流行病学和病因学

• 大多数垂直分离性斜视(DVD)患者有先天性内斜视的病史,但是也可以合并其他类型的斜视。

• 高达 90%有先天性内斜视病史的患者可发展成垂直分离性斜视。

• 垂直分离性斜视似乎是一种时间相关性的现象,与初始手术的成功或双眼视觉的发展无关。

症状和体征

• 垂直分离性斜视包括单眼或者双眼交替的缓慢向上偏斜(图 11-5)。上飘眼经常表现出外旋,下落运动时伴有内旋。

• 垂直分离性斜视可以为隐性,仅在遮盖受累眼时检查出来;或显性,间歇或持续地出现。它有别于真正的垂直斜视,因为在遮盖试验时,没有相应的对侧眼下斜视。

鉴别诊断

• 下斜肌亢进。

• 上斜视。

诊断

• 垂直分离性斜视可以用映光法和 Krimsky 法或者三棱镜遮盖检查法估测。将基底向下的三棱镜放置在患眼前。调整三棱镜的棱镜度,直到遮挡板从上飘眼移至注视眼时没有眼球移动。因为三棱镜遮盖测量困难,并且不准确,也可以用半定量的分级法来评估(+1 至+4)。

治疗

• 如果存在弱视,提高视力可以改善融合控制并降低斜视出现的频率。

• 如果垂直分离性斜视完全是隐性的,只是在遮盖试验时检查出来,则不需要手术。

• 如果垂直分离性斜视间歇性出现,根据斜视的程度和频度决定是否手术,同时也要考虑患者对外观的要求。手术治疗垂直分离性斜视包括上直肌后徙;上直肌后徙联合后固定缝线;以及下斜肌前转位(如果存在下斜肌亢进)。

预后

• 通常不能完全消除。治疗的目标是最大限度降低斜视量,达到外观正常。

参考文献

Bacal DA, Nelson LB. Anterior transposition of the inferior oblique muscle for both dissociated vertical deviation and/or inferior oblique overaction: results of 94 procedures in 55 patients. *Binocular Vision Eye Muscle Surg*. 1992;7:219.

Christoff A, Raab EL, Guyton DL, et al. DVD—a conceptual, clinical, and surgical overview. *J AAPOS*. 2014;18:378–384.

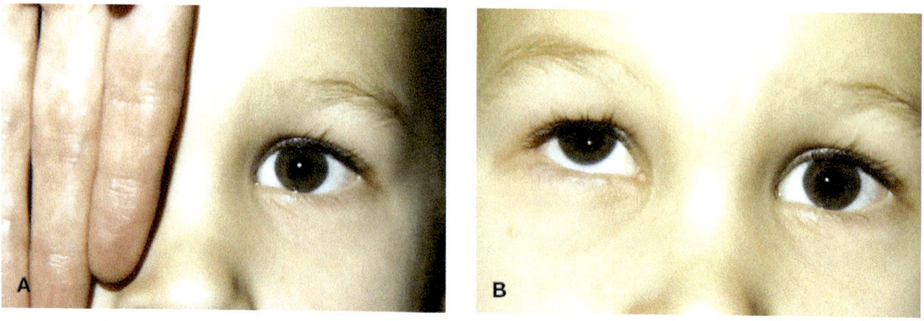

图 11-5 垂直分离性斜视。(A)遮盖右眼。(B)遮盖后表现出垂直分离性斜视。(Courtesy of Alex Levin, MD.)

屈光调节性内斜视

流行病学和病因学

- 屈光调节性内斜视的发生机制涉及三个方面:未被矫正的远视、调节性集合和融像性分开不足。当动用一定量的调节时,相应量的集合就相伴而生(调节性集合)。未被矫正的远视眼必须动用过度的调节,将视网膜的模糊物像聚焦清晰。这样相应地刺激了过度的集合。如果融像性分开的幅度足以克服过度的集合,就不会发生内斜视。然而,如果融像性分开幅度不够,或者运动融合被知觉障碍改变了,就会发生内斜视。

症状和体征

- 屈光调节性内斜视通常发生于2~3岁,伴有间歇性或恒定性内斜视的病史。偶尔发生于1岁或更小者。
- 调节性内斜视患者的屈光度平均为+4.75D。内斜的斜视角看近和看远相同,通常为中等程度,在20~40PD。弱视常见,尤其是当内斜视越来越接近恒定时。

鉴别诊断

- 先天性内斜视。
- 非调节性内斜视。
- 非屈光调节性内斜视。

诊断

- 需要做全面检查,包括麻痹睫状肌验光。

治疗

- 麻痹睫状肌验光后,远视全矫。

预后

- 大多数患儿戴镜后能够保持眼位正位(图11-6)。一些儿童远视可能增加,这会导致斜视复发。一小部分患儿可发展为非调节性内斜视。远视程度相对较轻的患儿,随着年龄增长远视逐渐减少,最终可摘掉眼镜。

参考文献

Coats DK, Avilla CW, Paysse EA, et al. Early-onset refractive accommodative esotropia. *J AAPOS*. 1998; 2:275–278.

Raab EL. Etiologic factors in accommodative esodeviation. *Trans Am Ophthalmol Soc*. 1982;80:657.

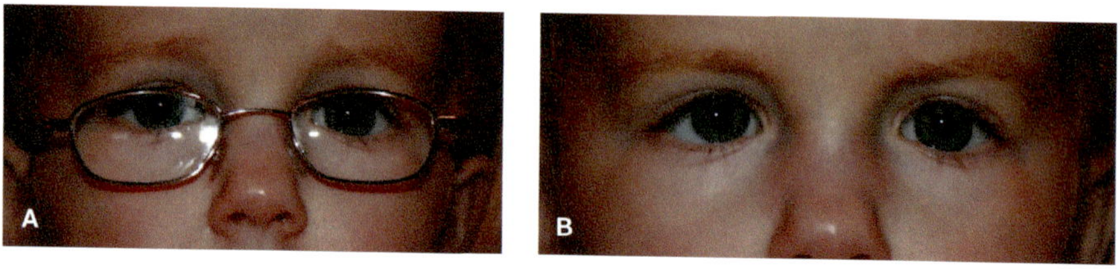

图 11-6　屈光调节性内斜视。(A)戴上合适的远视眼镜后眼位正位。(B)裸眼 25PD 内斜视。

非屈光调节性内斜视

流行病学和病因学

- 非屈光调节性内斜视通常发生在2~3 岁,其看近内斜度大于看远。出现这种情况,屈光不正可为远视或近视,虽然平均屈光度为+2.25D。
- 非屈光调节性内斜视存在高调节性集合与调节的比率(AC/A):调节刺激引出异常高的调节性集合反应。

症状和体征

- 一些患儿家长只是在患儿看近时发现内斜。
- 有多种方法可以测量AC/A 比率。大多临床工作者偏好用看远–看近比较的方法评估 AC/A 比率。AC/A 比率源于简单地比较看远和看近的斜视度。如果一名内斜视患者看近比看远大 10PD,则认为 AC/A 比率高于正常。

鉴别诊断

- 屈光调节性内斜视。

诊断

- 全面检查，包括测量看远和看近的内斜度,以及麻痹睫状肌验光。

治疗

- 治疗上通常采用双光眼镜消除看近时的调节需要。双光眼镜通常采用一线双光型下加镜片,将瞳孔一分为二。
- 另一种治疗选择是斜视手术。一些患者可以随访，因为这些看远正位的患者通常视力正常。

预后

- 许多患者的 AC/A 比率随着时间的进展趋向于正常。
- 一些患者失代偿，并发展出非调节成分，后者需要手术矫正。失代偿的风险似乎与看远–看近斜视角差异的幅度相关。

参考文献

Kushner BJ. Fifteen-year outcome of surgery for the near angle in patients with accommodative esotropia and a high accommodative convergence to accommodation ratio. *Arch Ophthalmol*. 2001;119:1150–1153.

Ludwig IH, Parks MM, Getson PR. Long-term results of bifocal therapy for accommodative esotropia. *J Pediatr Ophthalmol Strabismus*. 1989;26:264.

Pratt-Johnson JA, Tillson G. The management of esotropia with high AC/A ratio (convergence excess). *J Pediatr Ophthalmol Strabismus*. 1985;22:238.

Whitman MC, MacNeill K, Hunter DG. Bifocals fail to improve stereopsis outcomes in high AC/A accommodative esotropia. *Ophthalmology*. 2016;123:690–696.

非调节性或部分调节性内斜视

流行病学和病因学

- 屈光或非屈光调节性内斜视不总是以“纯正”的形式出现。对于一些患者，矫正远视对内斜视并无帮助。另外一些患者戴足矫远视眼镜后内斜度显著降低，但仍残留部分内斜视。还有一些患者开始对眼镜反应良好，后发展出戴镜也不能完全矫正的内斜视。戴镜不能矫正的内斜视是非调节的部分。这类情形常见于调节性内斜视发生后，未及时戴镜，而是在数月后开始戴镜治疗。

症状和体征

- 非调节性内斜视的患者没有或有很少的远视。他们也可以有一定程度的远视，但是与内斜的程度不相匹配。
- 部分调节性内斜视患者似乎有一定程度的远视，可以矫正内斜。然而，他们戴镜后没有表现出内斜视的消除。

鉴别诊断

- 先天性内斜视。
- 调节性内斜视。

诊断

- 需进行充分的麻痹睫状肌验光检查。如果存在显著的远视，应给予足度远视矫正处方配镜，戴镜一段时间后复诊。

治疗

- 如果内斜的非调节性成分足够大，影响了双眼视的发育，应考虑斜视手术。如果内斜度小，不易觉察，一些眼科医师选择不做手术。

预后

- 轻度远视的患者可能结束佩戴眼镜。对于双眼视异常的患者，即使治疗成功，斜视也有可能复发。

先天性外斜视

流行病学和病因学

- 先天性外斜视的表现和先天性内斜视非常相似。通常出生后早期发病，表现为大角度、恒定性外斜视。先天性外斜视可以合并神经系统疾病或眼眶骨发育异常，例如 Crouzon 综合征。

症状和体征

- 先天性外斜视的患者经常看起来内转不足；向右侧或左侧注视时，用外转眼注视，而对侧眼内转仅止于中线。这和先天性内斜视患儿所表现的交叉注视相似。遮盖（外转眼）或者娃娃头试验可发现内转可以到位。
- 弱视不常发生，因为这些儿童通常可交替注视。屈光状态与正常人群无异。

鉴别诊断

- 早发型间歇性外斜视。
- 第三脑神经麻痹。
- 双侧核间性眼肌麻痹。

诊断

- 全面检查。
- 应排除脑神经麻痹的其他体征（上睑下垂、运动不足）。

治疗

- 先天性恒定性外斜视患者应早期手术，与先天性内斜视的处理方式一样。

预后

- 与先天性内斜视患者类似，这类患者早期手术可以获得粗略的双眼视，但是没有双中心凹注视。
- 这些患者也倾向于发展出垂直分离性斜视和下斜肌亢进，应密切跟踪这些相关的眼球运动异常的发展。

参考文献

Hunter DG, Kelly JB, Buffenn AN, et al. Long-term outcome of uncomplicated infantile exotropia. *J AAPOS*. 2001;5:352–356.

间歇性外斜视

流行病学和病因学

• 间歇性外斜视是儿童最常见的外斜视类型。

• 间歇性外斜视的病因尚不清楚，可能是机械因素和神经因素的综合结果。

症状和体征

• 间歇性外斜视的发病年龄不一，通常在6月龄至4岁之间。

• 间歇性外斜视的特征为一只眼向外偏斜，通常在儿童看远时暴露（图11-7）。疲劳或者生病时，斜视一般会更频繁。暴露在强光下时，可反射性地闭合外斜眼。

• 因为外斜视一般先出现在看远时，而且仅在患儿疲劳时可以发现，所以当近距离检查患儿或常规查体时往往不容易发现。

鉴别诊断

• 先天性外斜视。

诊断

• 应进行全面评估。测量看远和看近的眼球运动。应注意定性评估斜视的控制程度。

治疗

• 治疗任何同时存在的弱视。应矫正显著的屈光不正。一些眼科医师采用非手术治疗，在某些患者可避免手术矫正。这些非手术治疗包括部分时间遮盖、视能矫正、负镜片过矫治疗。当斜视越来越频繁时，大多数患者最终需要斜视手术矫正。

预后

• 大多数患者手术可以成功矫正眼位。一些患者可能再发展出斜视，需要多次手术。

参考文献

Kushner BJ. Exotropic deviations: a functional classification and approach to treatment. *Am Orthoptic J*. 1988;38:81-93.

Pediatric Eye Disease Investigator Group. A randomized trial comparing part-time patching with observation for intermittent exotropia in children 12 to 35 months of age. *Ophthalmology*. 2015:1718-1725.

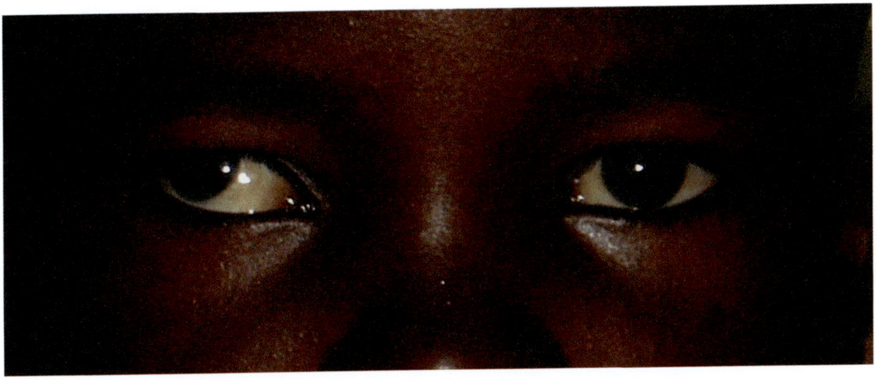

图 11-7　间歇性外斜视。间歇性外斜视看远时表现出外斜。

AV 征

流行病学和病因学

• AV 征的特点是当眼球从第一眼位向正上方或正下方注视时，水平斜视度发生改变。

• 多种不同学说被用来解释 AV 征的病因。目前还没有哪种学说被普遍接受。

• 斜肌功能异常经常见于 AV 征斜视(图 11-8 和图 11-9)。斜肌有外转的作用。所以，当上斜肌亢进时，它可以引起 A 征；当下斜肌亢进或者上斜肌不足时，常导致 V 征。然而，没有斜肌功能异常时，AV 征也经常出现。

症状和体征

• 内斜 V 征向下看时内斜增加，向上看时内斜减少。

• 外斜 V 征向上看时外斜增加，向下看时外斜减少。

• 内斜 A 征向上看时内斜增加，向下看时内斜减少。

• 外斜 A 征向下看时外斜增加，向上看时外斜减少。

• AV 征的患者异常头位常见。内斜 A 征和外斜 V 征向下看有融合，可表现出下颌上抬的头位。相反地，内斜 V 征和外斜 A 征可引起下颌内收。

鉴别诊断

• 对有下颌上抬或下颌内收代偿头位的斜视患者，应检查是否存在 AV 征。

• 限制性或麻痹性斜视也可表现为异常头位。

• Brown 综合征可表现为 V 征。

诊断

• AV 征的测量是，患者注视远处视标，分别测量正前方 25°上转和 25°下转位的水平斜视度。

• 如果向下看分开增加 10PD 或者更多，即为 A 征。

• 向上看时分开增加 15PD 或者更多，即为 V 征。较小的水平斜度变化即可诊断 A 征，这是由于向下注视对于阅读或其他看近任务时作用更多。

治疗

• 有斜颈的患者可经过治疗获益。显著 AV 征的患者经常有明显的斜肌功能障碍。治疗这些显著的 AV 征时，通常需要处理斜肌功能障碍。然而，治疗有良好双眼视的 A 征患者，上斜肌减弱应极为谨慎，因为不对称的结果可导致持久的旋转复视。没有斜肌功能异常的患者，水平直肌垂直移位可减弱该肌肉在移位方向上的水平作用。例如，如果内直肌向上移位半个肌腹宽度，其内转的作用在正上方就更加减弱。所以，内直肌向 AV 征的尖端移位，或者外直肌向 AV 征的开口方向移位，可以矫正这类非共同性斜视。无论是否行后徙或截除手术，这样做都可以起作用。肌腱一般向上或向下移位附着端宽度的一半。

预后

- 手术一般可以有效改善 AV 征，并减少或消除伴随的代偿头位（如果有的话）。

参考文献

Knapp P. Vertically incomitant horizontal strabismus: the so called A and V syndrome. *Trans Am Ophthalmol Soc.* 1959;57:666–698.

Scott WE, Drummond GT, Keech RV. Vertical offsets of horizontal recti muscles in the management of A and V pattern strabismus. *Aust N Z J Ophthalmol.* 1989;17:281.

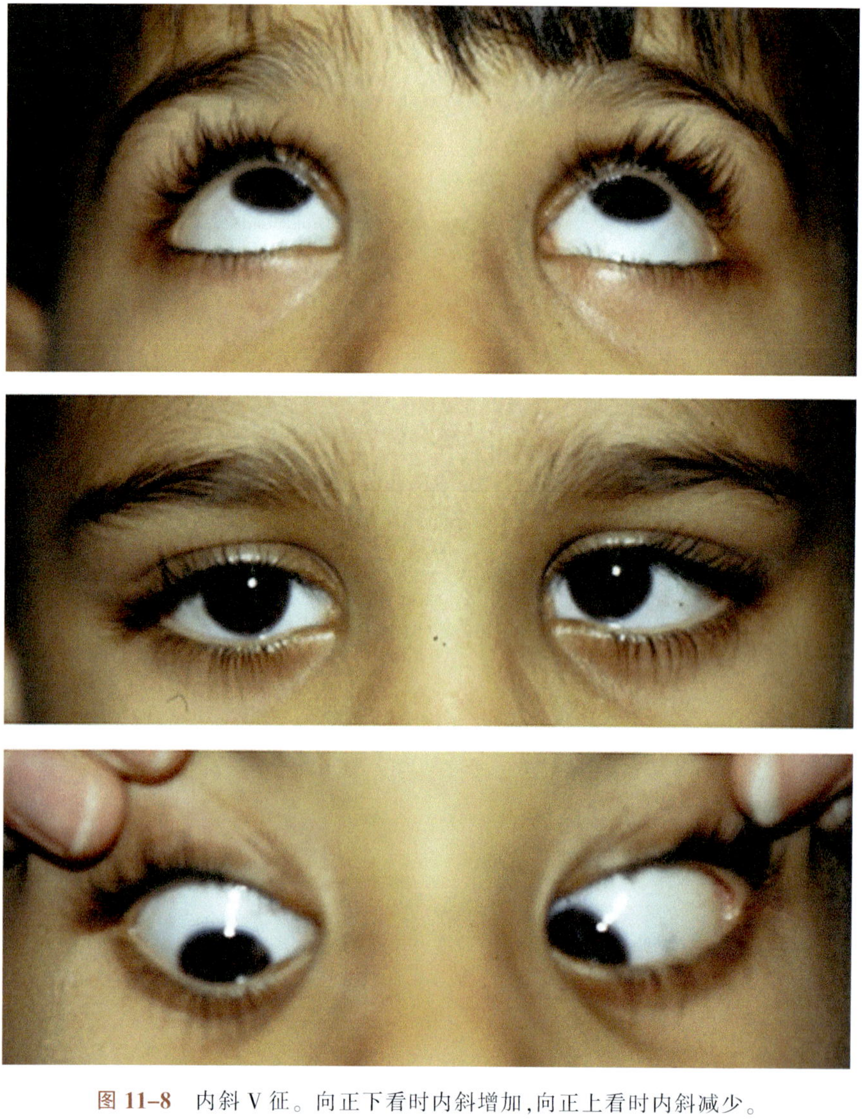

图 11–8 内斜 V 征。向正下看时内斜增加，向正上看时内斜减少。

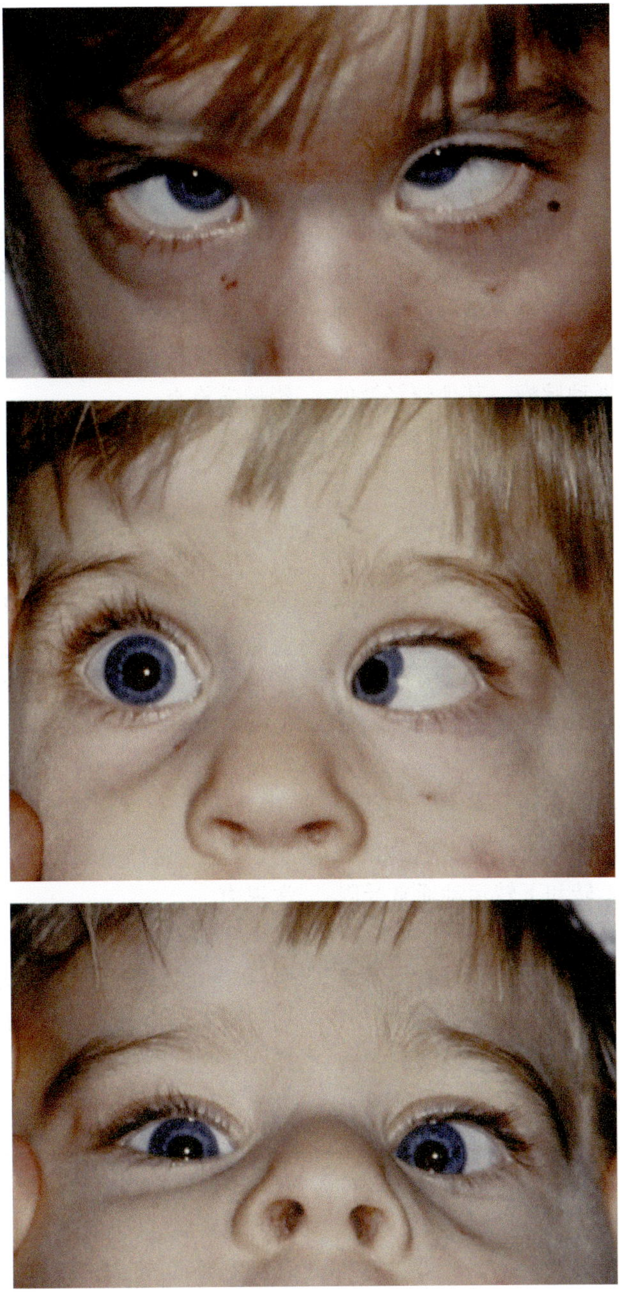

图 11-9　内斜 A 征。向正上看时内斜增加，向正下看时内斜减少。

第三脑神经麻痹

流行病学和病因学

- 儿童的第三脑神经麻痹通常是先天的。先天性麻痹通常伴随发育异常或者产伤。获得性第三脑神经麻痹可能是神经系统病变的不详征兆，例如颅内肿瘤或者动脉瘤。其他较轻微的病因包括炎症或者感染、头颅外伤、病毒感染后综合征和偏头痛。

症状和体征

- 第三脑神经麻痹，不论是先天性还是获得性，通常导致受累眼外斜视和下斜视，同时伴有完全或者部分上睑下垂(图 11-10A)。这一斜视特点是由保留正常功能，没有了拮抗肌的外直肌和上斜肌的作用导致的。如果第三脑神经的内支受累，可出现瞳孔散大。内转、上转和下转运动通常受限(图 11-10B)。
- 在先天性和外伤性第三脑神经麻痹中，可以发展出神经纤维的错位再生，称为错位再生。这导致异常和矛盾性的眼睑和瞳孔运动，例如眼睑上抬、瞳孔收缩，或者试图内转时眼球下转。

鉴别诊断

- 先天性外斜视。
- 先天性眼外肌纤维化(CFEOM)。

诊断

- 诊断是基于外斜视和下斜视的特征，以及伴随的内转和垂直运动受限。
- 瞳孔受累及是特别重要的一个体征，因为这可能提示颅内动脉瘤的扩大，并需要紧急神经科会诊和治疗。
- 获得性第三脑神经麻痹的患者应做神经科检查，如果需要，应包括神经影像学检查。

治疗

- 获得性第三脑神经麻痹的首要治疗为消除复视。如果为完全第三脑神经麻痹，伴随的完全上睑下垂会遮盖瞳孔，防止复视。然而，在第三脑神经部分麻痹，眼睑可能不遮盖瞳孔区，所以复视仍是问题。遮盖治疗是复视最好的解决方法。如果是年幼的儿童，遮盖可导致弱视，遮盖应双眼交替进行，这样受累眼仍可发展为正常视力。
- 手术矫正获得性第三脑神经麻痹，如果可以的话，应推迟至发病后数月。如果上睑完全下垂，眼睑不能睁开，年幼患儿需早期行上睑下垂手术，以防止弱视发生。完全第三脑神经麻痹，因为只有外直肌和上斜肌保留功能，眼球运动严重受限。手术方式包括外直肌后徙、上斜肌减弱或者转位，以及用不可吸收缝线或阔筋膜将眼球固定至眶壁。

预后

- 手术治疗的目标是，利用两条保留功能的肌肉获得正前方眼位正位和有限的眼球运动。这一目标应仔细向患者及家属讲解，以避免其对手术过高的期望。

参考文献

Gokyigit B, Akar S, Satana B, Demirok A, Yilmaz OF. Medial transposition of a split lateral rectus muscle for complete oculomotor nerve palsy. *J AAPOS*. 2013;17:402–410.

Keane JR. Third nerve palsy: analysis of 1400 personally-examined inpatients. *Can J Neurol Sci*. 2010;37:662–670.

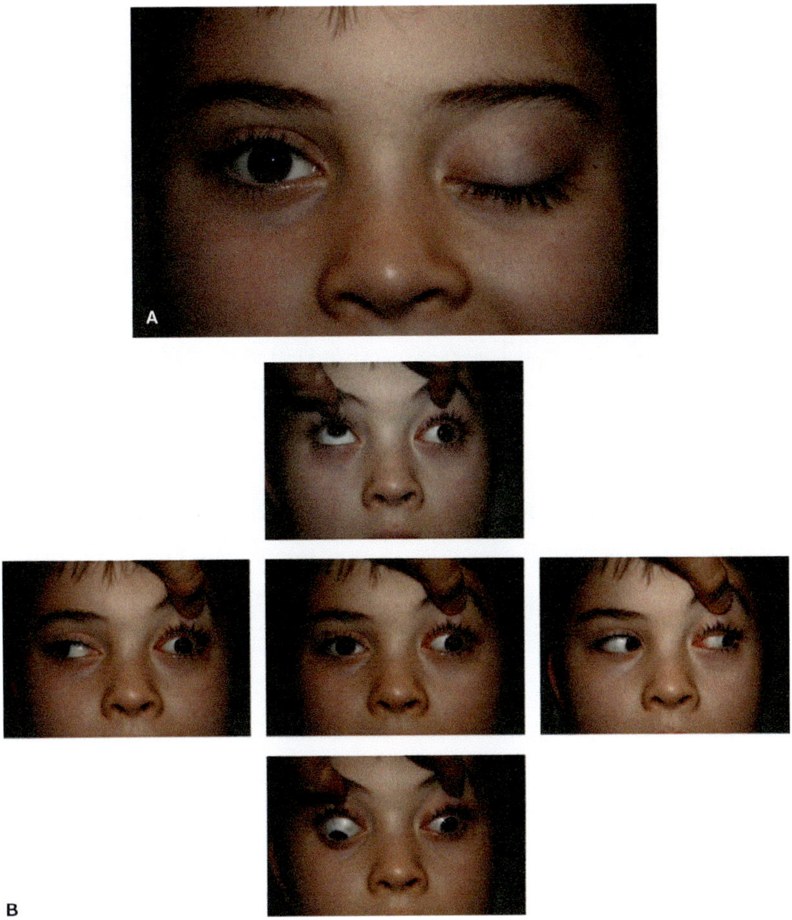

图 11–10　第三脑神经麻痹。(From Nelson LB, Olitsky SE. *A Color Handbook of Pediatric Clinical Ophthalmology*. London, England: Manson Publishing; 2011.)

滑车神经麻痹

流行病学和病因学

• 滑车神经麻痹是孤立性旋转垂直肌麻痹最常见原因。可能是先天性麻痹或获得性麻痹。闭合性颅脑损伤是最常见的发生获得性滑车神经麻痹的原因,其他病因包括颅脑血管意外、糖尿病、颅内肿瘤、筛窦炎和乳突炎。

症状和体征

• 单侧滑车神经麻痹患者常表现为斜颈,以克服复视。头位常向非麻痹眼侧倾斜,面转向对侧和轻度下颌内收。双侧麻痹患者通常采用下颌内收头位。

• 幼儿患者没有斜颈,则高度怀疑弱视发生。

• 先天性上斜肌麻痹患者的面部不对称,典型表现为受累眼对侧的颜面中部半侧发育不良。鼻部偏向发育不良侧,尽管斜颈,患者唇部倾斜至保持水平方向。

鉴别诊断

• 任何导致上斜视的垂直斜视。

诊断

• 可疑滑车神经麻痹,需要进行三步法检查。滑车神经麻痹患者向患眼对侧注视时,或者头向患眼同侧倾时,上斜视加重(图 11-11)。对于斜视急性发生,可能会错过一些经放射学证实的上斜肌麻痹病例,三步法检查尤为有用。

• 继发性滑车神经麻痹患者表现为突然复视,重点是鉴别患者是新发的或是先天性麻痹失代偿所致复视。一些临床表现可帮助判断是否为急性发作。先天性上斜肌麻痹患者常有较大的垂直融合范围,回顾旧照片可发现患者长期头位,并有面部不对称的表现。

• 对于滑车神经麻痹的患者,应排除双侧受累。其表现包括左、右眼分别注视时和向左肩或右肩倾时,交替性垂直斜视、V 型内斜视、双 Maddox 杆检查或眼底照相显示大度数外旋。

治疗

• 偶有患者表现为≤10PD 垂直斜视并趋向共同性(三棱镜可以耐受),多数患者需要手术治疗。手术主要针对垂直斜视最大的方向选择肌肉。手术方式包括上斜肌折叠、下斜肌减弱术、同侧上直肌后退或对侧下直肌后退术,或上述联合手术。

预后

• 手术治疗有助于大多数患者减小或消除异常头位、矫正眼球旋转和扩大双眼单视野。

参考文献

Manchandia AM, Demer JL. Sensitivity of the three-step test in diagnosis of superior oblique palsy. *J AAPOS*. 2014;18:567–571.

Parks MM. Isolated cyclovertical muscle palsy. *Arch Ophthalmol*. 1958;60:1027.

Wilson ME, Hoxie J. Facial asymmetry in superior oblique muscle palsy. *J Pediatr Ophthalmol Strabismus*. 1993;30:315.

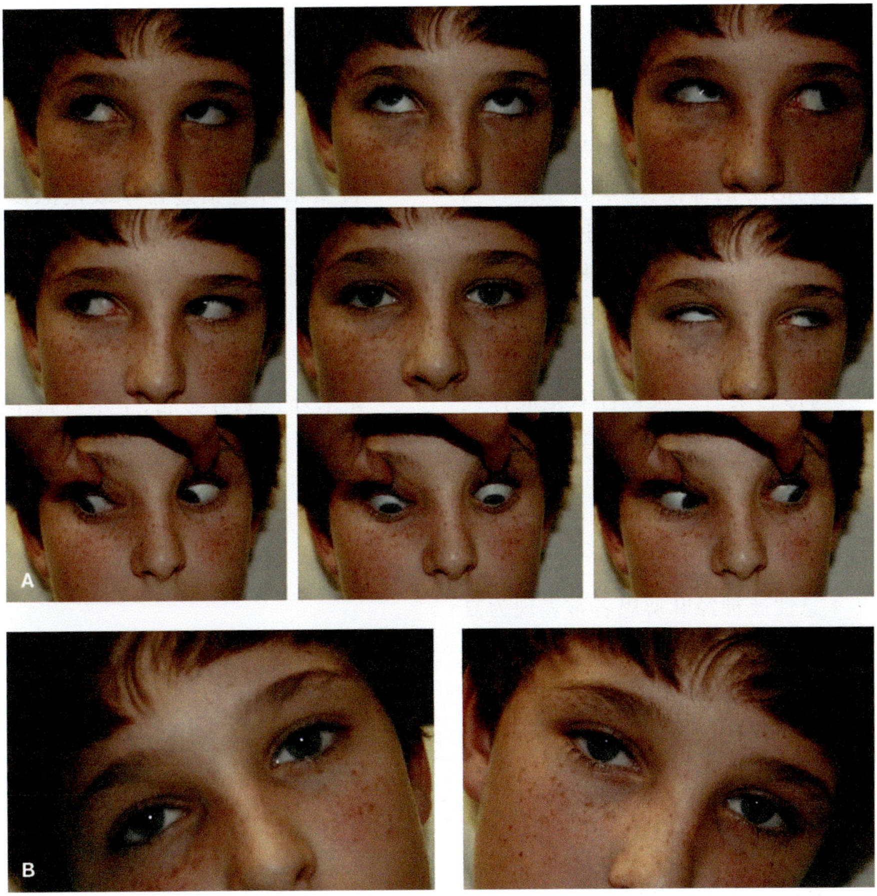

图 11–11　滑车神经麻痹。

展神经麻痹

流行病学和病因学

• 展神经麻痹可以是先天性或获得性麻痹(图 11-12)。先天性展神经麻痹罕见,获得性展神经麻痹更为常见。

• 展神经在颅内走行很长,有三个易损伤的解剖部位:①展神经走行出脑桥-延髓交界处;②穿过硬脑膜部位(Dorello 管);③海绵窦内。

• 创伤是获得性展神经麻痹最常见原因。其他病因包括:肿瘤、炎症、血管性、病毒感染后。获得性双侧展神经麻痹通常是严重颅内异常或颅内压升高的表现。

症状和体征

• 急性展神经麻痹患者常表现为复视。如果是单侧麻痹,可通过面转向麻痹眼侧,使视线转向对侧的代偿头位来克服复视。

鉴别诊断

• 先天性内斜视。

• Duane 眼球后退综合征。

• Möbius 综合征。

诊断

• 全面检查,寻找颅内压升高的征象(视盘水肿)。多数患者需要神经科会诊和神经影像学检查。可能需要进行腰椎穿刺以记录颅内压升高。

• 大多可疑先天性展神经麻痹患者为先天性内斜视,有单眼或双眼交叉注视。此两种情况需要鉴别,以避免不必要的诊断程序。

治疗

• 首要治疗包括遮盖单眼消除复视。有显著远视患儿需要戴镜治疗,以免发展成调节性内斜视。如果斜视没有随着时间的推移而改善,则可能需要手术治疗。

• 如果外直肌有功能,手术可行单眼内直肌后退术联合外直肌截短术。

• 如果外直肌无功能,可行肌肉移位术。

预后

• 很多患者可在原在位或轻度面转的代偿头位下获得双眼单视。患者需要理解双眼单视野的范围有限,特别是双眼麻痹患者。

参考文献

Brooks SE, Olitsky SE, deB Ribeiro G. Augmented Hummelsheim procedure for paralytic strabismus. *J Pediatr Ophthalmol Strabismus.* 2000;37:189–195.

Holmes JM, Beck RW, Kip KE, et al. Botulinum toxin treatment versus conservative management in acute traumatic sixth nerve palsy or paresis. *J AAPOS.* 2000; 4:145–149.

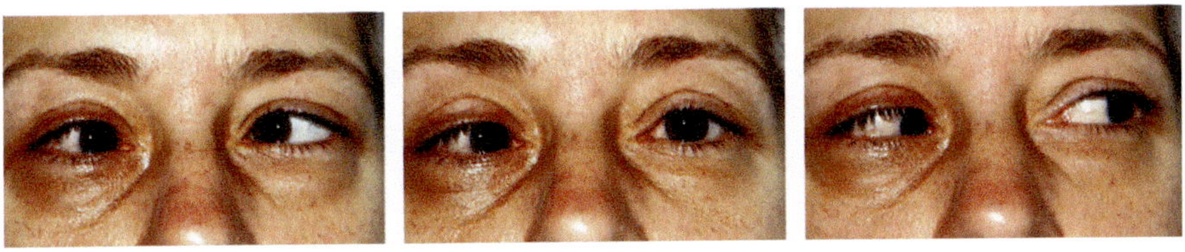

图 11–12　展神经麻痹。

Duane眼球后退综合征

流行病学和病因学

- 斜视患者中大约1%为Duane眼球后退综合征。左眼受累较右眼常见，女性多于男性。
- 单眼发病多于双眼(图11-13)。
- 临床表现已有详细描述，但确切病因不明。病因学说包括眼外肌组织结构和神经支配的异常、展神经核发育缺如或发育不良。
- 上射或下射的原因为水平直肌和垂直直肌具有共同神经支配或所谓的“缰绳现象”，即外直肌滑向眼球上方或下方所致。

症状和体征

- 主要临床特点包括受累眼外转受限、轻度内转受限、企图内转时眼球后退、内转时合并上射或下射。通常，Duane眼球后退综合征被分为三种类型：
  - Ⅰ型：显著外转受限或完全不能外转，内转正常或轻度受限。
  - Ⅱ型：内转受限或完全不能内转，受累眼为外斜视；外转正常或轻度受限。
  - Ⅲ型：内转和外转均严重受限。
- 可合并眼部和全身其他异常。眼部异常包括虹膜基质发育不良、瞳孔异常、白内障、虹膜异色、Marcus-Gunn下颌瞬目综合征、脉络膜缺损、鳄鱼泪、小眼球。全身异常包括Goldenhar综合征、营养不良性疾病(如Klippel-Feil综合征)、颈部脊柱裂、腭裂、面部异常、感觉性耳聋、外耳畸形、四肢与手足异常。

鉴别诊断

- 展神经麻痹。
- 先天性内斜视。
- 外斜视。

诊断

- 最易与此症混淆的疾病为展神经麻痹。展神经麻痹患者较有一定外转运动的眼球后退综合征患者的原在位斜视度大。此外，眼球后退综合征患者向对侧注视时可出现外斜视。展神经麻痹患者无此表现。

治疗

- 手术治疗前，要矫正同时存在的明显的屈光不正、屈光参差，并治疗弱视。手术指征包括原在位明显的斜视、异常头位、显著的上射或下射，或明显的眼球后退影响外观。
- 手术根据患者内斜视或外斜视行内直肌或外直肌减弱术。一些医师选择肌肉移位术。患者受累的内直肌常挛缩，被动牵拉试验表现为阳性。

• 应避免行外直肌截短术，此术式会加重患眼内转时的眼球后退。若合并上射或下射时，手术可选择后退纤维化的僵硬的外直肌，或行外直肌 Y 字劈开，或是后固定缝线以减少外直肌缰绳样作用。

• 有明显眼球后退影响外观时，眼球后退患者可行水平肌肉同时后退术，以减少肌肉同时收缩现象。原在位无明显斜视患者可行此术式或调整手术量矫正一定斜视。

预后

• 手术治疗有助于减小或消除斜颈。手术不能改善外转功能，行内直肌后退术患者内转功能可能降低。

• 有显著内、外直肌共同收缩表现的患者，内直肌后退术后可发生大角度的过矫。

参考文献

Kekunnaya R, Kraft S, Rao VB, Velez FG, Sachdeva V, Hunter DG. Surgical management of strabismus in Duane retraction syndrome. *J AAPOS*. 2015;19:63–69.

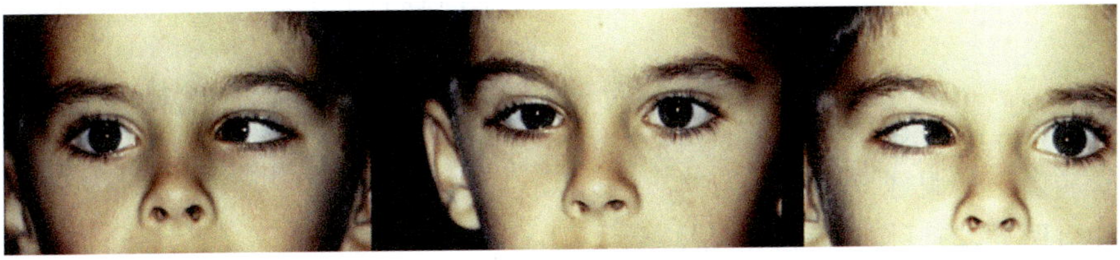

图 11–13　双侧 Duane 眼球后退综合征。

Brown 综合征

流行病学和病因学

- Brown 综合征可为先天性或获得性异常，斜视可表现为永久性、一过性或间歇性。先天性 Brown 综合征病因为上斜肌前部腱鞘的异常。获得性 Brown 综合征有多种病因，包括上斜肌手术、巩膜扣带术、创伤、鼻窦手术、滑车部位的炎症等。
- Brown 综合征可见于青少年或成年类风湿关节炎患者，表现为滑车狭窄性腱鞘炎，与影响手指肌腱的炎症性疾病具有相似的特征。

症状和体征

- Brown 综合征特点为眼球内转时上转受限。眼球至中间位置时，上转即可明显改善(图 11-14)。眼球至外转位时，上转正常或接近正常。向水平相反方向注视，受累眼内转时可下转。中间位置眼球向上运动，可出现外斜视(V 征)。多数患者原在位眼位是正位。
- 如有下斜视，患者可有面向对侧偏转的代偿头位。
- 一些患者在内转位企图上转时出现不适，可感觉到或听到"咔咔"声，在滑车区可触及肿块或压痛。被动牵拉试验阳性是 Brown 综合征的标志性诊断依据。

鉴别诊断

- 下斜肌麻痹。
- 上斜肌亢进。
- 单眼上转缺陷。

诊断

- 患者通常表现为 V 征，可与上斜肌亢进引起的 A 征鉴别。
- 被动牵拉试验阳性。

治疗

- 患者有代偿头位、原在位下斜视或明显的内转时下转，则需手术治疗。
- 手术包括上斜肌减弱术(部分或全部断腱)、上斜肌后退术、上斜肌延长术。
- 继发于炎症的 Brown 综合征可全身应用皮质类固醇或非甾体抗炎药，也可予以滑车部位皮质类固醇注射治疗。

预后

- 高达 1/3 的患者在行上斜肌断腱术后出现医源性上斜肌麻痹，需要再手术治疗。
- 一些患者，即使手术成功，内上转仍有限制。

参考文献

Helveston EM, Merriam WW, Ellis FD, et al. The trochlea. A study of the anatomy and physiology. *Ophthalmology*. 1982;89(2):124–133.

Parks MM, Eustis HS. Simultaneous superior oblique tenotomy and inferior oblique recession in Brown's syndrome. *Ophthalmology.* 1987;94:1043.

Wright KW. Superior oblique silicone expander for Brown's syndrome and superior oblique overaction. *J Pediatr Ophthalmol Strabismus.* 1991;28:101.

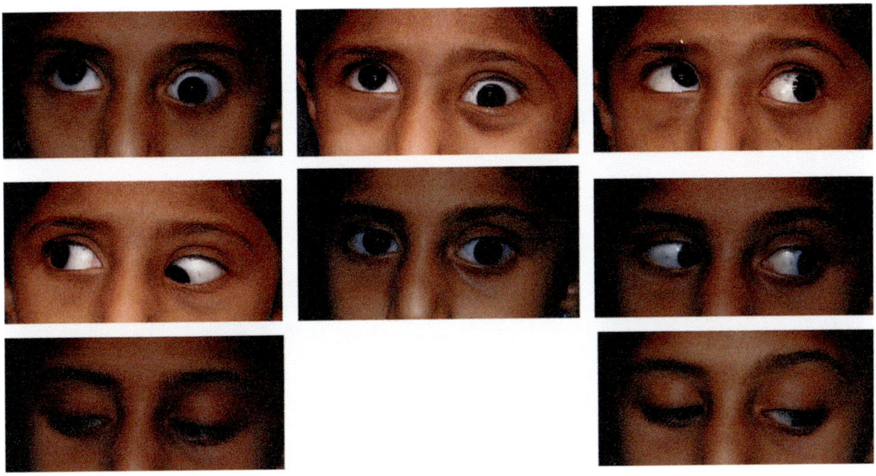

图 11–14 获得性 Brown 综合征。

Möbius 综合征

流行病学和病因学

- Möbius 综合征是一种罕见的先天性障碍，包括不同程度面神经麻痹和展神经麻痹。
- 病因尚不清楚。目前一些学说认为，胚胎中胚层发育不良使起源于第一和第二鳃弧的肌组织受累；亦有认为是胚胎形成过程中血运破坏的血管性学说。

症状和体征

- Möbius 综合征特征为单眼或双眼不能外转。尽管水平运动缺陷，垂直运动和集合运动不受累。
- Möbius 综合征患者内斜视多见（图 11-15）。
- 生后几周即可表现为单侧或双侧、完全性或不完全性面瘫，患儿吸吮喂养困难，睡眠时睑裂闭合不全。这些患者通常表现为面具脸、不能笑、无前额纹。

鉴别诊断

- 先天性内斜视。
- 双侧展神经麻痹。

诊断

- 与先天性内斜视相似。患者外转受限，手术时牵拉试验为阳性。
- 多数患者在眼科就诊前已经确诊。但是如诊断不明确，有双眼外转受限、典型的面部表现、喂养困难时，尚需要基因学方面进一步评价检测。

治疗

- 斜视手术矫正眼位。一些医师建议肌肉移位术。

预后

- 大多数患者可获得原在位正位。

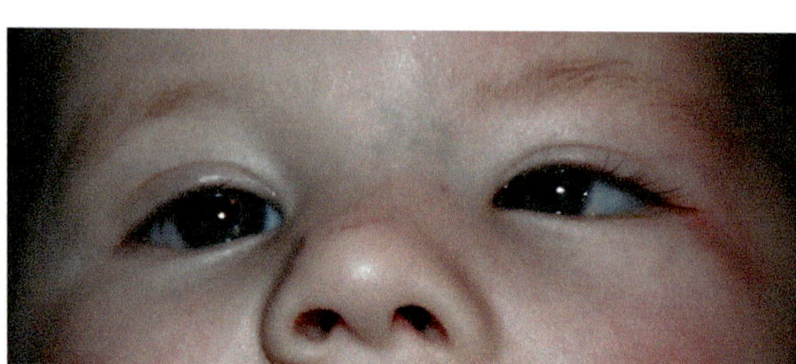

图 11-15 Möbius 综合征。（From Nelson LB, Olitsky SE. *A Color Handbook of Pediatric Clinical Ophthalmology*. London, England: Manson Publishing; 2011.）

单眼上转缺陷

流行病学和病因学

- 单眼上转缺陷(MED),以往称为双上转肌麻痹,表示一眼两条上转肌(上直肌和下斜肌)功能不足,不能自主上转或上转落后,原在位下斜视(图 11-16)。通常,单眼上转缺陷一词用来描述眼球在各个注视野,上转运动均减弱的情形。
- MED 病因为神经支配障碍、肌肉限制因素,或二者混合因素。

症状和体征

- 患者表现为下斜视或明显的上睑下垂。一些患者可采取下颌上抬头位保持双眼视。
- 各方向注视均上转受限。
- 上转受限患者可有下直肌限制伴发下眼睑皱褶加重。特别是在试图上转时,下睑皱褶变得更加明显。

鉴别诊断

- Brown 综合征。
- 伴有下直肌限制的甲状腺相关眼病。
- 眶壁骨折下直肌嵌顿。

诊断

- 嘱患者受累眼单眼注视,除外真性上睑下垂。下斜视可引起同侧假性上睑下垂,当受累眼位于中线时,上睑下垂消失。
- 被动牵拉试验排除 MED 下直肌限制性因素。

治疗

- 下直肌有限制因素时,后退下直肌。没有限制因素时,行肌肉移位术(Knapp 手术)。

预后

- 治疗目的是矫正原在位斜视,改善异常头位。
- 上转肌功能差的患者,手术后上转功能通常不能改善。

参考文献

Metz HS. Double elevator palsy. *Arch Ophthalmol*. 1979;97:901.

Scott WE, Jackson OB. Double elevator palsy: the significance of inferior rectus restriction. *Am Orthop J*. 1977;27:5.

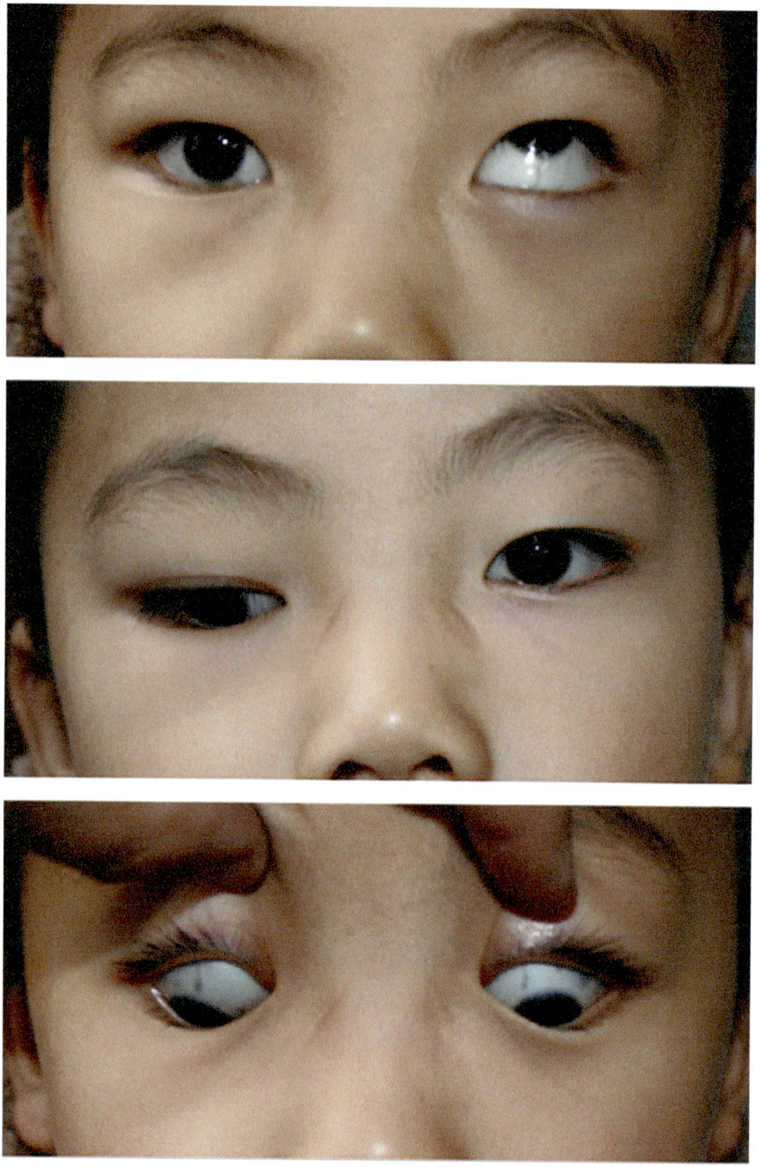

图 11-16 单眼上转缺陷。右眼上转缺陷。注意右眼的假性上睑下垂。(From Nelson LB, Olitsky SE. *A Color Handbook of Pediatric Clinical Ophthalmology*. London, England: Manson Publishing; 2011.)

先天性眼外肌纤维化综合征

流行病学和病因学

- 先天性眼外肌纤维化综合征(CFEOM)是一种罕见疾病,发病率为1:230 000。患者出生时即眼外肌麻痹和上睑下垂(图 11-17)。
- 尽管该综合征的名字表明它是由肌肉原发性异常引起,但研究表明病因是支配眼外肌的脑神经先天性发育异常。
- CFEOM 有四个亚型,目前其中三种亚型基因已被定位。遗传方式为常染色体显性遗传和常染色体隐性遗传。

症状和体征

- 对可疑 CFEOM 患者的评估,要全面了解其家族史。
- CFEOM 出生时即表现,非进展性,常合并上睑下垂。依据亚型不同,可表现为单眼或双眼受累。
- 各亚型有其特征性的眼位和眼球运动特点。

鉴别诊断

- 双上转肌麻痹。
- 动眼神经麻痹。
- 慢性进行性眼外肌麻痹。
- 甲状腺相关眼病。

诊断

- 患者家族史可证实亲属有相似异常。一些患者可通过基因学检查确诊。
- 被动牵拉试验阳性。
- 术中在直肌下方可发现纤维条索,手术需将其定位并切除,以解除限制。

治疗

- 手术治疗的目的是获得眼球正位,改善代偿头位。有显著下斜视患者,需行下直肌大量后退或离断术。但是低位眼的上抬会加重上睑下垂。斜视矫正术后可尽快行双眼额肌瓣悬吊术。
- 这类患者通常没有 Bell 现象,上睑下垂术后可能出现角膜干燥。因此,手术仅需将眼睑位置矫正到瞳孔上缘。

预后

- 该疾病患者治疗具有挑战性,可能需要多次手术,以改善代偿头位,获得舒适视觉。

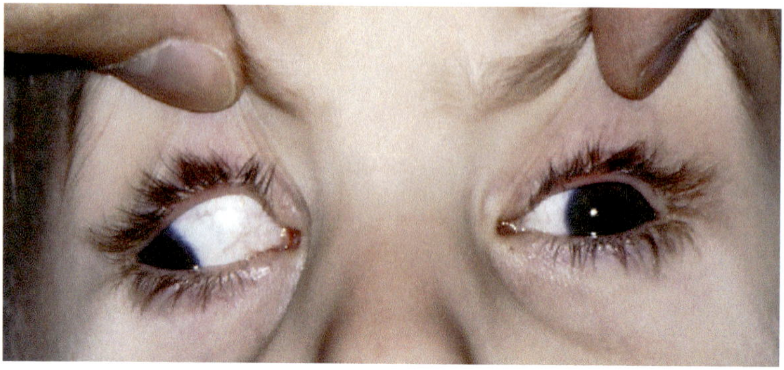

图 11–17 先天性眼外肌纤维化综合征。

（杨积文 译）

索 引

其他